Manual prático de Bioquímica Orofacial

Manual prático de Bioquímica Orofacial

Editores

Marília Afonso Rabelo Buzalaf

Ana Carolina Magalhães

Rodrigo Cardoso de Oliveira

MANOLE

Produção Editorial: Retroflexo Serviços Editoriais
Capa: Ricardo Yoshiaki Nitta Rodrigues
Imagem da capa: istock.com
Projeto gráfico e editoração eletrônica: Estúdio Castellani
Ilustrações: Luargraf Serviços Gráficos Ltda. ME

CIP-BRASIL. CATALOGAÇÃO NA PUBLICAÇÃO
SINDICATO NACIONAL DOS EDITORES DE LIVROS, RJ

M253
Manual prático de bioquímica orofacial / editores Marília Afonso Rabelo Buzalaf, Ana Carolina Magalhães, Rodrigo Cardoso de Oliveira. – 1. ed. – Santana de Parnaíba [SP] : Manole, 2022.
: il. ; 24 cm.

Inclui bibliografia e índice
ISBN 9786555761207

1. Odontologia. 2. Bioquímica. 3. Cáries dentárias. I. Buzalaf, Marília Afonso Rabelo. II. Magalhães, Ana Carolina. III. Oliveira, Rodrigo Cardoso de.

21-73932 CDD: 617.67
CDU: 616.314-002

Meri Gleice Rodrigues de Souza – Bibliotecária – CRB-7/6439

1ª edição – 2022

Editora Manole Ltda.
Alameda América, 876 – Tamboré
06543-315 – Santana de Parnaíba – SP – Brasil
Tel.: (11) 4196-6000

www.manole.com.br | https://atendimento.manole.com.br/
Impresso no Brasil | *Printed in Brazil*

Dedicatórias

Dedico este livro aos meus pais, Américo e Sônia, que sempre primaram pela minha educação, o maior legado que os pais podem deixar aos filhos.

Marília Afonso Rabelo Buzalaf

Dedico este trabalho à minha família, especialmente às minhas filhas Ana Luisa e Ana Laura, e a todos os meus queridos alunos de graduação e pós-graduação, que são os filhos científicos que a Universidade de São Paulo me proporcionou.

Carol Magalhães

Dedico este manual à minha família, especialmente aos meus pais, Lourival e Maria Dolores, que sempre me apoiaram nas minhas escolhas e tanto valorizaram a educação. Também à minha esposa, Flávia Iano, e meu filho Eduardo Oliveira, por me acompanharem nos desafios, ajudando e colaborando sempre.

Rodrigo Cardoso de Oliveira

Agradecimentos

Agradeço a todos os mestres que, desde a infância até a pós-graduação, contribuíram para a construção da minha carreira. Em especial ao Prof. Eulázio Mikio Taga (*in memorian*), meu orientador de Mestrado e Doutorado, por todas as oportunidades concedidas, por sempre me incentivar a progredir na carreira universitária e por vibrar, sinceramente, com as minhas conquistas. Estou certa de que, onde quer que esteja, apreciará esta obra.

Marília Afonso Rabelo Buzalaf

Agradeço à Universidade de São Paulo, que, por meio de seus estudantes e mestres, me proporcionou a vivência da docência e a oportunidade de conhecer pessoas, de ensinar com amor e de amar o aprender. Especial agradecimento às agências de fomento que, por meio de auxílios à pesquisa e bolsas, oportunizaram que a pesquisa fornecesse embasamento científico aos conceitos aplicados no livro. Por fim, agradeço aos nossos coautores pela valiosa contribuição a esta obra.

Carol Magalhães

Primeiramente agradeço a Deus por me proporcionar uma família que sempre esteve ao meu lado, independentemente de minhas escolhas. Agradeço aos amigos, colegas, mestres e alunos pela oportunidade de aprender e crescer com cada nova etapa e desafio. Essas experiências vividas me fizeram enxergar que o maior motivo, e principal objetivo, é ajudar e colaborar no desenvolvimento humano. O foco deve ser SEMPRE nas pessoas!

Rodrigo Cardoso de Oliveira

Sobre os Editores

Ana Carolina Magalhães
Professora associada, Disciplina de Bioquímica, Departamento de Ciências Biológicas, Faculdade de Odontologia de Bauru, Universidade de São Paulo (USP).

Marília Afonso Rabelo Buzalaf
Professora titular, Disciplina de Bioquímica, Departamento de Ciências Biológicas, Faculdade de Odontologia de Bauru, Universidade de São Paulo (USP).

Rodrigo Cardoso de Oliveira
Professor associado, Disciplina de Bioquímica, Departamento de Ciências Biológicas, Faculdade de Odontologia de Bauru, Universidade de São Paulo (USP).

Sobre os Autores

Aline Dionizio Valle
Pós-Doutoranda, Disciplina de Bioquímica, Departamento de Ciências Biológicas, Faculdade de Odontologia de Bauru, Universidade de São Paulo (USP).

Ana Carolina Magalhães
Professora associada, Disciplina de Bioquímica, Departamento de Ciências Biológicas, Faculdade de Odontologia de Bauru, Universidade de São Paulo (USP).

Ana Flavia Sanches Borges
Professora associada, Disciplina de Materiais Odontológicos, Departamento de Dentística, Endodontia e Materiais Odontológicos, Faculdade de Odontologia de Bauru, Universidade de São Paulo (USP).

Analú Barros de Oliveira
Mestre em Ciências Odontológicas, na área de Odontopediatria, Faculdade de Odontologia de Araraquara, Universidade Estadual Paulista (Unesp).

Beatriz Martines de Souza
Pós-doutoranda, Disciplina de Bioquímica, Departamento de Ciências Biológicas, Faculdade de Odontologia de Bauru, Universidade de São Paulo (USP).

Camila Peres-Buzalaf
Biomédica-esteta e professora associada, Disciplina de Biologia Celular e Histologia, Faculdade do Centro Oeste Paulista (FACOP), Piratininga/SP, e Faculdades Integradas de Bauru (FIB).

Carla Andreotti Damante
Professora associada, Disciplina de Periodontia, Departamento de Prótese e Periodontia, Faculdade de Odontologia de Bauru, Universidade de São Paulo (USP).

Cristiane Yumi Koga Ito
Professora titular, Disciplina de Microbiologia Aplicada, Instituto de Ciência e Tecnologia de São José dos Campos, Universidade Estadual Paulista (Unesp).

Daniela Rios
Professora associada, Disciplina de Odontopediatria, Departamento de Odontopediatria, Ortodontia e Saúde Coletiva, Faculdade de Odontologia de Bauru, Universidade de São Paulo (USP).

Dayane Oliveira
Assistant Professor, Department of Restorative and Dental Sciences, University of Florida, College of Dentistry, Gainesville, FL, EUA.

Fabiana Navas Reis
Engenheira Química, mestranda em Ciências Odontológicas Aplicadas, Departamento de Ciências Biológicas, Faculdade de Odontologia de Bauru, Universidade de São Paulo (USP).

Fernanda Lourenção Brighenti
Professora assistente doutora, Disciplinas de Odontopediatria I e Odontopediatria II, Faculdade de Odontologia de Araraquara, Universidade Estadual Paulista (Unesp).

Fernanda Navas Reis
Engenheira Química, mestranda em Ciências Odontológicas Aplicadas, Departamento de Ciências Biológicas, Faculdade de Odontologia de Bauru, Universidade de São Paulo (USP).

Flávia Amadeu de Oliveira
Postdoctoral Associate, Human Genetics Program, Sanford Burnham Prebys Medical Discovery Institute, La Jolla-CA, USA.

Flávia Mauad Levy
Pesquisadora colaboradora, Disciplina de Bioquímica, Departamento de Ciências Biológicas, Faculdade de Odontologia de Bauru, Universidade de São Paulo (USP).

Gustavo Pompermaier Garlet
Professor titular, Disciplina de Histologia, Departamento de Ciências Biológicas, Faculdade de Odontologia de Bauru, Universidade de São Paulo (USP).

Heloísa Aparecida Barbosa da Silva Pereira
Pós-doutoranda, Disciplina de Bioquímica, Departamento de Ciências Biológicas, Faculdade de Odontologia de Bauru, Universidade de São Paulo (USP).

Juliano Pelim Pessan
Professor associado, Disciplina de Odontopediatria, Departamento de Odontologia Preventiva e Restauradora, Faculdade de Odontologia de Araçatuba, Universidade Estadual Paulista (Unesp).

Marcelle M. Nascimento
Associate Professor, Department of Restorative and Dental Sciences, University of Florida, College of Dentistry, Gainesville, FL, EUA.

Marília Afonso Rabelo Buzalaf
Professora titular, Disciplina de Bioquímica, Departamento de Ciências Biológicas, Faculdade de Odontologia de Bauru, Universidade de São Paulo (USP).

Marlise Inês Klein Furlan
Pesquisadora III da Área de Biologia Molecular Aplicada à Microbiologia, Departamento de Materiais Odontológicos e Prótese, Faculdade de Odontologia de Araraquara, Universidade Estadual Paulista (Unesp).

Melissa Thiemi Kato
Professora da Faculdade do Centro Oeste Paulista (FACOP), Bauru/SP.

Paulo Sérgio da Silva Santos
Professor associado, Disciplina de Estomatologia, Departamento de Cirurgia, Estomatologia, Patologia e Radiologia, Faculdade de Odontologia de Bauru, Universidade de São Paulo (USP).

Reyna Aguilar Quispe
Mestre e doutoranda em Ciências Odontológicas Aplicadas, Departamento de Cirurgia, Estomatologia, Patologia e Radiologia, Faculdade de Odontologia de Bauru, Universidade de São Paulo (USP).

Rodrigo Cardoso de Oliveira
Professor associado, Disciplina de Bioquímica, Departamento de Ciências Biológicas, Faculdade de Odontologia de Bauru, Universidade de São Paulo (USP).

Túlio Morandin Ferrisse
Doutor em Ciências Odontológicas, na área de Diagnóstico e Cirurgia, Faculdade de Odontologia de Araraquara, Universidade Estadual Paulista (Unesp).

Willian Fernando Zambuzzi
Professor associado, Disciplina de Bioquímica, Departamento de Ciências Químicas e Biológicas, Instituto de Biociências, Universidade Estadual Paulista (Unesp), Botucatu/SP.

Sumário

Prefácio

As ciências odontológicas passaram por grandes transformações nos últimos anos e décadas. As ciências básicas, assim como as novas tecnologias, têm se desenvolvido e influenciam o conhecimento. Uma melhor compreensão dos princípios biológicos foi implementada. Dessa maneira, é necessário um livro abrangente que cubra esses aspectos.

O livro *Manual prático de Bioquímica Orofacial* fecha essa lacuna. É um livro com 10 capítulos, destinado a alunos de graduação e pós-graduação, bem como a profissionais que atuam direta ou indiretamente na área de odontologia. O livro traz abordagem básica, com conhecimentos de biologia e química, da ciência para a prática odontológica. Começando com aspectos de mineralização biológica e composição e organização de estruturas dentais e periodontais, com *insights* sobre engenharia de tecidos. Em seguida, abordam-se a composição e função da saliva, sua importância para a manutenção da saúde bucal e seu emprego no diagnóstico de doenças. O biofilme dentário é outro tema importante para a odontologia, e o respectivo capítulo visa a compreender a sua formação, os novos conceitos de simbiose e disbiose, fatores que induzem a disbiose e, consequentemente, o aparecimento de doenças bucais dependentes do biofilme. Entre essas doenças, a cárie dentária é extremamente relevante. Portanto, possui um capítulo exclusivo para a compreensão de seu desenvolvimento e dos aspectos bioquímicos envolvidos nos processos de desmineralização e remineralização. Acompanhando o tema desmineralização, o desgaste dentário erosivo também é abordado em capítulo à parte, contendo aspectos etiológicos, clínicos e preventivos. Dentro dos aspectos preventivos, o fluoreto é o tema do 7º capítulo, que relata sua ingestão, metabolismo, toxicidade e mecanismo de ação no controle da cárie dentária e desgaste dentário erosivo. O uso de agentes antiplaca também é uma questão de interesse na manutenção de um biofilme simbiótico. Assim, os agentes convencionais e naturais são discutidos com base em evidências científicas. Para finalizar o livro, os dois últimos capítulos são direcionados a uma nova especialidade da odontologia, que é a harmonização orofacial. Os capítulos alicerçam as técnicas aplicadas na prática clínica, bem como os conceitos cosmecêuticos básicos, de modo a orientar a prescrição de produtos para uso domiciliar.

Em resumo, este livro traz conhecimentos básicos e biológicos para a prática clínica com base em evidências científicas. É recomendado para estudantes de odontologia, em graduação e pós-graduação, e dentistas que atuam nas diferentes especialidades da profissão.

Professor Dr. Adrian Lussi
Dipl. Chem. Ing. ETH
Departamento de Dentística Operatória e Periodontia, Centro Médico Universitário, Freiburg, Alemanha, e Escola de Medicina Dentária, Universidade de Berna, Suíça.

CAPÍTULO 1

Aspectos da mineralização biológica e manipulação dos tecidos dentários

Rodrigo Cardoso de Oliveira
Willian Fernando Zambuzzi
Flávia Amadeu de Oliveira
Ana Flavia Sanches Borges

CARACTERÍSTICAS BIOQUÍMICAS DO PROCESSO DE BIOMINERALIZAÇÃO DOS TECIDOS

Biomineralização é o processo pelo qual as células competentes e especializadas orquestram a deposição de mineral em uma matriz orgânica previamente secretada e estruturada.[1] A mineralização da cartilagem, osso e dentes ocorre por uma série de processos físico-químicos e bioquímicos regidos por células específicas que, juntos, promovem a deposição de hidroxiapatita (HA) em regiões específicas da matriz extracelular (MEC)[2] e determinam características particulares aos tecidos mineralizados.

Células especializadas, como os condrócitos hipertróficos, osteoblastos maduros e odontoblastos, se comunicam entre si e interagem com a MEC, fazendo uso de sua maquinaria intracelular para processar e carrear cristais de HA no interior de vesículas de matriz mineralizantes (MV), uma classe especial de vesículas extracelulares (EVs), para iniciar a calcificação óssea e dentária e com funções de mineralização. Essas características das MV as distinguem de outros tipos de EVs, acarretando mecanismos de liberação específicos, decorrentes da capacidade única de se ligar às fibrilas de colágeno e pela alta atividade da fosfatase alcalina não específica de tecido (TNAP), uma enzima capaz de hidrolisar adenosina trifosfato (ATP) e pirofosfato inorgânico (PPi), um potente inibidor da mineralização, no compartimento vesicular.

Além da TNAP, existem outras enzimas associadas às vesículas de matriz (MVs) de importância crítica para a mineralização adequada dos tecidos esquelético e dentário: a fosfatase órfã 1 (do inglês, *orphan phosphatase* 1 – PHOSPHO1), presente no citosol de células condro-osteogênicas e no lúmen de MVs, na qual produz fosfato inorgânico (Pi), um promotor da mineralização, a partir da fosfocolina (PC), que é derivada da esfingomielina (SM) pela ação da enzima esfingomielina fosfodiesterase 3 (SMPD3) no folheto interno da membrana das MVs.

Na superfície externa da membrana celular e da membrana das MVs, uma glicoproteína transmembrana chamada ectonucleotídeo pirofosfatase/fosfodiesterase 1 (ENPP1) atua em conjunto com a TNAP para regular a razão PPi/Pi extracelular. O transportador de fosfato 1 (PiT-1) ajuda a incorporar Pi gerado no espaço perivesicular nas MVs. Além disso, a osteopontina (OPN), em sua forma fosforilada (p-OPN), é outro potente inibidor da mineralização que se liga aos cristais de HA assim que eles são expostos na superfície das MVs na MEC (Harmey et al., 2006; Foster et al., 2013). Podemos dizer que a TNAP é a fosfatase mais importante que controla a propagação da mineralização na MEC, pois não apenas desfosforila PPi, mas também p-OPN (Narisawa et al., 2013).

De fato, a composição das MVs por proteínas e lipídeos é determinante no processo de mineralização, em que fosfatases desempenham papel importante na articulação e regulação do processo de biomineralização, por vezes atuando na relação PPi/Pi.

Assim, o mecanismo de biomineralização baseado no processamento de MV contempla especialidades de lipídeos e proteínas que constituem sua membrana, as quais determinam interações específicas com a MEC e regulam a deposição e propagação do mineral. Esses eventos biofísicos estão sendo avaliados do ponto de vista celular, e uma melhor compreensão tem sido alcançada ao longo dos últimos anos, sobretudo com o estabelecimento de modelos biomiméticos, como lipossomos, capazes de, tecnicamente, preservar as características das MV em condições experimentais e, a partir daí, conhecer a atividade de proteínas em sua membrana, interação com lipídeos e sua própria capacidade de interação com proteínas extra-vesiculares, como colágeno, mimetizando mecanismo de biomineralização.

Resumindo, cabe destacar que as células especializadas conduzem a mineralização biológica por meio de um processo envolvendo as MVs, cujo mecanismo pode ser didaticamente agrupado em etapas distintas, a saber: após sua liberação por brotamento externo das microvilosidades apicais de células competentes para mineralização, as MVs se ligam às fibrilas de colágeno e convertem PPi em Pi para permitir a formação intraluminal de minerais HA. O papel das MVs na razão PPi/Pi é decisivo, controlando atividades antagônicas dessas moléculas e, dessa maneira, fosfatases presentes na membrana das MVs determinam e regulam os mecanismos de biomineralização (Figura 1). Nessa sequência, os minerais formados se propagam nas fibrilas de colágeno após sua liberação no espaço extracelular (ECS).[3,4] Esses eventos de biomineralização parecem estar associados a distribuição no tecido neoformado de OPN, cuja regulação de síntese é feita pela ação de hormônios calcitrópicos. Atualmente se sabe da importância da OPN não apenas em eventos de regulação da mineralização, mas também em manter sinais importantes relacionados à vascularização do tecido mineralizado e promover sua remodelação, pelos osteoclastos, no caso do tecido ósseo. Manter mecanismos de angiogênese no tecido mineralizado satisfaz necessidades de transporte importante, como a de nutrientes e gases, além de cumprir mecanismos parácrinos e acoplados na diferenciação de osteoblastos e osteogênese.

Composição da dentina e do esmalte

Para entender os aspectos da mineralização nos tecidos dentários, é necessário conhecimento prévio da composição da dentina e do esmalte. A dentina é um tecido de origem conjuntiva, porosa e similar ao osso, sendo composta por 70% de apatita carbonatada, 20% de matriz orgânica e 10% de água.[5] A matriz orgânica da dentina é composta por aproximadamente 90% de colágeno tipo I e 10% de proteínas não colágenas (NCP).[6] As NCP são compostas por glicoproteína s/sialoproteínas, proteoglicanas, fosfoproteínas e fatores de crescimento.[7] As glicoproteínas, especialmente as pertencentes à família SIBLING, como a sialofosfoproteína

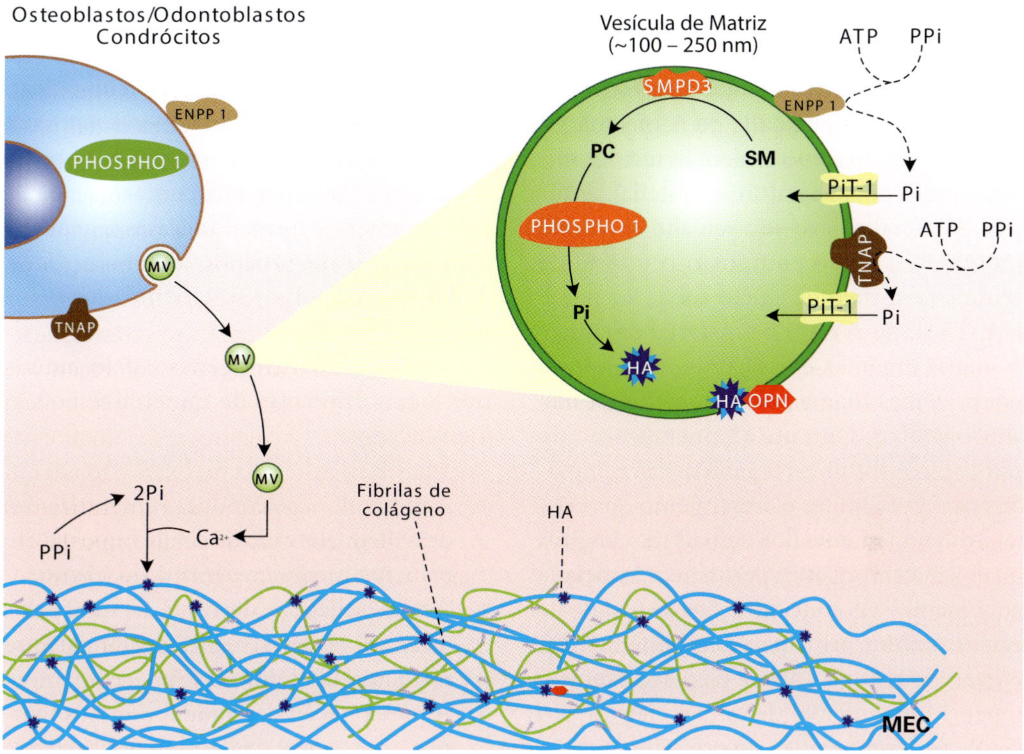

Figura 1 Esquema ilustrativo da deposição de minerais (cristais de apatita) nas fibrilas de colágeno via vesículas de matriz.

ATP: adenosina trifosfato; Ca^{2+}: íon cálcio; ENPP1: ectonucleotídeo pirofosfatase/fosfodiesterase 1; HA: hidroxiapatita; MEC: matriz extracelular; MV: vesícula de matriz; OPN: osteopontina; PC: fosfocolina; PHOSPHO1: fosfatase órfã 1; Pi: fosfato inorgânico; PiT-1: transportador de fosfato 1; PPi: pirofosfato inorgânico; SM: esfingomielina; SMPD3: esfingomielina fosfodiesterase 3; TNAP: fosfatase alcalina tecido-inespecífica.

da dentina (DSPP), a proteína da matriz dentinária 1 (DMP-1), a sialoproteína óssea (BSP), a osteopontina (OPN) e a fosfoglicoproteína da matriz celular (MEPE), são amplamente envolvidas na regulação da biomineralização da dentina devido à abundância de resíduos de fosforilação de serina e treonina.[8] Esses domínios ricos em ácido ou fosfoproteínas podem atuar como nucleadores, inibidores, moléculas de ancoragem, modificadores de crescimento ou como substratos para deposição mineral. A fosfoproteína dentinária (DPP), um produto da clivagem da DSPP, contribui para a mineralização intrafibrilar, a mineralização da dentina intertubular, a formação inicial de cristais minerais e maturação mineral.[9] A DMP-1 é responsável pela regulação da nucleação e crescimento do cristal,[10] como também pela formação mineral devido a sua capacidade de ligação ao cálcio e alta afinidade ao colágeno.[11] A BSP também pode participar da nucleação mineral e do estágio inicial dos cristais minerais.[12]

O esmalte dentário é a estrutura que recobre a dentina, sendo o tecido mais mineralizado do organismo. A composição de seus componentes orgânicos e o mecanismo de mineralização diferem do osso, da dentina e do cemento. Sua formação ocorre por meio de células epiteliais provenientes do ectoderma. Não apresenta capacidade de neoformação ou remodelação como os demais tecidos mineralizados por sua natureza epitelial. A dureza do esmalte deve-se a seu alto conteúdo inorgânico, sendo composto por 97% de cristais de fosfato de cálcio sob a forma de HA, 2% de água e 1% de material orgânico. A matriz orgânica é basicamente composta por proteínas chamadas amelogeninas e não amelogeninas. Durante a mineralização do esmalte, constituintes orgânicos são removidos para possibilitar o crescimento dos cristais, diferentemente dos demais tecidos, nos quais a matriz orgânica permanece associada ao mineral.[13] As concentrações de fostato de cálcio, um dos principais componentes dos cristais de HA, na saliva e na placa exercem o papel fundamental de influenciar os processos de desmineralização e remineralização dos dentes.[14]

Mecanismos de mineralização da dentina e do esmalte

Durante o processo de formação da dentina, chamado de dentinogênese, as células do epitélio interno do esmalte induzem as células da periferia da papila dentária a formar os odontoblastos, que são células colunares formadoras de dentina. Inicialmente, os odontoblastos secretam uma matriz dentinária não mineralizada. A matriz dentinária que se forma antes do processo de mineralização é conhecida como pré-dentina. Quando a pré-dentina atinge aproximadamente 5 μm de espessura, a mineralização começa dentro da matriz em pontos aleatórios na forma de zonas esféricas de hidroxiapatita chamadas calcosferitas. Eventualmente, essas estruturas se fundem para formar a dentina mineralizada. A primeira camada mineralizada de dentina é denominada dentina do manto, e o volume restante é denominado dentina circumpulpar. À medida que a deposição mineral continua, os odontoblastos recuam em direção à papila dentária, mudando sua conformação. Os prolongamentos formados dessas células são conhecidos como processos odontoblásticos, que posteriormente são circundados pelos túbulos dentinários.

Durante a dentinogênese, pelo menos três locais diferentes de mineralização são identificados:

1. A mineralização conduzida por vesículas de matriz derivada de células, que ocorre principalmente na dentina do manto.
2. A mineralização derivada de moléculas da ECM, responsável pela maior parte da formação de dentina.
3. A precipitação derivada do soro sanguíneo, que ocorre na dentina peritubular.[1]

Os odontoblastos secretam mucopolissacarídeos ácidos, que são importantes para o início da mineralização. Essas moléculas são transportadas para os locais de mineralização na matriz dentinária, atraindo cálcio e servindo como transportadores de minerais das células para a ECM.[15,16]

TNAP e a PHOSPHO1 são duas enzimas associadas às MV criticamente importantes para a mineralização adequada dos tecidos esqueléticos e dentários. Ambas são também expressas durante a calcificação ectópica. Mutações que levam a inativações no gene da TNAP (ALPL) causam hipofosfatasia (HPP), uma desordem metabólica genética rara que se manifesta como raquitismo ou osteomalácia e que pode ser fatal em sua forma mais grave, afetando principalmente a mineralização esquelética e dentária,[2,17,18] enquanto o silenciamento do gene PHOSPHO1 em camundongos leva a osteomalácia, fraturas, escoliose de início precoce e problemas na biogênese das MVs.[19] As deficiências relacionadas à TNAP e ao PHOSPHO1 reduzem a mineralização da dentina.[20]

No esmalte, imediatamente após a mineralização inicial da dentina, na junção amelodentinária, os ameloblastos secretam proteínas da matriz do esmalte, como as amelogeninas, ameloblastinas e enamelinas, e proteinases, como as metaloproteinases de matriz 20 (MMP-20) e peptidase 4, relacionada à calicreína, na superfície da dentina. Elas são responsáveis pela mineralização imediata de aproximadamente 30% do esmalte. Os primeiros cristais de esmalte formados crescem entre os cristais de dentina existentes, mineralizando-se ao redor das proteínas da dentina. Esses cristais se alongam na região de secreção das proteínas do esmalte. Enquanto se afastam da superfície da dentina, os ameloblastos começam a secretar grandes quantidades de proteínas da matriz do esmalte. Quando toda a espessura do esmalte é formada, os ameloblastos tornam-se células de reabsorção, removendo as proteínas da matriz do esmalte, sendo, portanto, necessária uma quantidade de mineral adicional para substituir a remoção em massa de proteínas do esmalte e água para produzir o esmalte com conteúdo mineral > 95%.[16] Contudo, os ameloblastos não são apenas responsáveis pela secreção das proteínas e proteinases da matriz do esmalte, mas também induzem a formação de minerais e, finalmente, organizam esses minerais em diferentes formatos.[16] A finalização da mineralização está associada a várias alterações morfológicas nos ameloblastos, portanto a remoção da matriz do esmalte e o crescimento dos cristais ocorrem de forma eficiente (Figura 2). Para a calcificação, o influxo de cálcio do sangue para a matriz do esmalte envolve as vias intercelulares e transcelulares. Ao contrário dos tecidos mineralizados à base de colágeno, as vesículas de matriz não estão associadas à mineralização do esmalte.[16,21,22]

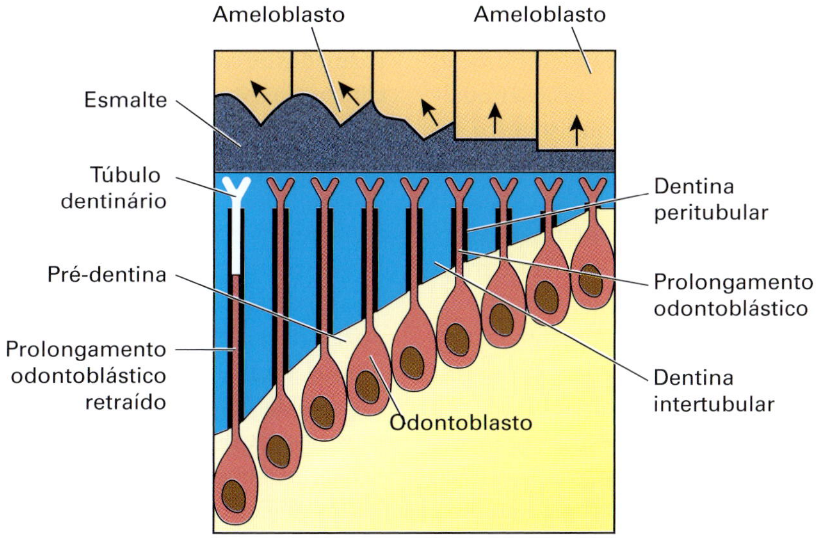

Figura 2 Esquema da produção de dentina pelos odontoblastos (parte inferior) e de esmalte pelos ameloblastos (porção superior).

ASPECTOS PRÁTICOS/CLÍNICOS NA MANIPULAÇÃO DOS TECIDOS DENTINA E ESMALTE

Os materiais odontológicos, sejam eles para uso direto ou indireto sobre os tecidos dentários mineralizados esmalte e dentina, são advindos de uma de três naturezas majoritárias, ou sejam, que ditam seus comportamentos químico-físicos: metálicos, polímeros (resinosos) e cerâmicos.[23] O equilíbrio ao conjunto dente/restauração é o melhor possível quando esses materiais apresentam propriedades mecânicas (Mecânica é o ramo da Física que estuda o comportamento de cargas em face da matéria) próximas ao esmalte e/ou dentina.[24] Essas similaridades ou diferenças, implicitamente, dependem das características químicas, e consequentemente, biológicas de cada material. No entanto, se for feita uma reflexão sobre os conceitos de citotoxicidade (toxicidade celular), como a capacidade do material para induzir morte celular quando colocado em contato com tecidos ou até causar aberrações metabólicas,[25] e de biocompatibilidade, como a habilidade do material para prover adequada função para determinada terapia, sem causar qualquer efeito indesejado, local ou sistêmico, no hospedeiro, gerando uma resposta celular ou tecidual apropriada para aquela situação específica,[25] e sabendo que a interface dente/restauração é dinâmica,[26] ou seja, com trocas iônicas constantes, fica a pergunta: existe algum material restaurador realmente inerte?

Idealmente, para essa interface dente/restauração dinâmica é desejável que, desde sua concepção, seja biológica e estruturalmente estável em longo prazo.[23] Para tanto, a partir da escolha do material restaurador para cada caso, há de se formar uma ou duas interfaces (entre faces): (1) a interface entre os tecidos dentários e materiais intermediários; (2) a interface entre os tecidos dentários e o material restaurador direto; (3) a interface entre materiais intermediários e o material restaurador direto ou indireto (confeccionado laboratorialmente e depois unido à estrutura dentária por meio de agentes de fixação). O foco deste capítulo é elucidar aspectos de manipulação dos tecidos para a formação das interfaces 1 e 2.

Interface entre os tecidos dentários e materiais intermediários

Materiais resinosos

Os materiais resinosos denominados sistemas adesivos (sistemas de união) são aqueles compostos por monômeros resinosos, com pouca ou sem fase inorgânica de partículas de carga.[27] Esses materiais, são considerados intermediários, pois se copolimerizam com a resina composta e estabelecem união com esmalte e dentina.[27] Para que esmalte dentário e dentina desenvolvam efetiva união com esses materiais, é necessário o uso do ácido fosfórico, geralmente a 37% ou monômeros ácidos.[27] Os sistemas que requerem ácido fosfórico são chamados de convencionais, com 3 ou 2 passos clínicos, já os que utilizam monômeros ácidos em sua composição são chamados autocondicionantes e apresentam 2 ou 1 um passo clínico.[28] Mais recentemente, sistemas adesivos autocondicionantes denominados universais foram introduzidos no mercado (1 passo).[29]

A indicação do ácido fosfórico em esmalte é pelo tempo de 30 segundos, para desmineralizar seletivamente os prismas de esmalte,[30,31,32] (Figura 3A), limpar e aumentar área e energia de superfície.[33] Consequentemente, o esmalte passa a ter maior rugosidade e afinidade química por receber os monômeros que se infiltram nas irregularidades da superfície, e, pós-polimerização, estabelecem união micromecânica por meio da criação de *tags* resinosos[31] (Figura 3B).

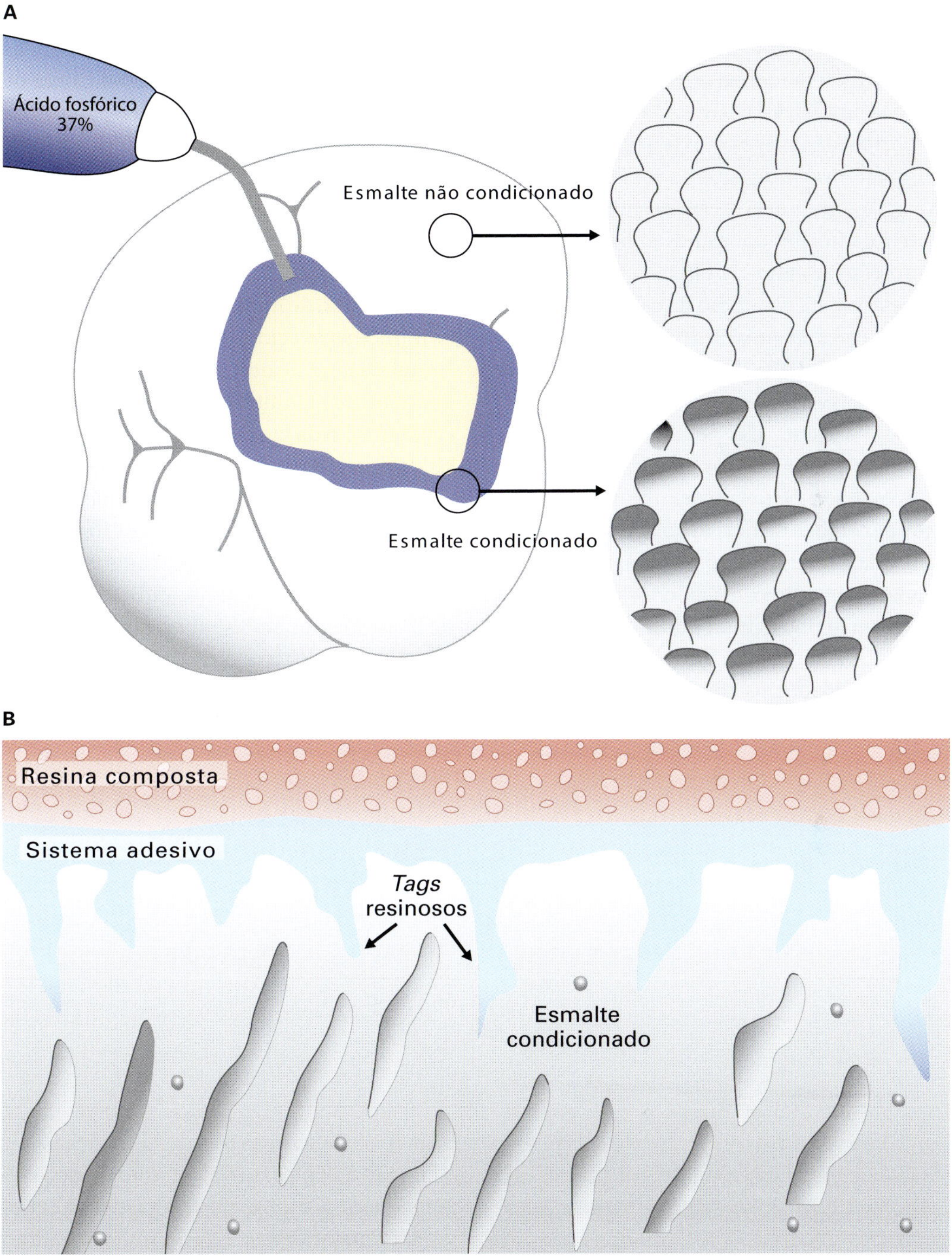

Figura 3 A: imagem ilustrativa dos prismas de esmalte desmineralizados pelo ácido fosfórico a 37%. B: união entre esmalte desmineralizado e *tags* resinosos polimerizados no interior dos prismas de esmalte desmineralizados.

Fonte: adaptada de Di Hipólito et al., 2005.[31]

Em dentina, há dissolução da *smear layer*, desmineralização em torno de 5-8 mcm da dentina intertubular e criação de porosidades nanométricas entre as fibrilas da rede de fibrilas de colágeno expostas.[27,34] Após a aplicação dos monômeros resinosos, a infiltração e polimerização destes dentro da matriz de fibrilas colágenas expostas, assim como o selamento da entrada dos túbulos dentinários, há formação da camada híbrida, definida por Nakabaiashi[35] como mistura em nível molecular de colágeno e polímeros resinosos (Figura 4A).

Com o avanço das pesquisas na área, observou-se que, na dentina, os monômeros resinosos não se infiltravam na mesma profundidade da camada de fibrilas colágenas expostas com a desmineralização tecidual advinda do condicionamento com ácido fosfórico.[36] Essa camada não preenchida por monômeros resinosos era composta por nichos de causas de sensibilidade pós-operatória e pelo início de degradação hidrolítica da base da camada híbrida.[37]. Além disso, há perda das bandas cruzadas de fibrilas colágenas pela ação de enzimas proteolíticas, o que causa perda de continuidade entre a camada híbrida e as fibrilas ancoradas na dentina subjacente mineralizada, com perda de retenção da interface dentina e, consequentemente, restauração de resina composta.[38]

No intuito de minimizar essas deficiências, os monômeros ácidos foram idealizados para simultaneamente desmineralizar a superfície dentinária e se infiltrar na dentina, formando camada híbrida tão efetiva quanto aquela advinda do condicionamento com ácido fosfórico, sem a necessidade de lavar o ácido durante a técnica operatória.[28,40] (Figura 4B).

Os monômeros ácidos, independentemente de o sistema autocondicionante ser de 2 ou 1 passos, apresentam terminal ácido causando remoção mineral da zona superficial da dentina. Um exemplo é o monômero

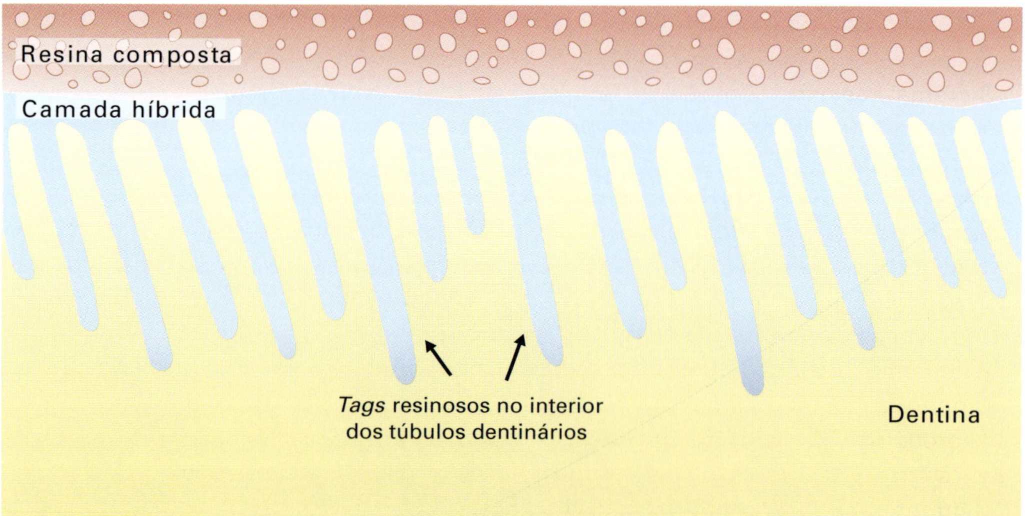

Figura 4 Imagem ilustrativa de camada híbrida formada após o condicionamento com ácido fosfórico a 37% em dentina. Note a representação das camadas de resina composta, a camada híbrida e *tags* resinosos formados no interior dos túbulos dentinários.

Fonte: adaptada de Nakabayashi, Kojima, Masuhara.[35]

10-metacriloxil metacrilato (10-MDP), cuja atuação ocorre pela dissolução superficial da hidroxiapatita, adsorção e posterior formação de sais de MDP-cálcio.[41] No outro terminal, há a copolimerização com os monômeros resinosos da resina composta.[41] Pesquisas mostram que não há diferença entre ácido fosfórico e monômeros ácidos no risco e intensidade de sensibilidade pós-operatória na interface com a dentina, em dentes posteriores, em cavidades não profundas.[42] No caso de dentina cariada, estudos laboratoriais indicam que os sistemas adesivos autocondicionantes são menos efetivos, pois com a diminuição do conteúdo mineral nesse tecido há menor interação química com os íons cálcio, que estão em baixa concentração. No entanto, os autores ressalvam que menores valores de resistência de união não necessariamente significam que seu comportamento clínico será pior que os sistemas que requerem a utilização do ácido fosfórico.[43]

Em dentina, os adesivos autocondicionantes se infiltram através da camada de *smear layer* da dentina subjacente.[44] Em esmalte, os monômeros ácidos não são tão efetivos, pois causam menor desmineralização em um tecido altamente mineralizado[31] (Figuras 5A e 5B). Atualmente é recomendado o uso de um passo clínico conhecido como condicionamento seletivo do esmalte, que consiste em, ao fazer uso de um sistema adesivo autocondicionante previamente à restauração com resina composta, condicionar as margens de esmalte com ácido fosfórico, de acordo com o tempo recomendado pelo fabricante de cada produto, o que causa melhor estética e retenção nas restaurações.[45,39]

Durante muitos anos, o verniz cavitário,[46] composto por monômeros naturais ou sintéticos e solventes,[47] tem sido utilizado na tentativa de minimizar alguns aspectos relacionados às restaurações metálicas de amálgama dentário, como: sensibilidade pós-operatória, manchamento das margens dentárias por coloração cinza, advinda do processo corrosivo do material na interface dentária e, com o tempo, as microinfiltrações. No entanto, se a velocidade da degradação desse material intermediário é maior do que a duração do amálgama dentário *in vitro*[48] e *in vivo*,[46] uma vez que o último pode demorar 6-12 meses para formar produtos da corrosão na interface com os tecidos dentários, o que diminui a microinfiltração com o tempo (apesar de causar manchamento),[49,50] por que então utilizar o verniz cavitário? Uma alternativa pesquisada seria o tratamento de esmalte e dentina com ácido fosfórico e subsequente uso sistemas adesivos,[48,51] cimentos de ionômero de vidro[51] e cimentos resinosos (*vide* definição a seguir),[50] para que, com a desmineralização e infiltração monoméricas, o amálgama dentário possa ser beneficiado com tecidos que se unam parcialmente com materiais resinosos intermediários, além da retenção macromecânica do amálgama.[52] No entanto, parece não haver evidência científica suficiente para mostrar que seria indicado clinicamente o uso de materiais intermediários resinosos em restaurações de amálgama dentário.[52]

Ligas metálicas, resinas de uso indireto e cerâmicas odontológicas são utilizadas como materiais restauradores indiretos. Nesse caso, a interface entre esmalte e dentina se dá com materiais intermediários conhecidos como agentes de fixação ou cimentos, que podem ser (1) contemporâneos ou (2) convencionais.[53] Os agentes de fixação contemporâneos são os da base de resina, podendo ser para restaurações provisórias ou definitivas.[53]

Materiais resinosos indicados para restaurações provisórias não requerem tratamento prévio de esmalte e dentina, tampouco são unidos pelos sistemas adesivos, sendo necessária a substituição por no máximo

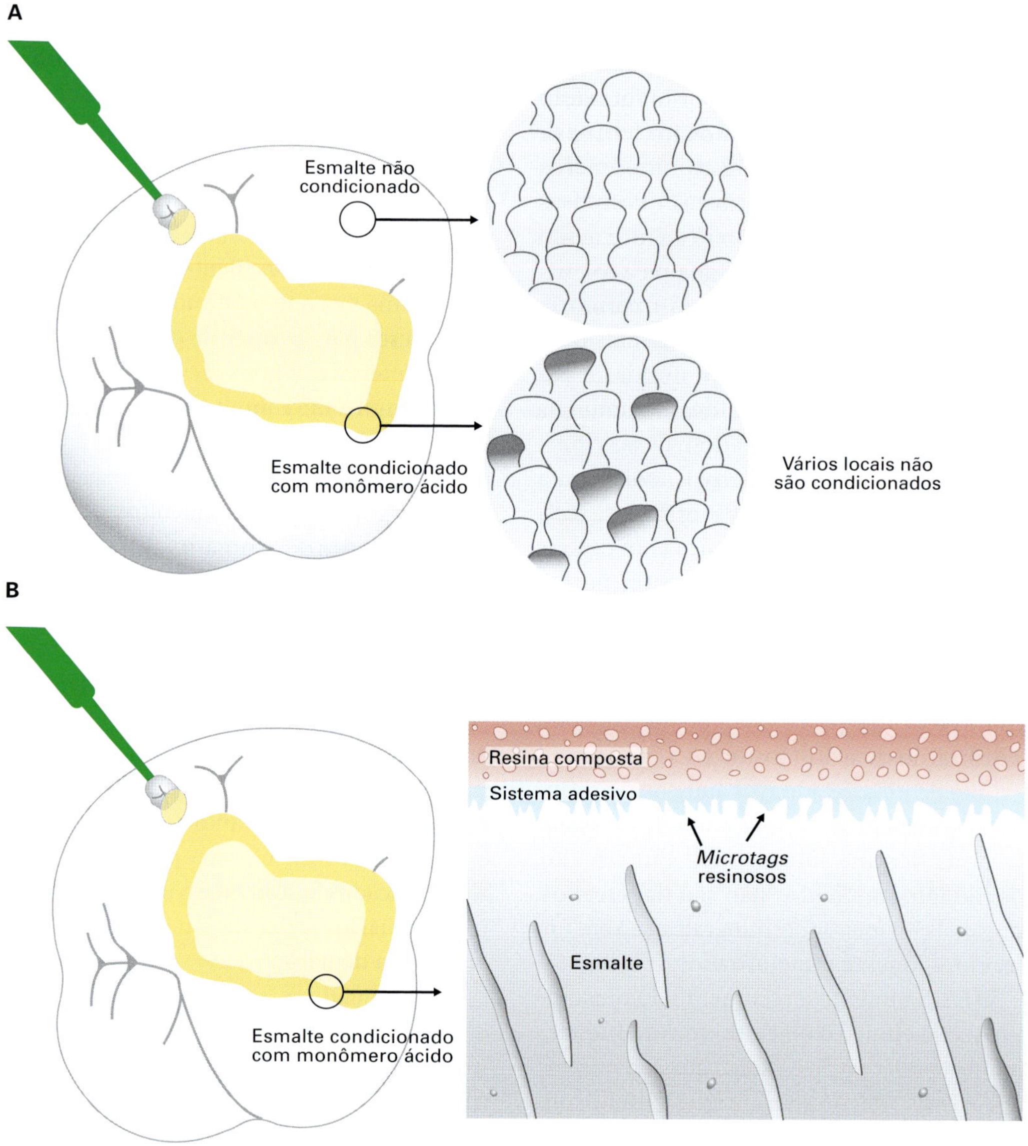

Figura 5 Imagem ilustrativa de esmalte desmineralizado por autocondicionante de 2 passos. A: padrão de condicionamento. B: *microtags* resinosos.

Fonte: adaptada de Di Hipólito et al., 2005.[31]

30 dias. Um exemplo comercial é o Bioplic (Biodinâmica, Londrina, Brasil). No entanto, esse material, associado ao tratamento com condicionamento com ácido fosfórico, obteve menor microinfiltração que os demais cimentos de uso provisório.[54]

A categoria indicada para restaurações definitivas, no entanto, recorre ao princípio da interação micromecânica ou união química com os tecidos dentários.[55] São eles conhecidos como cimentos resinosos, e, de acordo com o tratamento do substrato dentário, são classificados como convencionais (requerem condicionamento com ácido fosfórico) e autoadesivos (compostos por monômeros ácidos), além dos cimentos de ionômero de vidro modificados por resina.[53] Os convencionais requerem a utilização do sistema adesivo antes da aplicação do cimento em si, interagindo com os tecidos pela formação da camada híbrida em dentina, ou seja, micromecanicamente. Por outro lado, os cimentos autoadesivos contêm grupamentos hidrófilos de monômeros, ligando-se com a água presente na dentina,[53] além de se unirem quimicamente a ela (Figura 6), pois contêm terminais ácidos monoméricos.[56]

Materiais cerâmicos

Em cavidades profundas ou muito profundas, há necessidade de utilizar um material intermediário de proteção do complexo dentino-pulpar. Para essa finalidade os materiais mais utilizados são o cimento de hidróxido de cálcio, o cimento de ionômero de vidro (CIV) para forramento e o mineral trióxido agregado (MTA).

Caso o material de escolha seja o cimento de hidróxido de cálcio, sua correta proporção e manipulação é necessária, para, depois de sua aplicação sobre a dentina, esse material, que apresenta pH entre 12,5-12,8, possa neutralizar a acidez cavitária, inativar bactérias, remineralizar nichos de dentina amolecida por lesão cariosa e estimular a formação de dentina terciária.[57]

Peka Vallittu[58] definiu bioatividade como a capacidade de materiais liberarem íons com potencial de bioremineralização. Em Odontologia, seriam dois materiais: o CIV e o MTA.

No caso do CIV, há necessidade de utilizar um agente que atua como agente de limpeza desmineralizante e, simultaneamente, condicionante cavitário: o ácido poliacrílico. Esse

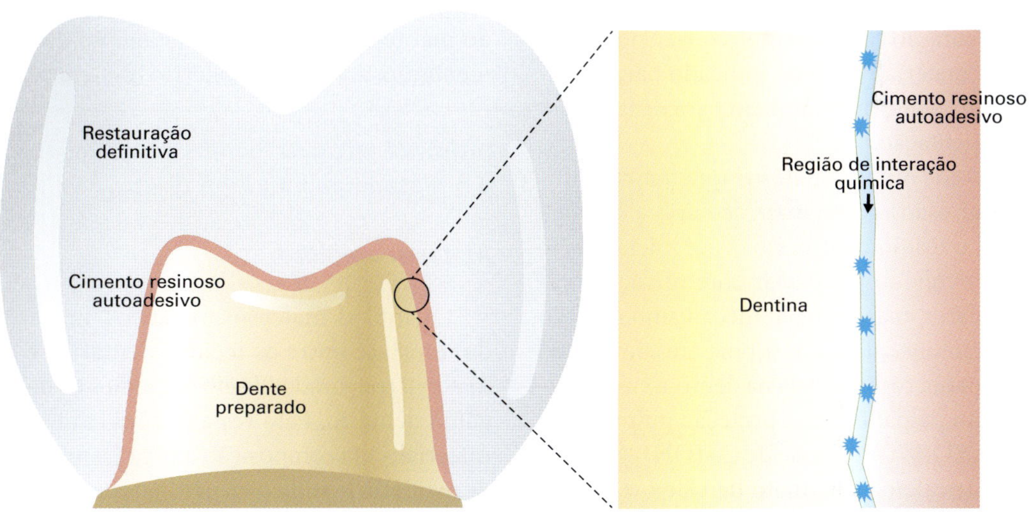

Figura 6 Imagem ilustrativa de restauração definitiva aderida ao dente por meio da união químico-física entre cimento resinoso autoadesivo e dentina. Note que na região de intersecção entre os dois substratos há área de interação química entre a dentina e o cimento resinoso autoadesivo.

Fonte: adaptada de Pereira, Anuate-Netto e Gonçalves, 2014.[56]

ácido, em contato com a dentina, desmineraliza parcialmente a *smear layer*, para posterior incorporação de seu remanescente na interface dentina/CIV.[59] O CIV é constituído por pó de partículas de fluoraluminiossilicato e líquido de ácido aquoso polialcenoico, com os maiores constituintes sendo o poliacrílico e polimaleico. Durante sua presa, há liberação de íons de flúor que agregam benefícios locais como: remineralização dos tecidos dentários, proporcionando preenchimento de possíveis fendas na interface restauradora[60] e ação antimicrobiana.[61] Além de biocompatível,[62] apresenta coeficiente de expansão/contração térmico linear e módulo de elasticidade próxima da dentina.[63,64] A grande vantagem do CIV é a quelação dos grupos carboxílicos dos ácidos com o cálcio da estrutura dentária, estabelecendo união química dessa interface.[65,66] Há alguns modificados por íons metálicos ou por monômeros resinosos, o que os torna de natureza híbrida, cerâmico/metálico e cerâmico/resinoso, respectivamente, reduzindo-se essas propriedades em comparação com os puros (convencionais).[65] Esse material, além de indicado para forramento, é indicado também para restauração e cimentação.[59,65,66]

O MTA é um material que também pode ser usado como intermediário e interage com o tecido dentinário.[67] Foi inicialmente desenvolvido para selar comunicações radiculares, mas, por seu mecanismo de ação liberar íons cálcio, contribui para a formação de apatita carbonatada na dentina em capeamento pulpar direto e proteção pulpar indireta.[68] O MTA é a base de Ca $(OH)_2$ (silicato di e tricálcio, aluminato de cálcio e óxidos tricálcios, óxidos de bismuto e de silicato) em forma de pó hidrófilo que, em contato com a umidade, torna-se gel coloidal, seguido pelo aumento de sua rigidez até alcançar presa.[64,68] Alguns estudos observaram maior taxa de sucesso do MTA para capeamento pulpar direto em comparação com o cimento de Ca $(OH)_2$, na preservação da vitalidade pulpar dos dentes tratados.[69,70]

Esses materiais protetores descritos anteriormente também são utilizados em casos de restaurações diretas e indiretas independentemente da natureza do material restaurador.

Os agentes de fixação convencionais são aqueles que tomam presa por reação química do tipo ácido-base. Temos entre eles o cimento de fosfato de zinco, o CIV para cimentação,[75] indicados para restaurações definitivas, e os cimentos para restaurações do tipo provisórias, sendo eles: cimento de hidróxido de cálcio, cimento de óxido de zinco e eugenol, cimentos de óxido de zinco sem eugenol. Para esses materiais, não há necessidade de manipulação dos tecidos dentina e esmalte para a formação da interface dente/cimento: sua cimentação é baseada no preenchimento das irregularidades das superfícies internas dentárias e do material restaurador, interpondo-se entre elas a fim de mantê-las unidas[53,64] – princípio da cimentação, daí o nome genérico "cimentos".[76]

Interface entre os tecidos dentários e o material restaurador direto

Material metálico

Quanto as materiais metálicos, no caso da interface entre os tecidos dentários e o material restaurador direto (1), temos o amálgama dentário. Para restaurações com esse material, cuja composição básica é a mistura de mercúrio líquido com partículas sólidas de uma liga contendo prata, estanho e cobre,[64,65] além de outros elementos, como o zinco, o tecido dentário só deve ser limpo com agentes de limpeza cavitária não desmineralizantes. São eles: germicidas, como o digluconato de clorexidina, alcalinizantes, como solução de hidróxido de cálcio, e detersivos.[71] Uma vez que o amálgama dentário tem sua retenção macromecânica à cavidade dentária,[65] não há necessidade de tratamentos prévios desmineralizantes. Com o passar do tempo, o amálgama dentário libera íons em solução, que reagem com o eletrólito e com outros produtos da corrosão na interface amálgama/dentina, causando selamento marginal com o tempo,[72] que é diretamente proporcional ao tempo de envelhecimento das restaurações.[73] Se por um lado o selamento é benéfico nesse local, por outro, com o tempo, esses íons tendem a causar manchamento na parte interna dentária restaurada.[65]

Material cerâmico

CIV restaurador

A liberação de íons flúor para as regiões de dentes adjacentes[66] faz com que a ação local de remineralização e antimicrobiana seja um aliado para pacientes com alta atividade de cáries, associada à readequação da saúde bucal.

Material resinoso

Resina autoadesiva

Resinas autoadesivas são materiais de uso direto em esmalte e dentina, que combinam a ação de interação química por conter ésteres metacrilatos ácido fosfóricos e monômeros funcionais de baixa viscosidade.[74] Esses materiais foram sintetizados na tentativa de um único material resinoso desmineralizar esmalte e dentina,[77] seguido de infiltração de seus componentes, por terem fluidez similar à dos sistemas adesivos, com resistência da resina composta.[74]

Os autores agradecem a Letícia Florindo Pereira por sua contribuição em algumas imagens ilustrativas deste capítulo.

REFERÊNCIAS

1. Goldberg M, Kulkarni AB, Young M, Boskey A. Dentin: structure, composition and mineralization. Frontiers in bioscience (Elite edition). 2011; 3:711-35.
2. Millán JL. The role of phosphatases in the initiation of skeletal mineralization. Calcif Tissue Int. 2013;93(4):299-306.
3. Bottini M, Mebarek S, Anderson KL, Strzelecka-Kiliszek A, Bozycki L, Simão AMS, et al. Matrix vesicles from chondrocytes and osteoblasts: their biogenesis, properties, functions and biomimetic models. Biochim Biophys – A Biochim Biophys Acta Gen Subj. 2018;1862:532-46.
4. Ciancaglini P, Yadav MC, Simão AM, Narisawa S, Pizauro JM, Farquharson C, et al. Kinetic analysis of substrate utilization by native and TNAP-, NPP1-, or PHOSPHO1-deficient matrix vesicles. Journal of Bone and Mineral Research: The Official Journal of the American Society for Bone and Mineral Research. 2010;25(4):716-23.
5. Cao Y, Liu W, Ning T, Mei ML, Li QL, Lo EC, et al. A novel oligopeptide simulating dentine matrix protein 1 for biomimetic mineralization of dentine. Clinical Oral Investigations. 2014;18(3): 873-81.
6. George A, Veis A. Phosphorylated proteins and control over apatite nucleation, crystal growth, and inhibition. Chemical Reviews. 2008;108(11):4670-93.
7. Smith A, Leaver A. Non-collagenous components of the organic matrix of rabbit incisor dentine. Arch Oral Biol. 1979;24(6):449-54.
8. Wiesmann HP, Meyer U, Plate U, Höhling HJ. Aspects of collagen mineralization in hard tissue formation. International Review Of Cytology. 2005;242:121-56.
9. Gulseren G, Tansik G, Garifullin R, Tekinay AB, Guler MO. dentin phosphoprotein mimetic peptide

nanofibers promote biomineralization. Macromolecular Bioscience. 2019;19(1):e1800080.

10. Gericke A, Qin C, Sun Y, Redfern R, Redfern D, Fujimoto Y, et al. Different forms of DMP1 play distinct roles in mineralization. Journal of Dental Research. 2010;89(4):355-9.
11. Padovano JD, Ravindran S, Snee PT, Ramachandran A, Bedran-Russo AK, George A. DMP1-derived peptides promote remineralization of human dentin. Journal of Dental Research. 2015;94(4):608-14.
12. He L, Hao Y, Zhen L, Liu H, Shao M, Xu X, et al. Biomineralization of dentin. Journal of Structural Biology. 2019;207(2):115-22.
13. Katchburian E, Arana V. Histologia e embriologia oral: texto, atlas, correlações clínicas. 3.ed. Rio de Janeiro: Guanabara Koogan; 2012.
14. Arifa MK, Ephraim R, Rajamani T. Recent advances in dental hard tissue remineralization: a review of literature. International Journal of Clinical Pediatric Dentistry. 2019;12(2):139-44.
15. Bevelander G, Nakahara H. The formation and mineralization of dentin. Anat Rec. 2005; 156(3): 303-24.
16. Abou Neel EA, Aljabo A, Strange A, Ibrahim S, Coathup M, Young AM, et al. Demineralization-remineralization dynamics in teeth and bone. International Journal of Nanomedicine. 2016;11: 4743-63.
17. Whyte MP. Hypophosphatasia. In: Thakker RV, Whyte MP, Eisman JA, Igarashi T (eds.). Genetics of bone biology and skeletal disease. London: Academic Press; 2013. p. 337-60.
18. Millán JL. Mammalian alkaline phosphatases: from biology to applications in medicine and biotechnology. Weinheim, Germany: Wiley-VCH Verlag GmbH & Co; 2006.
19. Yadav MC, Simão AM, Narisawa S, Huesa C, McKee MD, Farquharson C, et al. Loss of skeletal mineralization by the simultaneous ablation of PHOSPHO1 and alkaline phosphatase function: a unified model of the mechanisms of initiation of skeletal calcification. Journal of Bone and Mineral Research: The Official Journal of the American Society for Bone and Mineral Research. 2011;26(2):286-97.
20. McKee MD, Yadav MC, Foster BL, Somerman MJ, Farquharson C, Millán JL. Compounded PHOSPHO1/ALPL deficiencies reduce dentin mineralization. Journal of Dental Research. 2013;92(8): 721-7.
21. Nanci A. Ten Cate's oral histology: development, structure, and function. Maryland Heights, MO: Mosby, 2008.
22. Bartlett JD. Dental enamel development: proteinases and their enamel matrix substrates. ISRN Dentistry. 2013;684607.
23. Anusavice KJ, Shen C, Rawls HR. Cerâmicas dentárias. Materiais dentários Phillips. 13.ed. St. Louis: Elsevier; 2012a. p. 418-73.
24. Anusavice KJ, Shen C, Rawls HR. Amálgamas dentários. Materiais dentários Phillips. 12.ed. St. Louis: Elsevier; 2012b. p. 340-63.
25. Soares DG, Basso FG, Hebling J, Chaves de Sousa PP, Costa CAS. Testes de biocompatibilidade dos materiais odontológicos. In: Estrela C. Metodologia científica: ciência, pesquisa, ensino. 3.ed. Porto Alegre: Artes Médicas; 2018. p. 427-45.
26. Loguercio AD, Reis A, Costa CAS. Biocompatibilidade. In: Reis A, Loguercio AD. Materiais dentários diretos: dos fundamentos à aplicação clínica. 1.ed. São Paulo: Editora Santos; 2009. p. 33-54.
27. Pashley DH, Tay FR, Breschi L, Tjäderhane L, Carvalho RM, Carrilho M, et al. State of the art etch-and-rinse adhesives. Dent Mater. 2011 Jan;27(1):1-16.
28. Van Meerbeek B, De Munck J, Yoshida Y, Inoue S, Vargas M, Vijay P, et al. Buonocore memorial lecture: adhesion to enamel and dentin: current status and future challenges. Oper Dent. 2003 May-Jun; 28(3):215-35.
29. Yoshihara K, Nagaoka N, Sonoda A, Maruo Y, Makita Y, Okihara T, et al. Effectiveness and stability of silane coupling agent incorporated in "universal" adhesives. Dent Mater. 2016 Oct;32(10):1218-25.
30. Buonocore MG. A simple method of increasing the adhesion of acrylic filling materials to enamel surfaces. J Dent Res. 1955 Dec;34(6):849-53.
31. Di Hipólito V, de Goes MF, Carrilho MR, Chan DC, Daronch M, Sinhoreti MA. SEM evaluation of contemporary self-etching primers applied to ground and unground enamel. J Adhes Dent. 2005 Autumn;7(3):203-11.
32. Shinohara MS, de Oliveira MT, Di Hipólito V, Giannini M, de Goes MF. SEM analysis of the acid-etched enamel patterns promoted by acidic monomers and phosphoric acids. J Appl Oral Sci. 2006 Dec;14(6):427-35.
33. Busscher HJ, Retief DH, Arends J. Relationship between surface-free energies of dental resins and bond strengths to etched enamel. Dent Mater. 1987 Apr;3(2):60-3.
34. Fusayama T, Nakamura M, Kurosaki N, Iwaku M. Non-pressure adhesion of a new adhesive restorative resin. J Dent Res. 1979 Apr;58(4):1364-70.
35. Nakabayashi N, Kojima K, Masuhara E. J Biomed Mater Res. The promotion of adhesion by the infiltration of monomers into tooth substrates. 1982 May;16(3):265-73.
36. Perdigão J, Swift EJ Jr, Denehy GE, Wefel JS, Donly KJ. In vitro bond strengths and SEM evaluation of dentin bonding systems to different substrates. J Dent Res. 1994 Jan;73(1):44-55.
37. Pashley DH, Sano H, Ciucchi B, Yoshiyama M, Carvalho RM. Adhesion testing of dentin bonding agents: a review. Dent Mater. 1995 Mar;11(2):117-25.
38. Carrilho MR, Geraldeli S, Tay F, de Goes MF, Carvalho RM, Tjäderhane L, et al. In vivo preservation

of the hybrid layer by chlorhexidine. J Dent Res. 2007 Jun;86(6):529-33.

39. Yamauchi K, Tsujimoto A, Jurado CA, Shimatani Y, Nagura Y, Takamizawa T, et al. Etch-and-rinse vc self-etch mode for dentin bonding effectiveness of universal adhesives. J Oral Sci. 2019 Nov 27;61(4):549-53.
40. Watanabe I, Nakabayashi N, Pashley DH. Bonding to ground dentin by a phenyl-P self-etching primer. J Dent Res. 1994 Jun;73(6):1212-20.
41. Yoshihara K, Nagaoka N, Okihara T, Kuroboshi M, Hayakawa S, Maruo Y, et al. Functional monomer impurity affects adhesive performance. Dent Mater. 2015 Dec;31(12):1493-501.
42. Reis A, Loguercio DA, Schroeder M, Luque-Martinez I, Masterson D, Maia LC. Does the adhesive strategy influence the post-operative sensitivity in adult patients with posterior resin composite restorations? A systematic review and meta-analysis. Dent Mater. 2015 Sep;31(9):1052-67.
43. Isolan CP, Sarkis-Onofre R, Lima GS, Moraes RR. Bonding to sound and caries-affected dentin: a systematic review and meta-analysis. J Adhes Dent. 2018;20(1):7-18.
44. Chigira H, Yukitani W, Hasegawa T, Manabe A, Itoh K, Hayakawa T, et al. Self-etching dentin primers containing phenyl-P. J Dent Res. 1994 May; 73(5):1088-95.
45. Chen C, Niu LN, Xie H, Zhang ZY, Zhou LQ, Jiao K, et al. Bonding of universal adhesives to dentine: old wine in new bottles? J Dent. 2015 May;43(5): 525-36.
46. Ölmez A, Cula S, Ulusu T. Clinical evaluation and marginal leakage of Amalgambond Plus: three-year results. Quintessence Int. 1997 Oct;28(10):651-6.
47. Anusavice KJ, Shen C, Rawls HR. Amálgamas dentários. Materiais Dentários Phillips. 12.ed. St. Louis: Elsevier; 2012. p.340-63.
48. Moraes RR, Lima FG, Bueno M, Demarco F. Influência do tempo de armazenamento sobre o selamento de restaurações de amálgama utilizando diferentes forradores. Revista de Odontologia da Unesp. 2005; 34(3):135-140.
49. Ben-Amar A, Cardash HS, Judes H. The sealing of the tooth/amalgam interface by corrosion products. J Oral Rehabil. 1995;22(2):101-4.
50. Larson TD. Amalgam restorations: to bond or not to bond. Northwesty Dentistry. 2015 Sept-Oct;35-7.
51. Hoshi AT, Bonifácio da Silva SMB, Pavarini A. In vitro evaluation of the marginal microleakage of amalgaman restorations associated with dentin adhesive, glasss ionomer cement and cavity varnish by means of diferente methods. J Appl Oral Sci. 2005;13(1):10-4.
52. Agnihotry A, Fedorowicz Z, Nasser M. Adhesively bonded versus non-bonded amalgam restorations for dental caries. Cochrane Database Syst Rev. 2016 Mar 8;3(3):CD007517
53. Francisconi LFF, da Silva LM, Martins LM. Uso racional dos cimentos odontológicos convencionais e contemporâneos. Pro-Odonto Prótese. 2011; 3(1):111-80.
54. Ferraz EG, Carvalho CM, Cangussu MCT, Albergaria S, Pinheiro ALB, Marques AMC. Selamento de cimentos provisórios em endodontia. RGO (Porto Alegre). 2009 Jul/Set;57(3):323-27.
55. Peutzfeldt A, Sahafi A, Flury S. Bonding of restorative materials to dentin with various luting agents. Oper Dent. 2011;36:266-73.
56. Pereira JC, Anauate-Netto C, Gonçalves SA. Complexo dentinopulpar: fisiologia e resposta às injúrias. In: Dentística: uma abordagem multidisciplinar. São Paulo: Artes Médicas; 2014.
57. Hebling J, Ribeiro APD, Costa CAS. Relação entre materiais dentários e o complexo dentino-pulpar. Rev Odontol Bras Central. 2010;18(48):1-9.
58. Vallittu PK, Boccaccini AR, Hupa L, Watts DC. Bioactive dental materials: do they exist and what does bioactivity mean? Dent Mater. 2018 May; 34(5):693-4.
59. Navarro MFL, Pascotto RC. Cimentos de ionômero de vidro. São Paulo: Artes Médicas; 1998 (Série EAP-APCD).
60. Forsten L. Fluoride release and uptake by glass-ionomers and related materials and its clinical effect. Biomaterials. 1998;19(6):503-8.
61. Chau NP, Pandit S, Cai JN, Lee MH, Jeon JG. Relationship between fluoride release rate and anti-cariogenic biofilm activity of glass ionomer cements. Dent Mater. 2015;31(4):e100-108.
62. de Souza Costa CA, Hebling J, Garcia-Godoy F, Hanks CT. In vitro cytotoxicity of five glass-ionomer cements. Biomaterials. 2003;24(21):3853-8.
63. Yan Z, Sidhu SK, Carrick TE, McCabe JF. Response to thermal stimuli of glass ionomer cements. Dent Mater. 2007;23(5):597-600.
64. Anusavice KJ, Shen C, Rawls HR. Cimentos dentários. Materiais dentários Phillips. 13.ed. St. Louis: Elsevier; 2012a. p. 320-27.
65. Reis A, Loguercio AD. Amálgama. In: Reis A, Loguercio AD. Materiais dentários diretos: dos fundamentos à aplicação clínica. 2.ed. São Paulo: Santos; 2013. Cap. 10, p. 321-56.
66. Sidhu SK, Nicholson JW. A review of glass-ionomer cements for clinical dentistry. J Funct Biomater. 2016;7(3).
67. Lavôr MLT, Silva EL, Vasconcelos MG, Vasconcelos RG. Uso de hidróxido de cálcio e MTA na odontologia: conceitos, fundamentos e aplicação clínica. Salusvita (Bauru). 2017;36(1):99-121.
68. Chain MC. Materiais dentários. São Paulo: Artes Médicas; 2013 (Série Abeno: Odontologia Essencial – Parte Clínica).

69. Hilton TJ, Ferracane JL, Mancl L. Northwest Practice-based research collaborative in evidence-based dentistry (NWP). Comparison of CaOH with MTA for direct pulp capping: a PBRN randomized clinical trial. J Dent Res. 2013 Jul;92(7 Suppl):16S-22S.
70. Poggio C, Beltrami R, Colombo M, Ceci M, Dagna A, Chiesa M. In vitro antibacterial activity of different pulp capping materials. J Clin Exp Dent. 2015 Dec 1;7(5):e584-8.
71. Francischone CE, Gianordoli Neto R, Pereira JC, Mondelli, J. Infiltração marginal em cavidades restauradas com amálgama, tratadas previamente com diferentes agentes de limpeza. Rev. Bras. Odontol. 43(6):2-7, nov.-dez. 1986.
72. Ben-Amar A, Liberman R, Judes H, Nordenberg D. Long-term use of dentin adhesive as an interfacial sealer under class II amalgam restorations. J Oral Rehabil. 1990;17(1):37-42.
73. Sepetcioglu F, Ataman BA. Long-term monitoring of microleakage of cavity varnish and adhesive resin with amalgam. J Prosthet Dent. 1998 Feb;79(2):136-9.
74. Van Meerbeek B, Yoshihara K, Van Landuyt K, Yoshida Y, Peumans M. From Buonocore's pioneering acid-etch technique to self-adhering restoratives: a status perspective of rapidly advancing dental adhesive technology. J Adhes Dent. 2020;22(1):7-34.
75. Reis A, Loguercio AD. Cimento de ionômero de vidro convencional. In: Reis A, Loguercio AD. Materiais dentários diretos: dos fundamentos à aplicação clínica. 2.ed. São Paulo: Editora Santos; 2013. Cap. 10, p. 223.
76. Anusavice KJ, Shen C, Rawls HR. Cimentos odontológicos. Materiais dentários Phillips. 12.ed. St. Louis: Elsevier; 2012c. p. 446-58.
77. Anusavice KJ, Shen C, Rawls HR. Tecnologias emergentes. Materiais dentários Phillips. 13.ed. St. Louis: Elsevier; 2012d. p. 519-37.
78. Harmey D, et al. Elevated skeletal osteopontin levels contribute to the hypophosphatasia phenotype in Akp2(-/-) mice. J Bone Miner Res. 2006;21(9):1377-86.
79. Foster BL, et al. Tooth root dentin mineralization defects in a mouse model of hypophosphatasia. J Bone Miner Res. 2013;28(2):271-82.
80. Narisawa S, Yadav MC, Millan JL. In vivo overexpression of tissue-nonspecific alkaline phosphatase increases skeletal mineralization and affects the phosphorylation status of osteopontin. J Bone Miner Res. 2013;28(7):1587-98.

Características bioquímicas dos tecidos periodontais e implicações clínicas

Rodrigo Cardoso de Oliveira
Gustavo Pompermaier Garlet
Carla Andreotti Damante

CARACTERÍSTICAS DOS TECIDOS PERIODONTAIS

Introdução

O complexo periodontal ou periodonto (peri = ao redor; odonto = dente) é formado por diferentes tecidos altamente especializados e organizados, com funções de suporte e proteção aos dentes, sendo estes de origem ectomesenquimal. Esses componentes do periodonto podem ser divididos em tecidos conjuntivos fibrosos e tecidos mineralizados.[1,2] Ainda podem ser divididos quanto a sua função em: periodonto de proteção e periodonto de sustentação.[3,4]

O chamado periodonto de proteção é formado pela gengiva, enquanto o periodonto de sustentação é formado por osso alveolar, ligamento periodontal e cemento (Figura 1). Os tecidos que formam o periodonto, com exceção do cemento, apresentam rica vascularização e inervação, também com alta velocidade de renovação, podendo ser remodelados (formados e destruídos/reabsorvidos) de acordo com diferentes tipos de estímulos. Assim, esses tecidos são passíveis de alterações promovidas por tratamentos, como: intervenções cirúrgicas e movimentações ortodônticas.[5,6]

Em razão de sua localização e função, o periodonto está exposto a diversos agentes agressores, em especial bactérias organizadas em biofilmes. A relação íntima de agentes agressores com essas estruturas pode desencadear um quadro inflamatório, chamado de gengivite, e progredir para a destruição desses tecidos (doença periodontal), se não interrompida, podendo, em último estágio, levar até a perda do dente.[4,7]

Periodonto de proteção

Gengiva

A gengiva é formada por um epitélio estratificado pavimentoso e um tecido conjuntivo. Dependendo de sua localização, esta pode ser dividida em gengiva: inserida, papilar e marginal ou livre. A gengiva inserida está mais próxima à coroa dentária, apresentando um epitélio queratinizado (geralmente paraqueratinizado), enquanto a gengiva livre ou marginal fica um pouco mais afastada da coroa dentária. A gengiva marginal não é queratinizada como a inserida. Por último, temos a gengiva papilar, que fica próximo às regiões interproximais (entre os dentes), com certo grau de queratinização em algumas regiões.[4,5,8]

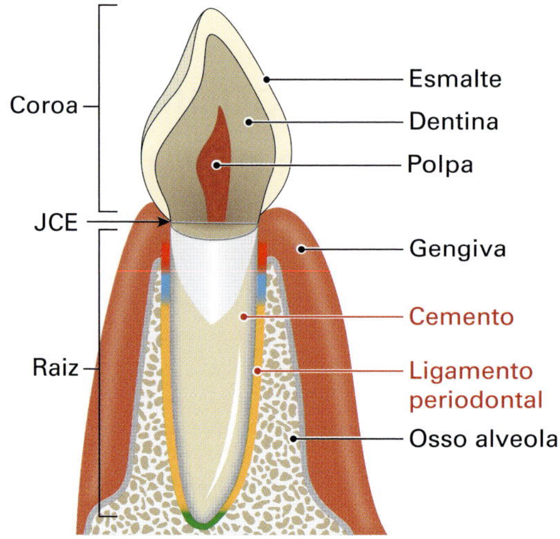

Figura 1 Dente e estruturas periodontais em destaque.
JCE: junção cemento-esmalte.

O tecido epitelial da gengiva, formado por células epiteliais, melanócitos e células de Langerhans, estabelece uma relação de adesão com o esmalte dental, onde recebe o nome de epitélio juncional. O epitélio juncional geralmente se estende do final do suco gengival (pequena depressão ou fenda em forma de "v" ao redor dos dentes) até a junção amelocementária. O sulco gengival em indivíduos saudáveis tem aproximadamente 0,5 mm de profundidade[5,8,9] (Figura 2).

Logo abaixo do epitélio gengival existe um tecido conjuntivo de suporte, composto principalmente por fibroblastos, e células de defesa como macrófagos, mastócitos e células inflamatórias. A matriz extracelular é composta de fibras e de substância fundamental rica em proteoglicanos (ácidos hialurônicos e condroitin-sulfato) e glicoproteínas (fibronectina e laminina). Devido a seu conteúdo de proteoglicanos, a substância fundamental possui grande quantidade de água. Esse tecido conjuntivo é bastante vascularizado e apresenta inervação por fibras mielínicas.[5,10]

Periodonto de sustentação

Ligamento periodontal

O ligamento periodontal, também chamado de membrana periodontal, é um tecido conjuntivo fibroso que circunda toda a raiz (ou raízes) do dente, permitindo a ancoragem do dente (cemento) ao osso alveolar. É ainda classificado anatomicamente como uma articulação do tipo gonfose. A espessura do ligamento periodontal varia com a idade (0,15-0,21 mm), geralmente reduzindo progressivamente com os anos.[4,5,10]

O ligamento periodontal é formado em grande parte por fibras colágenas e fibroblastos, apresentando vasos sanguíneos e terminações nervosas. As fibras do ligamento periodontal permitem a transmissão de forças da mastigação, aplicadas ao dente, para o osso alveolar.[4,5,9] As terminações nervosas do tipo mecanorreceptores e proprioceptores permitem um reconhecimento refinado de posição e movimento dentário, enquanto as

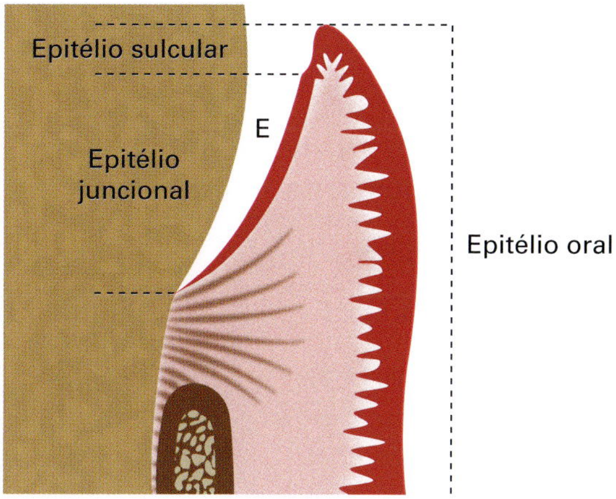

Figura 2 Epitélios que compõem a gengiva: sulcular, juncional e oral.
E: esmalte.

terminações do tipo nociceptores reconhecem a sensibilidade dolorosa.[5]

Além de fibroblastos o ligamento periodontal apresenta principalmente células mesenquimais indiferenciadas (células-tronco mesenquimais), células endoteliais e restos epiteliais de Malassez. As células indiferenciadas podem sofrer estímulos para se tornarem desde novos fibroblastos até células osteogênicas. O ligamento periodontal é um tecido bem vascularizado com suprimento arterial abundante,[5,10] e sua matriz extracelular é formada por fibras colágenas, fibras oxitalânicas e substância fundamental. A substância fundamental é formada principalmente por proteoglicanos e glicosaminoglicanos, glicoproteínas e grande quantidade de água.[9,10]

O ligamento periodontal, semelhantemente aos outros tecidos do periodonto, apresenta alta velocidade de remodelação. O colágeno é renovado constantemente pelas chamadas metaloproteases de matriz (MMP) e pode sofrer em algumas situações com falta de constituintes elementares em sua produção, por exemplo, no escorbuto (falta de vitamina C). Outros fatores, como trauma oclusal (interferências oclusais), movimentação ortodôntica, entre outros, podem levar ao remodelamento do ligamento periodontal, além das outras estruturas do periodonto.[5,8,11]

As fibras presentes no ligamento periodontal podem ser divididas ou classificadas em cinco grupos principais, de acordo com as regiões de inserção e localização/direção:

1. Fibras da crista alveolar.
2. Fibras horizontais.
3. Fibras oblíquas.
4. Fibras apicais.
5. Fibras inter-radiculares (Figura 3).[5,8]

Cemento

O cemento é um tecido mineralizado com constituição semelhante ao osso, formado por aproximadamente 65% de componente mineral (hidroxiapatita), 23% orgânico e 12% de água, considerando o peso. Entre os componentes orgânicos temos os colágenos do tipo I (90%), II e XII, além de diversos fatores de crescimento e moléculas sinalizadoras como

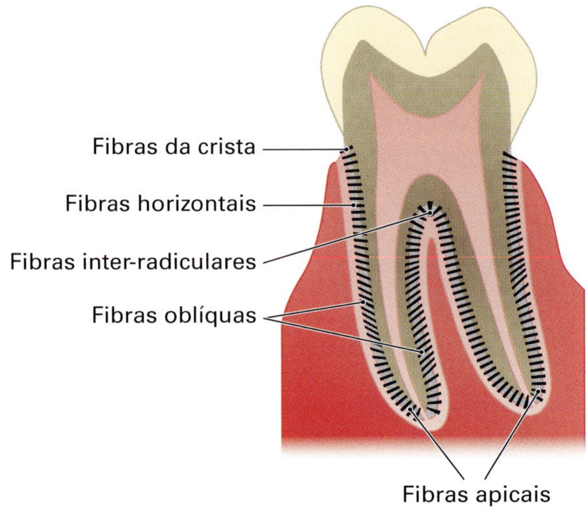

Figura 3 Grupos de fibras presentes no ligamento periodontal: fibras da crista alveolar; fibras horizontais; fibras oblíquas; fibras apicais e fibras inter-radiculares.

osteocalcina, osteopontina, sialoproteína óssea.[12] O cemento recobre toda a raiz do dente, sendo depositado na superfície da dentina radicular. Sua espessura pode variar de acordo com a região: 30-50 μm na região cervical do dente e 180-200 μm na região do ápice.[5,10] Devido a sua composição e especialmente a sua fina espessura, o cemento foi o último tecido dental reconhecido/identificado adequadamente ao final do século XIX.[12]

O cemento pode ser divido basicamente em cemento celular e acelular. As células responsáveis pela síntese do cemento são os cementoblastos. No chamado cemento celular temos ainda a presença dos cementócios, aprisionados dentro do cemento, semelhantemente ao osteócito no osso. É um tecido não inervado ou vascularizado, com baixa capacidade de regeneração quando comparado aos outros tecidos.[5,8]

Uma característica importante do cemento é sua relação com as fibras do ligamento periodontal que se inserem em sua estrutura. Essas fibras estão fortemente aderidas ao cemento, e são denominadas fibras de Sharpey, permitindo assim a ancoragem do dente.[8,9]

Osso alveolar

O osso alveolar é um tecido conjuntivo mineralizado e altamente vascularizado, com considerável capacidade de regeneração. Esse tecido é formado por 66% de mineral (hidroxiapatita), 22% de matriz orgânica (especialmente colágeno tipo I) e 12% de água. As principais células do osso alveolar são: osteoblastos (síntese), osteócitos (manutenção) e osteoclastos (reabsorção).[5,9]

O osso alveolar garante a ancoragem dos dentes por meio das fibras do ligamento periodontal que também se inserem no cemento. Essas fibras inseridas no osso alveolar recebem a denominação de fibras de Sharpey, como citado anteriormente.[4,7]

A remodelação desse tecido pode ser causada por estímulos mecânicos de forças de mastigação ou mesmo por forças provenientes da movimentação ortodôntica. Em função dessa íntima relação de estímulo (forças mastigatórias) e osso alveolar, a perda dos dentes leva a gradual reabsorção do osso alveolar. Fato evidente em pacientes edêntulos.[4,13]

ASPECTOS MOLECULARES E CELULARES DA DOENÇA PERIODONTAL

As doenças periodontais (DP) são doenças crônicas infecciosas e inflamatórias, que resultam em alterações do periodonto de proteção e sustentação, além de possíveis consequências sistêmicas. As doenças periodontais têm sua etiologia ligada a fatores microbianos, que levam a uma resposta inflamatória e imune, cuja intensidade e natureza têm sido relacionadas à progressão ou estabilidade das lesões periodontais.[14,15] Entretanto, a etiologia das doenças periodontais se mostra complexa e multifatorial, uma vez que a resposta decorrente da interação parasita-hospedeiro, e consequentemente o estabelecimento e desenvolvimento da DP, podem ainda ser influenciados por fatores locais, sistêmicos, ambientais, assim como pelo *background* genético do hospedeiro e por variações em seu microbioma.[16,17]

Didaticamente, podemos considerar que as alterações nos tecidos periodontais são um efeito colateral da resposta imune e inflamatória, embora se mostre essencial para a proteção do organismo contra os microrganismos que se acumulam no biofilme (inicialmente supragengival e, posteriormente, subgengival). Destaque-se que diversos periodontopatógenos têm capacidade de invasão tecidual e têm sido associados a complicações sistêmicas decorrentes das doenças periodontais, reforçando a necessidade de uma resposta imune inflamatória efetiva em seu controle. Assim, embora destrutiva do ponto de vista tecidual, a resposta do hospedeiro se mostra protetora do ponto de vista do controle da infecção.[14,15] Tal efeito colateral pode ser descrito de forma geral pela alteração da homeostasia tecidual do periodonto por mediadores da resposta imune inflamatória, como alteração no balanço de produção e degradação de colágeno, e da formação e reabsorção de tecido ósseo.[18] De fato, apesar da presença de periodontopatógenos ser necessária para o início do desenvolvimento das doenças periodontais, tem-se mostrado que a amplificação e a progressão desse processo são dependentes da natureza e intensidade da resposta gerada pelo hospedeiro em resposta aos microrganismos e seus fatores de virulência.[15,18]

A resposta tecidual que acontece no periodonto envolve mediadores e mecanismos inflamatórios (relacionados primariamente às alterações vasculares, que possibilitarão a migração dos leucócitos para o sítio de resposta, com a vasodilatação local) e imunológicos (inicialmente representados por eventos celulares, que juntamente com a vasodilatação são responsáveis pela migração seletiva de leucócitos para o conjuntivo periodontal, e posteriormente pela regulação da resposta inflamatória e imunológica nos tecidos pelos diferentes subtipos de leucócitos que podem estar envolvidos nessa resposta), sendo o tecido conjuntivo infiltrado por diferentes subtipos de leucócitos (neutrófilos, macrófagos, linfócitos), surgindo então os sinais clínicos de doença.[14,15,18] Os estágios iniciais da doença, que caracterizam clinicamente a gengivite, envolvem o aumento do fluxo do fluido gengival, sangramento a sondagem e alterações visíveis do contorno e arquitetura do periodonto de proteção. Tais características têm relação direta com a vasodilatação local, produção de mediadores pró-inflamatórios como prostaglandinas (PGE2) e citocinas pró-inflamatórias clássicas (como TNF-a e IL-1beta), que, além de participar da migração leucocitária para os tecidos periodontais, atuam como elementos-chave da desregulação da homeostasia tecidual, agindo como indutoras ou potencializadoras da produção de proteases e da diferenciação e ativação de osteoclastos.[14,15,18]

As metaloproteases de matriz (MMP) são uma família de proteases envolvidas na degradação de componentes da matriz extracelular em diversos tecidos, que incluem o periodonto de proteção e sustentação. A ativação das MMP é regulada por um grupo de proteínas endógenas, chamado de inibidores teciduais de metaloproteases (TIMP), capazes de inibir praticamente todos os membros da família das MMP, de forma não específica.[19,20] Em condições fisiológicas, os TIMP estão em balanço com as MMP, sendo a matriz extracelular remodelada de forma extremamente controlada, e o balanço MMP/TIMP considerado essencial para a manutenção da fisiologia e integridade do periodonto. Contudo, no desenvolvimento das doenças periodontais, verifica-se a elevação dos níveis de MMP sem o concomitante aumento na expressão dos TIMP, aumentando a atividade proteolítica local e levando à destruição tecidual.[18-20] Destaque-se que, embora alguns estudos apontem para um potencial aumento na produção de colágeno sob a influência de mediadores inflamatórios, outros estudos sugerem que processos inflamatórios crônicos resultam na redução da produção de colágeno. Independentemente de tais incertezas, de forma geral, o aumento da atividade de degradação de colágeno parece superar o possível aumento em sua produção, resultando assim em uma atividade proteolítica superior à neoformação de colágeno, o que justificaria as alterações teciduais que caracterizam o estabelecimento da gengivite.

Com a progressão do processo inflamatório, as consequências teciduais das doenças periodontais atingem também o tecido ósseo alveolar, sendo sua reabsorção uma característica determinante para a definição da ocorrência da periodontite. Nesse cenário, as moléculas do sistema RANK/RANKL/OPG exercem um papel importante na patogênese das doenças periodontais, uma vez que são responsáveis pelo controle da diferenciação e ativação de osteoclastos.[21-23]

A ligação de RANKL (ligante do receptor de ativação do fator nuclear kappa-B) a seu receptor RANK (receptor de ativação do fator nuclear kappa-B), expresso nos precursores de osteoclastos, é o principal mecanismo estimulatório para sua diferenciação e posterior ativação. Os efeitos de RANKL são regulados pela osteoprotegerina (OPG), uma molécula que atua como falso receptor, impedindo a interação entre RANK e RANKL, e inibindo consequentemente a reabsorção óssea.[21,22] Assim como previamente descrito para o sistema MMP/TIMP, estudos demonstram que o balanço entre os níveis de RANKL e OPG é um fator determinante da atividade da doença periodontal.[21,23,24] Tal balanço se mostra sob influência direta da resposta imune e inflamatória, uma vez que o processo inflamatório local potencializa a produção de RANKL e suprime a produção de OPG. Ainda de forma similar ao descrito para a produção e degradação de colágeno, o aumento da razão RANKL/OPG resulta no aumento da atividade de reabsorção óssea pelos osteoclastos em um nível acima da capacidade dos osteoblastos de neoformar tecido ósseo, resultando assim na perda óssea que caracteriza a periodontite.[21,23,24]

Dessa forma, podemos considerar que o desenvolvimento das doenças periodontais envolve primariamente uma via inflamatória, na qual diversos mediadores inflamatórios atuam regulando positivamente a migração de células inflamatórias, assim como potencializando a produção de MMP e RANKL, resultando por sua vez em uma intensa atividade catabólica que culmina com a destruição dos tecidos periodontais.[14,15,18] Entretanto, devemos considerar que diversos outros mediadores podem participar desse processo, que clinicamente é caracterizado por marcantes diferenças individuais na severidade da doença (não apenas entre indivíduos, mas mesmo em diferentes sítios de um mesmo indivíduo). De fato, diferenças com relação à época de estabelecimento, severidade e padrões de progressão da doença, variações na composição da microbiota periodontal relacionada à doença, influências genéticas, somadas às possíveis influências de condições sistêmicas e ambientais, dificultam o estabelecimento de uma associação direta e individualizada de cada célula ou mediador inflamatório com o desenvolvimento da doença.[25-28]

Nesse contexto, é importante destacar o padrão de progressão das doenças periodontais, uma vez que estudos clínicos longitudinais sugerem que a progressão da doença acontece em surtos (*bursts*) intercalados por períodos de inatividade.[29] Até o momento, não é possível diferenciar clinicamente tais estágios, uma vez que os parâmetros clínicos utilizados são bons indicadores de inflamação (que não necessariamente se traduz em destruição periodontal irreversível, mas sim em alterações clínicas reversíveis com a gengivite) e da história pregressa de doença, mas não de sua atividade no exato momento do exame clínico. Dessa forma, a utilização de diferentes critérios (para a coleta de amostras de tecido ou fluido gengival) por diferentes grupos de pesquisa pode inadvertidamente privilegiar a coleta de amostras de sítios ativos ou inativos, consequentemente levando a resultados discrepantes, sendo o mesmo verdade para diferentes critérios para definição da severidade da doença.[30,31] Tais variações possivelmente contribuem para as controvérsias na literatura com relação ao papel de diversos subtipos celulares e mediadores na imunopatogênese das doenças periodontais.

Assim, os conceitos atuais sobre a participação de células e mediadores inflamatórios na patogênese das doenças periodontais descrevem a participação de elementos pró-inflamatórios (como PGE2, TNF-alfa e IL-1beta), desempenhando um papel destrutivo, derivado de sua ação sobre a produção de MMP e RANKL.[14,15,18] De fato, além dessa via pró-inflamatória clássica inicialmente descrita, outros mediadores, como as citocinas produzidas pelos linfócitos T *helper* (Th), tipos 1 (Th1), 2 (Th2), 17 (Th17) e regulatório (Treg), atuam atenuando ou potencializando a resposta pró-inflamatória nos tecidos periodontais.[14,15,18] Como resultado da ação dominante de algum dos subtipos de linfócitos Th, tem-se uma variação no balanço da resposta, e, dependendo da característica do subtipo dominante, o balanço dessa resposta imune pode influenciar a severidade da doença, determinando sua estabilidade ou progressão.[23] Assim, mediadores com a capacidade de potencializar a resposta imune inflamatória, assim como aumentar a produção de MMP e RANKL, como as células Th1 e Th17, parecem contribuir para o desenvolvimento e a progressão das doenças periodontais, enquanto células que produzem mediadores com características anti-inflamatórias, como as Th2 e Tregs, se mostram associadas a maior expressão de TIMP e OPG (os inibidores das MMP e de RANKL, respectivamente), resultando em um controle (ainda que parcial) dos mediadores inflamatórios e destrutivos nas lesões, possivelmente atenuando a progressão ou severidade da doença.[14,15,18]

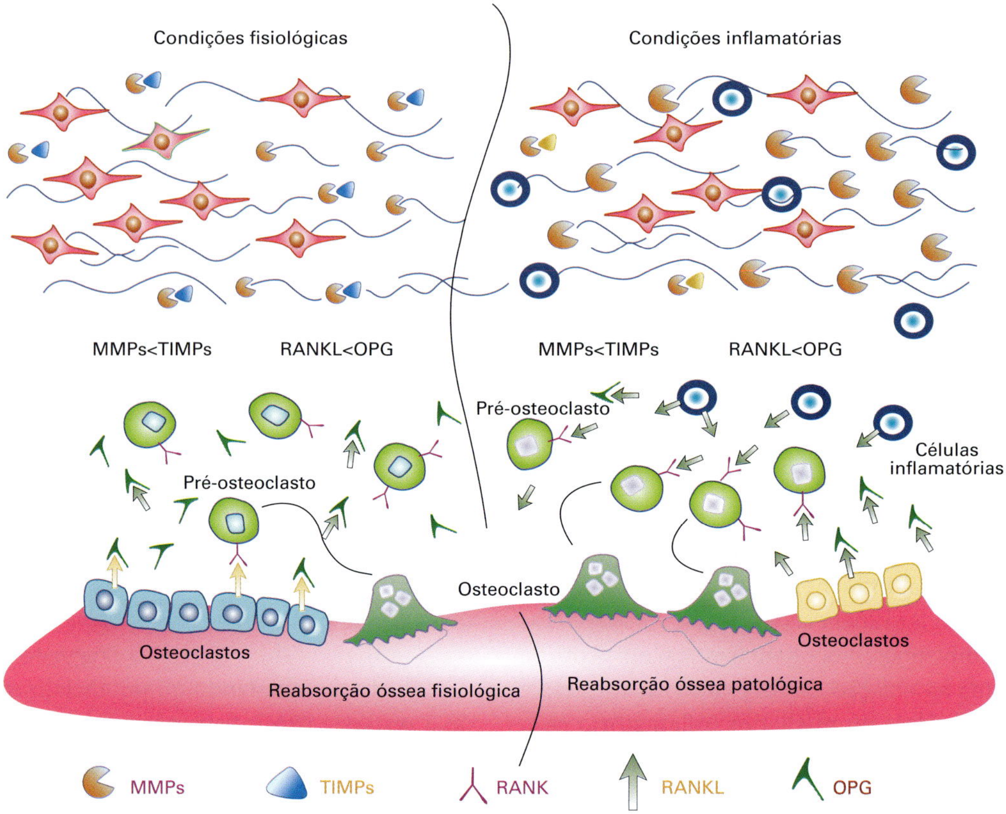

Figura 4 Modelo esquemático dos aspectos moleculares e celulares dos tecidos periodontais, em condições de homeostasia ou inflamação.

Assim, considerando a possível progressão das doenças periodontais em surtos (*bursts*) intercalados por períodos de inatividade, podemos considerar que variações no padrão de resposta imune dominante seriam responsáveis pela determinação da atividade da doença nos surtos de progressão, que seriam caracterizados pela dominância de atividade pró-inflamatória acompanhada de células Th1 ou Th17. Por outro lado, períodos de latência ou inatividade de doença seriam derivadas da predominância de uma resposta com características anti-inflamatórias, sob a influência de células Th2 ou Tregs. Neste ponto, devemos destacar que os fatores responsáveis pela dominância da resposta de certos subtipos de células Th, assim como os possíveis fatores responsáveis por variações na resposta que poderiam alterar o *status* da doença (atividade-inatividade, ou inatividade-atividade), ainda não são conhecidos.[14,15,18,23]

Considerando a importância do balanço entre mediadores com propriedades pró ou anti-inflamatórias, podemos utilizar a IL-1beta, exemplo, para ilustrar como diversos outros fatores podem influenciar na complexa etiologia das doenças periodontais. Analisando apenas a IL-1beta, sabe-se que fatores microbianos (como LPS, e mesmo outros componentes antigênicos de periodontopatógenos, como *P. gingivalis* e *A. actinomycetemcomitans*), genéticos (como o polimorfismo de nucleotídeo simples [SNP] IL1B-3954, localizado no promotor do gene que codifica a IL-1beta) e ambientais, como o fumo (tanto a exposição à fumaça de cigarro como alguns de seus componentes isolados podem induzir a expressão de IL-1beta), além de alterações sistêmicas, como diabetes, podem potencializar a produção de IL-1beta.[24,32,33] Dessa forma, uma vez que o efeito de tais fatores pode ser redundante ou apresentar uma sobreposição, somente a análise concomitante pode esclarecer o grau de sua influência sobre a variação individual dos níveis de IL-1beta, e, consequentemente, sua influência no estabelecimento e progressão da doença. Devemos considerar também, que para todos os outros fatores e mediadores, têm-se fatores de variação como os descritos para a IL-1beta, o que exemplifica a complexidade da etiologia multifatorial das doenças periodontais, e sua influência no entendimento dos mecanismos celulares e moleculares envolvidos em seu desenvolvimento.

INTERVENÇÃO TERAPÊUTICA NA DOENÇA PERIODONTAL: PRINCÍPIOS CLÍNICOS E BIOLÓGICOS

Como descrito anteriormente, a doença periodontal, resumidamente, é um processo patológico no qual há um desafio microbiano causando destruição do periodonto de sustentação e contaminação radicular. Diversas alterações ocorrem na superfície do cemento como destruição de fibras colágenas, depósitos de lipopolissacarídeos bacterianos, desmineralização em ambiente de bolsa e hipermineralização em áreas de recessão.[35] Em áreas de dentina exposta, ocorre invasão de bactérias nos túbulos dentinários em até 300 μm.[36] Todas essas alterações impedem o reparo apropriado dos tecidos moles pela adesão do epitélio juncional longo ou reinserção das fibras perdidas.[35]

A terapêutica periodontal é dividida em várias fases (Figura 5). Após exame, anamnese e avaliação, é determinado o diagnóstico da doença baseando-se na classificação atual das doenças e condições periodontais e peri-implantares.[37] O tratamento se inicia pelos procedimentos básicos, entre eles a raspagem e o alisamento radicular. Após a reavaliação, pacientes que ainda apresentam bolsas profundas e sangramento à sondagem devem passar pelo tratamento cirúrgico. Pacientes que se apresentam sem sangramento e com sítios saudáveis podem receber terapia periodontal de suporte, cuja frequência é personalizada para cada paciente.

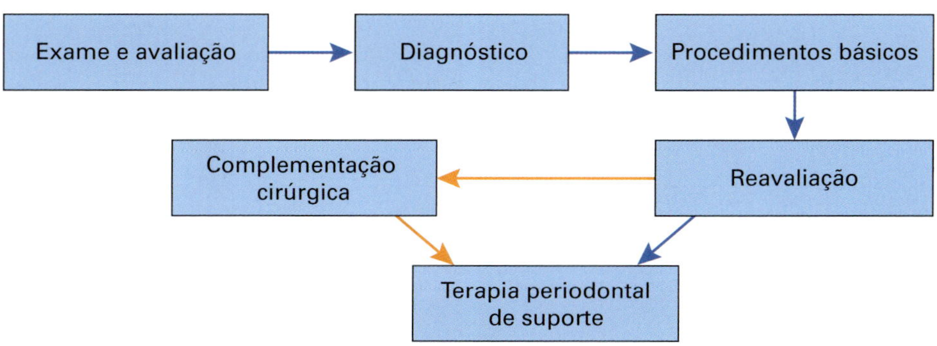

Figura 5 Sequência do tratamento periodontal.
Fonte: Todescan e Carvalho, 1977.[38]

O tratamento de um paciente com doença periodontal deve seguir os passos do chamado preparo inicial, que são: tratamento de emergência e documentação, higiene e fisioterapia bucal, raspagem e alisamento radicular, escavação em massa das cáries e tratamento endodôntico, extração de dentes perdidos e raízes residuais, pequenos movimentos ortodônticos, estabilização dos dentes móveis, ajuste oclusal e reavaliação.[39] A Figura 6 mostra um caso tratado por raspagem e alisamento radicular no início e após 1 mês no momento da reavaliação. O tecido gengival com características de inflamação, edema, eritema e fácil sangramento voltam a ter a coloração mais próxima do normal após 1 mês da raspagem.

Terapia periodontal não cirúrgica: raspagem e alisamento radicular

A raspagem e alisamento radicular (RAR) é o procedimento que visa à remoção de placa e cálculo supra e subgengivais e obtenção de uma superfície lisa e dura.[39] Em uma definição teórica, a raspagem é a remoção de placa e cálculo, enquanto o alisamento é a remoção de cemento amolecido para tornar a superfície lisa e dura. Também chamado de controle mecânico do biofilme, realizado por meio de RAR pelo profissional e em casa pelo paciente quando do uso de escova e fio dental. A desorganização do biofilme bacteriano pela ação mecânica é um dos principais mecanismos para manutenção da saúde periodontal.

Além de controlar o desafio bacteriano causador de gengivite e periodontite, a RAR objetiva criar uma superfície radicular biologicamente aceitável para a reparação dos tecidos periodontais adjacentes. Com a raspagem há diminuição de bactérias periodontopatogênicas e repopulação da superfície da raiz com espécies associadas à saúde. Há redução dos sinais de inflamação clínica como eritema, edema e sangramento, além de contração do tecido em direção à raiz e em direção apical. O tecido conjuntivo, antes repleto de infiltrado inflamatório e capilares frágeis, é substituído por um tecido rico em colágeno. Todas essas características combinadas resultam em sulco gengival mais raso e ganho clínico de inserção.

Após a RAR ocorre a formação de um epitélio juncional longo, que é uma união por adesão das células epiteliais sobre a superfície radicular, ou seja, mais fraca que a inserção de fibras colágenas que existia no

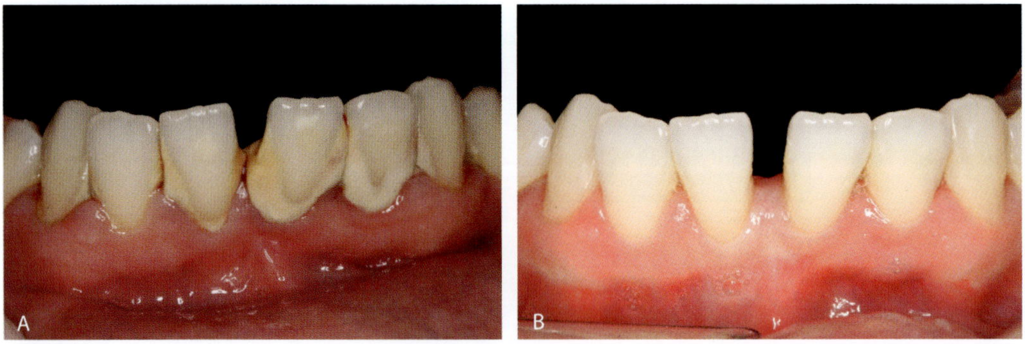

Figura 6 A: grande quantidade de cálculo supragengival e inflamação. B: fase de reavaliação após 1 mês da raspagem e alisamento radicular.

local antes da doença. O epitélio juncional longo demora cerca de 2 semanas para se formar, e é importante realizar um controle rígido e adequado de biofilme para evitar nova formação de bolsa periodontal.[40]

A avaliação imediata da raspagem é feita com sonda exploradora sobre a superfície radicular, e pela sensação tátil uma superfície lisa e dura deve ser notada. A avaliação posterior ou mediata é feita cerca de 1 mês após o procedimento de RAR, no qual se nota clinicamente a redução da profundidade de sondagem e do nível clínico de inserção e ausência de sangramento à sondagem. Todas essas características clínicas mostram que com o procedimento de raspagem a superfície radicular torna-se biocompatível para os tecidos adjacentes.

A Figura 7 mostra um caso tratado por raspagem e alisamento radicular após 7 e 14 dias. Na Figura 7A é possível notar as características de inflamação nos incisivos inferiores, como eritema, edema e sangramento. Histologicamente o tecido é caracterizado por um infiltrado inflamatório intenso, destruição das fibras colágenas, formação de capilares frágeis e epitélio ulcerado. Após a raspagem, ao longo do tempo é possível observar a contração das papilas, a cor rosa pálida e contração dos tecidos para apical (Figura 7B e C).

Terapia periodontal cirúrgica

Quando o tratamento de RAR não atinge os objetivos principais do tratamento

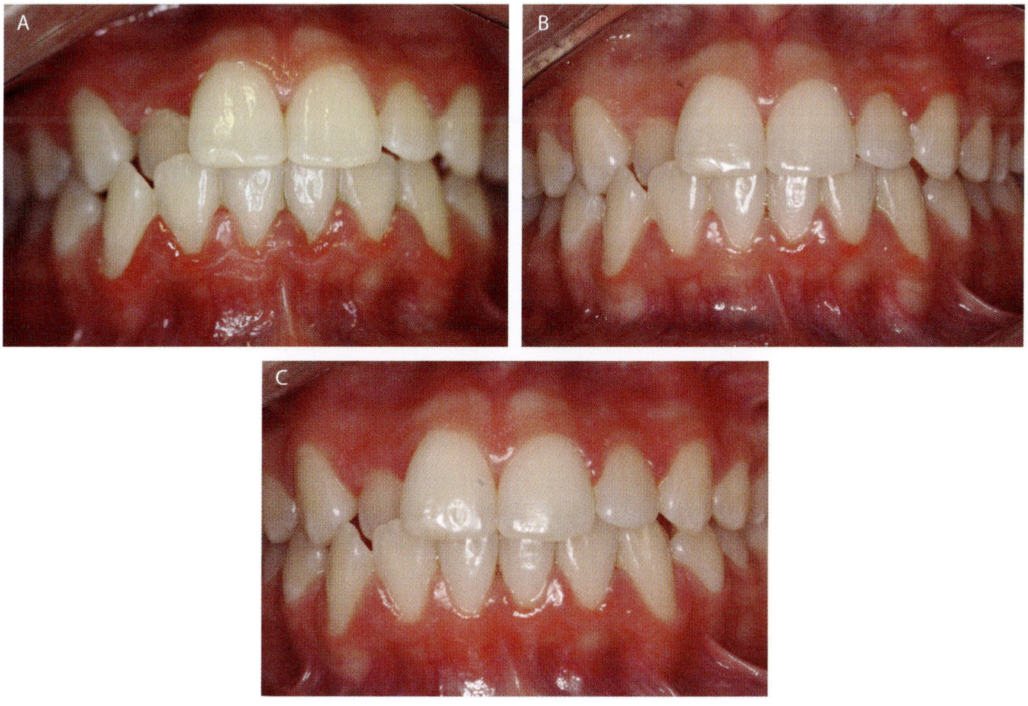

Figura 7 A: notar características típicas de inflamação como eritema e edema nas papilas dos incisivos inferiores. B: controle de 1 semana após raspagem. C: controle de 14 dias após raspagem. Notar a contração dos tecidos e mudança da coloração gengival para rosa pálido.

periodontal que são manutenção ou ganho de inserção clínica, redução da profundidade de sondagem e ausência de sangramento à sondagem, deve-se realizar o planejamento cirúrgico para aquele sítio. Geralmente essa condição ocorre em bolsas profundas em que a raspagem a campo fechado não é efetiva e há placa e cálculo remanescente nas porções mais apicais. Também ocorre em pacientes que possuem formas mais severas de doença periodontal (padrão incisivo-molar) ou doenças sistêmicas que modificam a resposta do hospedeiro ao tratamento.

Antes da indicação cirúrgica, deve-se realizar anamnese detalhada e avaliar condições sistêmicas que possam contraindicar o procedimento e hábitos que podem prejudicar a cicatrização, como o tabagismo. A cooperação do paciente quanto ao controle de placa é fundamental para um bom resultado cirúrgico.

Entre os objetivos da terapia cirúrgica estão: manter a dentição em estado de saúde, conforto e função; regenerar o periodonto com a formação de novo osso, ligamento periodontal e cemento; eliminar ou reduzir bolsas periodontais; modificar defeitos ósseos a fim de estabelecer arquitetura fisiológica e promover contornos de tecido mole compatíveis com controle de placa e estética.[41] As técnicas cirúrgicas estão divididas em cirurgias ressectivas, regenerativas e plásticas periodontais.

Cirurgias ressectivas são cirurgias de remoção de tecidos moles ou duros para eliminar bolsas e restabelecer a arquitetura óssea e/ou gengival ao redor dos dentes. Entre as técnicas estão gengivectomia, gengivoplastia, retalho de Widman modificado, osteotomia e osteoplastia. A cirurgia ressectiva óssea combina o uso de osteotomia e osteoplastia para restabelecer a morfologia óssea modificada pela doença, ou seja, arquitetura côncava regular onde o osso interproximal está coronal ao vestibular e lingual.[42] Essas cirurgias têm por objetivo eliminar a bolsa periodontal ou restabelecer as distâncias biológicas do periodonto a fim de propiciar condições adequadas para higiene e controle de placa pelo paciente. Em áreas estéticas, a eliminação de bolsas periodontais é indesejada, pois o resultado é o aumento da coroa aparente e espaços negros nas interproximais. Portanto, para essas áreas são indicadas cirurgias mais conservadoras com objetivo de redução das bolsas periodontais, como o retalho de Widman modificado, em que a posição original do retalho é mantida.

A Figura 8 exemplifica uma cirurgia ressectiva de tecido mole, a gengivoplastia. O tecido gengival inflamado está aumentado, formando bolsas gengivais no local (Figura 8A). Não há perda óssea. Esse tecido aumentado impede a correta higiene e a condução do tratamento ortodôntico. Após um mês da cirurgia, há a reconstituição das distâncias biológicas normais em nível mais apical compatível com saúde do periodonto, facilitando a manutenção da higiene pelo paciente (Figura 8D).

A Figura 9 mostra uma cirurgia ressectiva de tecidos duros, na qual foi realizada osteotomia para recuperação das distâncias biológicas invadidas por cárie. São necessários em média 3 mm de estrutura dental saudável para ocorrência das distâncias biológicas normais. Quando essa medida é reduzida por cárie ou fratura, os tecidos se mantêm inflamados (Figura 9A). Nessa cirurgia é necessário realizar osteotomia até que se obtenham 3 mm da crista óssea à margem do preparo. Assim, o preparo fica visível e possível de restauração adequada e as distâncias biológicas normais são recuperadas (Figura 9F e G).

Cirurgias regenerativas visam à completa restauração da estrutura e função do tecido

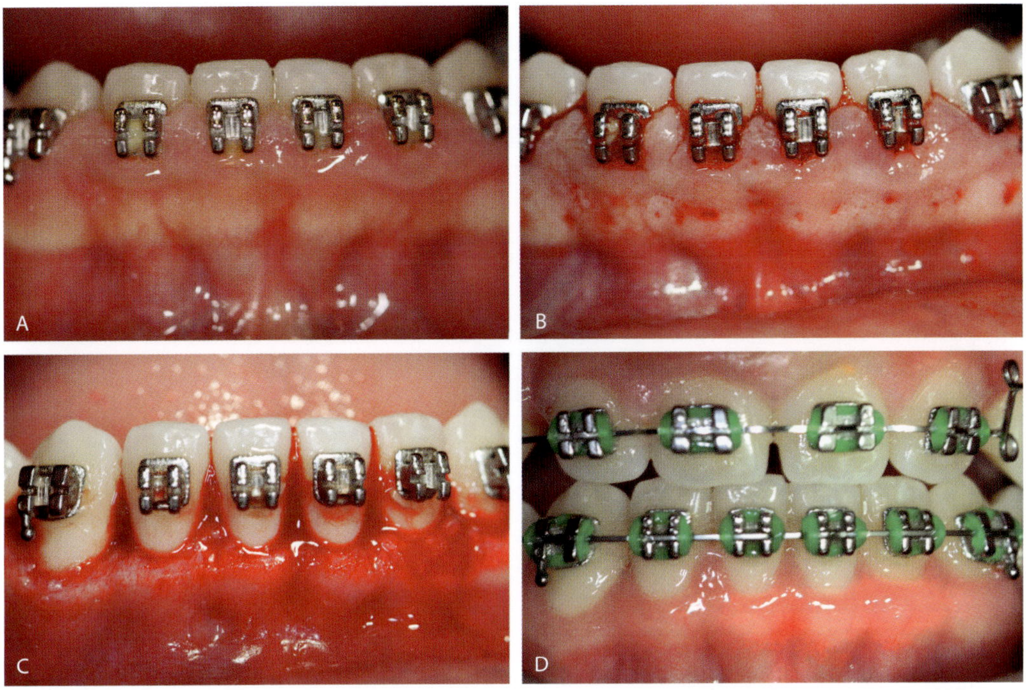

Figura 8 Cirurgia ressectiva de gengivoplastia. A: tecido gengival aumentado com bolsas gengivais. B: pontos sangrantes que marcam a profundidade das bolsas gengivais e servem de guia para a incisão. C: aspecto da incisão em bisel externo após a remoção do excesso de tecido gengival. Notar a devolução dos arcos côncavos regulares da gengiva. D: pós-operatório de 30 dias, com contorno gengival fisiológico compatível com saúde.

periodontal destruído pela doença, com a formação de novo osso, novo cemento e novo ligamento periodontal. O consenso da Academia Americana de Periodontia mostrou que a regeneração de defeitos infraósseos é possível e se mantém a longo prazo (períodos de mais de 10 anos).[43] O tratamento precoce dos defeitos e a combinação de materiais oferecem grande potencial para a regeneração periodontal.[43] Entre as técnicas regenerativas estão: a descontaminação radicular por ácido cítrico, tetraciclina ou EDTA (ácido etilenodiamino tetra-acético), enxertos ósseos autógenos, alógenos e xenógenos (osso bovino), membranas reabsorvíveis e não reabsorvíveis e mediadores biomiméticos como proteínas morfogenéticas ósseas, proteínas derivadas de esmalte e fator de crescimento derivado de plaquetas.[41] As cirurgias de regeneração tecidual guiada que combinam enxertos ósseos e membranas têm mostrado bastante potencial regenerativo. No Brasil, estão disponíveis no mercado o osso de origem bovina, membranas de colágeno, membranas não reabsorvíveis e alguns mediadores biomiméticos. A legislação não permite a comercialização de materiais alógenos como osso e proteínas recombinantes humanas. A Figura 10 mostra a cirurgia de regeneração tecidual guiada em um defeito infraósseo, com enxerto ósseo autógeno e membrana de colágeno. Nesse caso, objetiva-se conseguir um sulco raso pela formação de novo osso, cemento e ligamento periodontal no local.

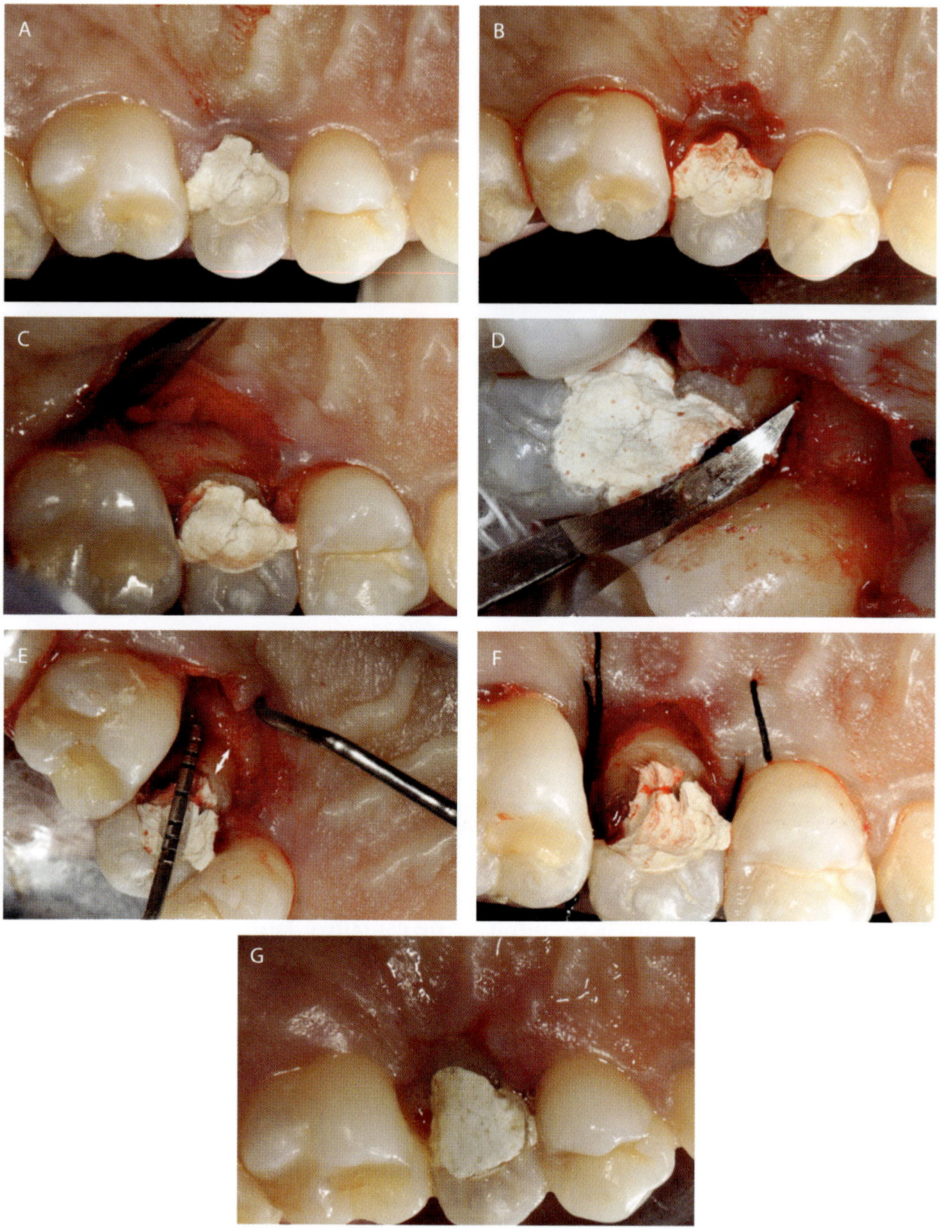

Figura 9 Cirurgia com osteotomia para recuperação de distâncias biológicas. A: mucosa com sinais de inflamação pela invasão das distâncias biológicas por cárie. B: incisão inicial removendo um colarinho de tecido. C: descolamento de retalho total, possibilitando visualizar distância insuficiente da borda do preparo à crista óssea. D: osteotomia com cinzel. E: conferência da medida com sonda milimetrada que deve ser realizada da crista óssea até a margem do preparo dentário (seta branca). F: sutura do retalho. Observar que o preparo agora se encontra supragengival. G: pós-operatório de 14 dias. Notar que as bordas do preparo se mantêm supragengivais, permitindo a restauração. Idealmente, deve-se aguardar de 4 a 6 meses para realizar a restauração definitiva, tempo necessário para a estabilização das distâncias biológicas.

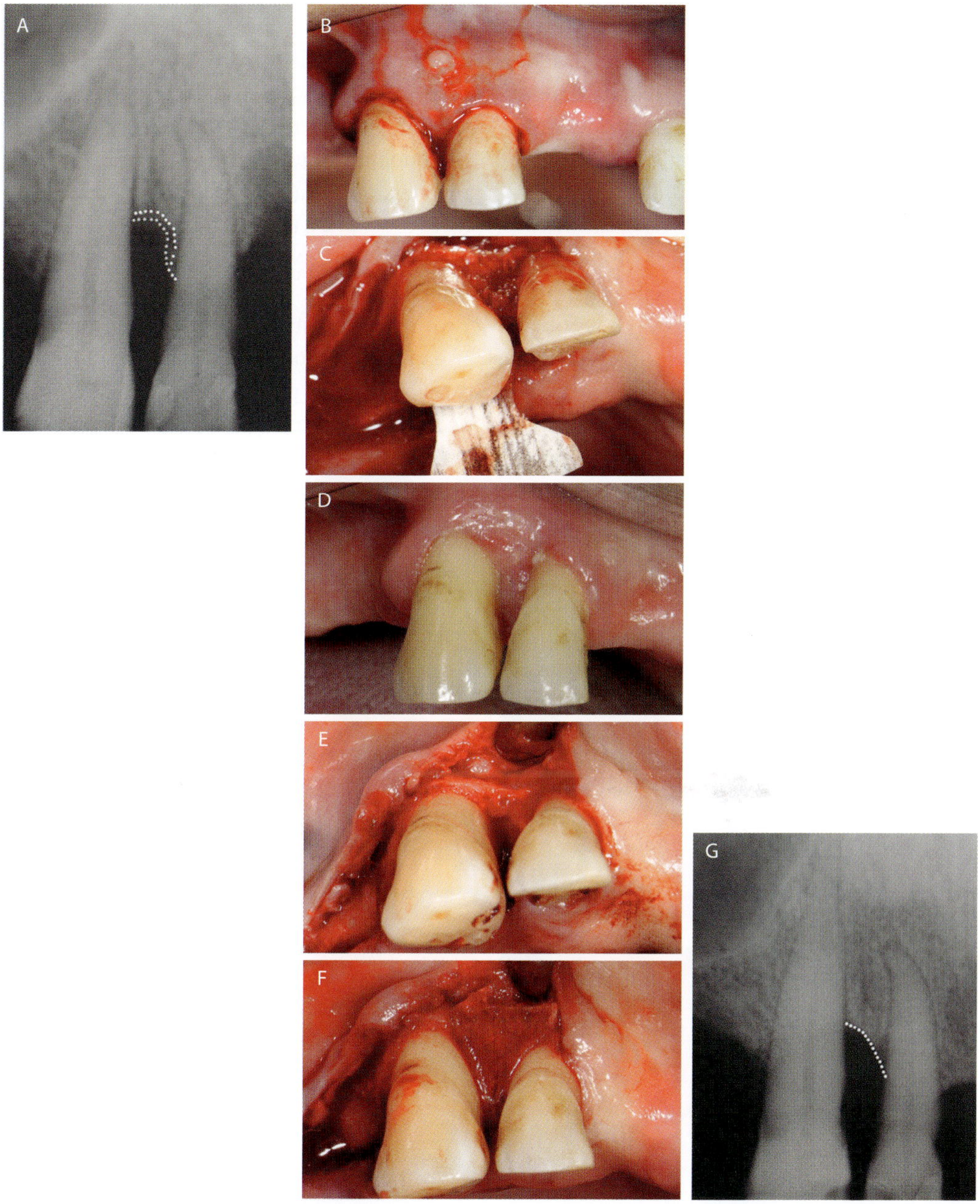

Figura 10 Regeneração tecidual guiada. Dentes pilares de uma prótese removível necessitavam ser preservados. A: defeito infraósseo no dente 13 (pontilhado). B: incisão intrassulcular para posterior descolamento de retalho total. C: observar o defeito ósseo na região mesiopalatina do dente 13. O tecido de granulação foi curetado e a raiz raspada. D: enxerto ósseo autógeno raspado com cinzéis do rebordo a distal do 13. E: membrana de colágeno bovino posicionada na interproximal. F: aspecto clínico após 7 meses da cirurgia. A área apresenta-se com sulco raso. G: aspecto radiográfico após 7 meses da cirurgia. Houve preenchimento ósseo no defeito (pontilhado). Comparar com a radiografia inicial.

Cirurgias plásticas periodontais e peri-implantares são procedimentos realizados para corrigir defeitos anatômicos, de desenvolvimento, traumáticos ou induzidos por doença na mucosa mastigatória (gengiva), mucosa de revestimento (alveolar) ou osso.[44] Objetivam modelar ou dar contornos aos tecidos gengivais ao redor de dentes e implantes a fim de atingir melhor estética e função. Entre as técnicas estão o recobrimento radicular com enxertos gengivais ou substitutos de tecidos moles, criação ou aumento da faixa de mucosa ceratinizada, aumento de espessura de rebordo, cirurgias de reconstrução de papila, entre outros. Entre os substitutos de tecidos moles estão a matriz alógena e matrizes xenógenas de colágeno porcino, somente estas últimas disponíveis em nosso mercado.

A Figura 11 mostra uma cirurgia plástica periodontal que teve por objetivo principal criar uma faixa adequada de mucosa ceratinizada no local e recobrir a raiz exposta (Figura 11A). Foi realizado um enxerto gengival livre removido do palato (Figura 11B e C). O pós-operatório de 4 meses mostra que houve a formação de uma faixa adequada de mucosa ceratinizada e recobrimento parcial da recessão (objetivo secundário da cirurgia). Com a manutenção de higienização adequada no local, é possível ocorrer o "*creeping attachment*", migração coronal da margem gengival, que ocorre lentamente

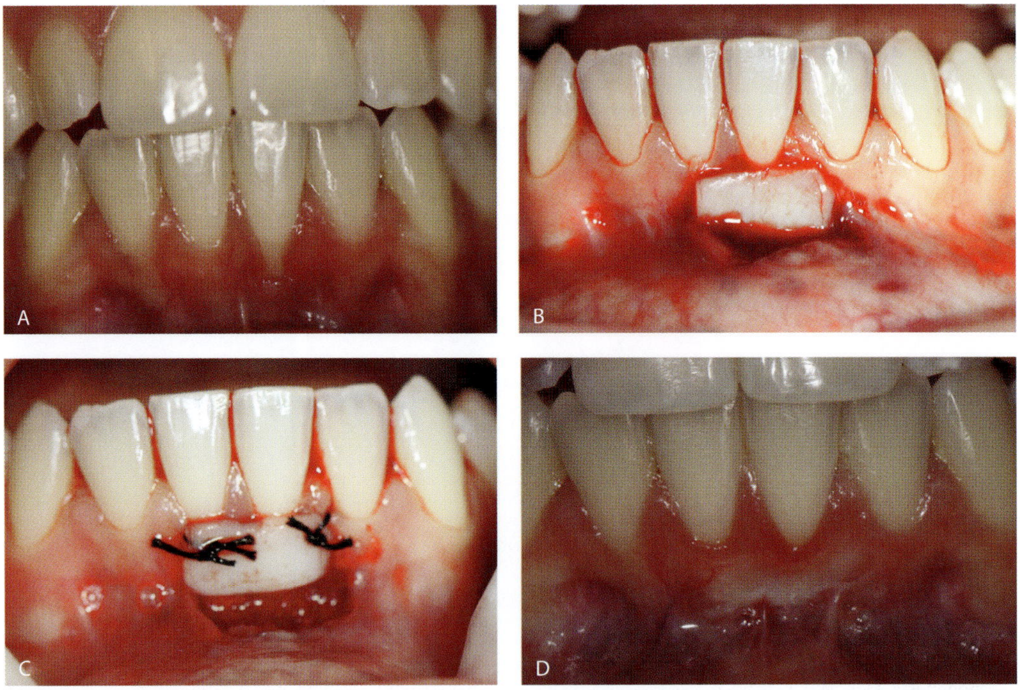

Figura 11 Cirurgia plástica periodontal de enxerto gengival livre. A: recessão gengival no incisivo central, mostrando completa ausência de mucosa ceratinizada na área e inflamação ao redor da recessão. A paciente não conseguia manter higiene perfeita nessa região. B: enxerto gengival livre (epitélio + conjuntivo) removido do palato e posicionado no leito receptor. C: estabilização do enxerto com suturas para posterior proteção com cimento cirúrgico. D: pós-operatório de 4 meses. Notar a faixa de mucosa ceratinizada que foi criada e o recobrimento parcial da recessão.

ao longo dos anos e que pode resultar em recobrimento total da recessão gengival.

Terapia cirúrgica × não cirúrgica no tratamento de bolsas periodontais

Trata-se de um tema controverso, uma vez que há diferentes filosofias ou correntes de pensamento em relação ao tratamento periodontal. Ambos promovem resultados positivos aos pacientes quando bem indicados. Evidências científicas (revisão sistemática com metanálise) apontam que sítios com 1-3 mm de profundidade de sondagem devem ser tratados por raspagem, resultando em ganho de inserção.[45] Bolsas de 4-6 mm devem ser tratadas cirurgicamente quando o objetivo é reduzir a profundidade de sondagem. Bolsas > 6 mm devem sempre ser tratadas por procedimentos cirúrgicos para redução da profundidade de sondagem e ganho de inserção.[45]

CONSIDERAÇÕES FINAIS

Em resumo, o tratamento periodontal consiste em terapias não cirúrgica e cirúrgicas. O objetivo é eliminar a inflamação e parar a progressão da doença. Com os procedimentos cirúrgicos é possível restaurar as distâncias biológicas normais do periodonto, mantendo sua saúde e homeostasia. Com as cirurgias regenerativas é possível obter a formação de novo osso, ligamento periodontal e cemento em áreas destruídas pela doença.

A raspagem e alisamento radicular promove mais benefícios em bolsas rasas e é utilizada como preparo inicial na maioria dos pacientes. O tratamento cirúrgico deve ser indicado em bolsas moderadas e profundas quando o objetivo é reduzir a profundidade de sondagem. Esse resultado pode ser obtido com cirurgias ressectivas ou regenerativas e depende de indicação correta da técnica. A eliminação de bolsas resulta em um sulco raso e saudável, permitindo a manutenção de saúde periodontal pelo próprio paciente. As cirurgias plásticas periodontais devolvem estética e função, restaurando o periodonto de proteção, e têm sido muito valorizadas no momento atual, principalmente na implantodontia.

REFERÊNCIAS

1. Menicanin D, Hynes K, Han J, Gronthos S, Bartold PM. Cementum and periodontal ligament regeneration. Adv Exp Med Biol. 2015;881:207-36.
2. Park CH. Biomaterial-based approaches for regeneration of periodontal ligament and cementum using 3D platforms. Int J Mol Sci. 2019;20(18):e4364.
3. Pispa J, Thesleff I. Mechanisms of ectodermal organogenesis. Dev Biol 2003;262(2):195-205.
4. Han J, Menicanin D, Gronthos S, Bartold PM. Stem cells, tissue engineering and periodontal regeneration. Aust Dent J. 2014;59(Suppl 1):117-30.
5. Katchburian E, Arana V. Histologia e embriologia oral: texto, atlas, correlações clínicas. 4. ed. Rio de Janeiro: Guanabara Koogan; 2017.
6. Chukkapalli SS, Lele TP. Periodontal cell mechanotransduction. Open Biol. 2018;8(9):e180053.
7. Liu J, Ruan J, Weir MD, Ren K, Schneider A, Wang P, et al. Periodontal bone-ligament-cementum regeneration via scaffolds and stem cells. Cells. 2019;8(6):e537.
8. Nanci A. Ten cate histologia oral: desenvolvimento, estrutura e função. 9.ed. Rio de Janeiro: Elsevier; 2019.
9. Magalhães AC, Oliveira RC, Buzalaf MAR. Bioquímica básica e bucal. Rio de Janeiro: Guanabara Koogan; 2017.
10. Nicolau J. Fundamentos de odontologia: fundamentos em bioquímica oral. Rio de Janeiro: Guanabara Koogan; 2008. p. 1-163.

11. Tokuhara CK, Santesso MR, Oliveira GSN, Ventura TMDS, Doyama JT, Zambuzzi WF, et al. Updating the role of matrix metalloproteinases in mineralized tissue and related diseases. J Appl Oral Sci. 2019;27:e20180596.
12. Foster BL. On the discovery of cementum. J Periodontal Res. 2017;52(4):666-85.
13. Urban IA, Monje A. guided bone regeneration in alveolar bone reconstruction. Oral Maxillofac Surg Clin North Am. 2019;31(2):331-8.
14. Garlet GP. Destructive and protective roles of cytokines in periodontitis: a re-appraisal from host defense and tissue destruction viewpoints. J Dent Res. 2010 Dec;89(12):1349-63.
15. Graves DT, Oates T, Garlet GP. Review of osteoimmunology and the host response in endodontic and periodontal lesions. J Oral Microbiol. 2011 Jan 17;3.
16. Hajishengallis G, Chavakis T, Lambris JD. Current understanding of periodontal disease pathogenesis and targets for host-modulation therapy. Periodontol. 2000. 2020 Oct;84(1):14-34.
17. Genco RJ, Sanz M. Clinical and public health implications of periodontal and systemic diseases: an overview. Periodontol. 2000. 2020 Jun;83(1):7-13.
18. Alvarez C, Monasterio G, Cavalla F, Córdova LA, Hernández M, Heymann D, et al. Osteoimmunology of oral and maxillofacial diseases: translational applications based on biological mechanisms. Front Immunol. 2019 Jul 18;10:1664.
19. Hannas AR, Pereira JC, Granjeiro JM, Tjäderhane L. The role of matrix metalloproteinases in the oral environment. Acta Odontol Scand. 2007 Feb;65(1):1-13.
20. Checchi V, Maravic T, Bellini P, Generali L, Consolo U, Breschi L, et al. The role of matrix metalloproteinases in periodontal disease. Int J Environ Res Public Health. 2020 Jul 8;17(14):4923.
21. Tsukasaki M. RANKL and osteoimmunology in periodontitis. J Bone Miner Metab. 2021 Jan;39(1):82-90. Epub 2020 Oct 17.
22. Takayanagi H. Inflammatory bone destruction and osteoimmunology. J Periodontal Res. 2005 Aug;40(4):287-93.
23. Cavalla F, Letra A, Silva RM, Garlet GP. Determinants of periodontal/periapical lesion stability and progression. J Dent Res. 2021 Jan;100(1):29-36. Epub 2020 Aug 31.
24. Francisconi CF, Vieira AE, Azevedo MCS, Tabanez AP, Fonseca AC, Trombone APF, et al. RANKL triggers treg-mediated immunoregulation in inflammatory osteolysis. J Dent Res. 2018 Jul;97(8):917-27. Epub 2018 Mar 2.
25. Shaddox LM, Morford LA, Nibali L. Periodontal health and disease: the contribution of genetics. Periodontol 2000. 2021 Feb;85(1):161-81. Epub 2020 Nov 23.
26. Teles F, Wang Y, Hajishengallis G, Hasturk H, Marchesan JT. Impact of systemic factors in shaping the periodontal microbiome. Periodontol 2000. 2021 Feb;85(1):126-60. Epub 2020 Nov 23.
27. Ji S, Choi Y. Microbial and Host factors that affect bacterial invasion of the gingiva. J Dent Res. 2020 Aug;99(9):1013-20. Epub 2020 May 11.
28. Loos BG, Van Dyke TE. The role of inflammation and genetics in periodontal disease. Periodontol 2000. 2020 Jun;83(1):26-39.
29. Gilthorpe MS, Zamzuri AT, et al. Unification of the "burst" and "linear" theories of periodontal disease progression: a multilevel manifestation of the same phenomenon. J Dent Res. 2003 Mar;82(3):200-5.
30. Manau C, Echeverria A, et al. Periodontal disease definition may determine the association between periodontitis and pregnancy outcomes. J Clin Periodontol. 2008 May;35(5):385-97.
31. Preshaw PM. Definitions of periodontal disease in research. J Clin Periodontol. 2009 Jan;36(1):1-2.
32. Palmer RM, Wilson RF, et al. Mechanisms of action of environmental factors: tobacco smoking. J Clin Periodontol. 2005;32(Suppl 6):180-95.
33. Ferreira SB Jr, Trombone AP, Repeke CE, Cardoso CR, Martins W Jr, Santos CF, et al. An interleukin-1beta (IL-1beta) single-nucleotide polymorphism at position 3954 and red complex periodontopathogens independently and additively modulate the levels of IL-1beta in diseased periodontal tissues. Infect Immun. 2008 Aug;76(8):3725-34.
34. Braosi AP, de Souza CM, Luczyszyn SM, Dirschnabel AJ, Claudino M, Olandoski M, et al. Analysis of IL1 gene polymorphisms and transcript levels in periodontal and chronic kidney disease. Cytokine. 2012 Oct;60(1):76-82. Epub 2012 Jul 13.
35. Polson AM, Caton J. Factors influencing periodontal repair and regeneration. J Periodontol. 1982;53(10):617-25.
36. Adriaens PA, Claeys GW, De Boever JA. Scanning electron microscopy of dentin caries: experimental in vitro studies with Streptococcus mutans. Scanning Microsc. 1987;1(2):671-80.
37. Caton JG, Armitage G, Berglundh T, Chapple ILC, Jepsen S, Kornman KS, et al. A new classification scheme for periodontal and peri-implant diseases and conditions: introduction and key changes from the 1999 classification. J Periodontol. 2018 Jun;89(Suppl 1):S1-S8.
38. Todescan JH, Carvalho JCM. Plano de Tratamento Periodontal. Rev. Ars Cvrandi Odont. 1977; 4(4):3-7.
39. Goldman HM, Cohen DW. Periodontal therapy. 6.ed. St. Louis: Mosby; 1980.
40. Waerhaug J. Healing of the dento-epithelial junction following subgingival plaque control. I. As

observed in human biopsy material. J Periodontol. 1978 Jan;49(1):1-8.

41. Rose LF, Mealey BL, Genco RJ, Cohen DW. Periodontics: medicine, surgery and implants. St. Louis: Mosby; 2004c.
42. Carnevale G, Kaldahl WB. Osseous resective surgery. Periodontol 2000. 2000;22:59-87.
43. Reynolds MA, Kao RT, Camargo PM, Caton JG, Clem DS, Fiorellini JP, et al. Periodontal regeneration: intrabony defects: a consensus report from the AAP Regeneration Workshop. J Periodontol. 2015;86(2 Suppl):S105-7.
44. Sanz M, Simion M; Working Group 3 of the European Workshop on Periodontology. Surgical techniques on periodontal plastic surgery and soft tissue regeneration: consensus report of Group 3 of the 10th European Workshop on Periodontology. J Clin Periodontol. 2014;41(Suppl 15):S92-7.
45. Heitz-Mayfield LJ, Trombelli L, Heitz F, Needleman I, Moles D. A systematic review of the effect of surgical debridement vs non-surgical debridement for the treatment of chronic periodontitis. J Clin Periodontol. 2002;29(Suppl 3):92-102; discussion 160-2.

CAPÍTULO 3

Saliva: impacto na saúde bucal e uso no diagnóstico de condições bucais e sistêmicas

Ana Carolina Magalhães
Marília Afonso Rabelo Buzalaf
Reyna Aguilar Quispe
Paulo Sérgio da Silva Santos

A saliva é um fluido produzido especialmente pelas glândulas salivares maiores e bilaterais (parótida, submandibular e sublingual, contribuem em aproximadamente 90% da saliva produzida) e pelas glândulas salivares menores submucosas (palatais, labiais, linguais, 10% de contribuição), que também recebe componentes oriundos da descamação da mucosa, de microrganismos presentes na cavidade bucal e do fluido gengival. Esse fluido, ao banhar todas as estruturas bucais, mantém tecidos moles e duros em condições de saúde. Dessa forma, este capítulo abordará os aspectos bioquímicos da secreção e composição salivar, as alterações salivares encontradas em pacientes com comprometimento sistêmico e o uso desse fluido como método de diagnóstico de doenças bucais e sistêmicas.

MECANISMOS DE SECREÇÃO SALIVAR

As glândulas salivares são compostas por dois tipos principais de células: os ácinos, que formam a saliva; e as células dos ductos (intercalado, estriado e excretor) que modificam e transportam a saliva para a boca. Detalhes anatômicos e histológicos das glândulas não estão dentro do escopo deste capítulo e, portanto, não serão abordados.

A saliva é produzida pelas glândulas salivares independentemente da presença de estímulo, porém o estímulo aumenta em pelo menos 2-3 vezes seu volume. Entre os estímulos temos os de ordem química, guiados pelos sabores dos alimentos ingeridos (presença de ácidos, sal, açúcar) que atuam sobre quimiorreceptores encontrados nos botões gustativos da língua. O olfato contribui, porém seu efeito é menor que a gustação no estímulo salivar.[1] O estímulo de ordem mecânica ocorre pela mastigação dos alimentos por meio da atuação de mecanorreceptores integrantes do ligamento periodontal. O impulso aferente é então direcionado ao núcleo solitário da medula via fibras parassimpáticas do nervo facial e do glossofaríngeo, e fibras simpáticas que seguem os vasos sanguíneos, no caso do estímulo gustativo. No caso do estímulo mecânico, é o nervo trigêmeo que envia a informação até o núcleo solitário da medula.[2,3]

Os nervos parassimpáticos e simpáticos estão em contato com muitos tipos de células nas glândulas salivares, incluindo células acinares, ductais e mioepiteliais e vasos sanguíneos.[4] Ao contrário do resto do corpo, as duas partes do sistema autonômico trabalham juntas, em vez de serem antagonistas, nas glândulas salivares. A estimulação parassimpática produz saliva mais aquosa (água e eletrólitos), com alto fluxo e baixa concentração proteica; já a estimulação simpática produz saliva com baixo fluxo, altamente viscosa e rica em proteínas.[5]

As fibras eferentes, que retornam a mensagem do sistema nervoso central para as glândulas submandibular e sublingual, são originadas do nervo facial (ramo corda do tímpano) e do nervo lingual; já aquelas direcionadas às glândulas parótidas são oriundas do nervo glossofaríngeo (ramo timpânico) e auriculotemporal. Esses nervos liberam neurotransmissores nas superfícies dos ácinos e ductos, como acetilcolina, norepinefrina e peptídeos (substância P e polipeptídeo intestinal vasoativo).

A acetilcolina, neurotransmissor parassimpático, liga-se ao receptor muscarínico da membrana dos ácinos, regulando a secreção do fluido; já a norepinefrina, neurotransmissor simpático, regula a secreção de macromoléculas pela ligação a receptores adrenérgicos. A ligação a esses receptores causa a ativação da proteína G pela substituição de GDP por GTP. A ativação da subunidade alfa da proteína G ativa a enzima-alvo encontrada na membrana, sendo esta a fosfolipase C, para estimulação parassimpática, e a adenilato-ciclase, para a simpática (Figura 1). Além da ação das

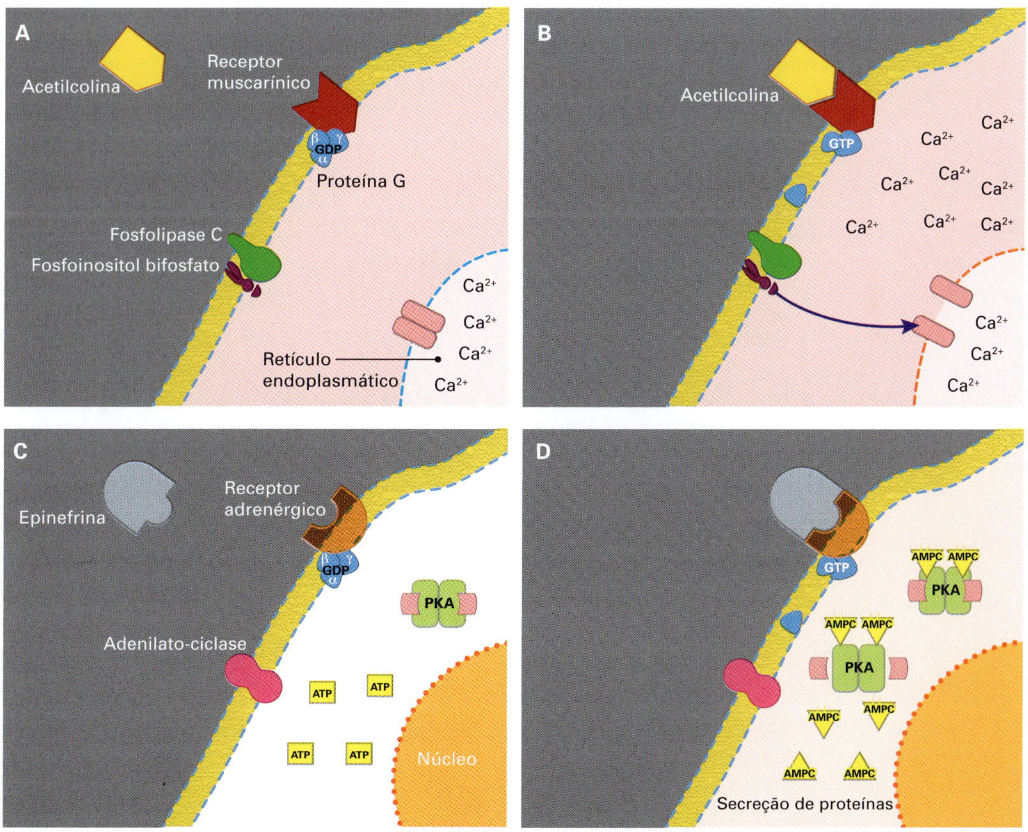

Figura 1 Mecanismo de ação dos neurotransmissores sobre as celulares acinares. A e B: mecanismo parassimpático (acetilcolina). C e D: mecanismo simpático (epinefrina).

inervações simpática e parassimpática sobre os ácinos e ductos, esses nervos também controlam o fluxo sanguíneo, que é o maior fator na regulação do fluxo salivar.

No estímulo parassimpático, a fosfolipase C induz a quebra de um lipídio de membrana, liberando inositol-3-fosfato, que vai de encontro à membrana do retículo endoplasmático, ligando-se a um canal iônico que possibilita a saída de cálcio para o espaço citoplasmático. O sinal de cálcio pode ser ainda amplificado pela entrada de cálcio extracelular (Figura 1A e B). O aumento do cálcio no citoplasma causa uma alteração de polaridade celular, permitindo a abertura de canais iônicos e a ativação de bombas que induzem a passagem de eletrólitos e água dos vasos sanguíneos pelas células e entre as células acinares até o lúmen (espaço em que a saliva é produzida).

O transporte é mediado por diferentes sistemas: bombas Na^+/K^+ ATPase; cotransporte $Na^+/K^+/Cl^-$; secreção de bicarbonato dirigida por bomba de Na^+/H^+; secreção de Cl^- dirigida por bombas paralelas Na^+/H^+ e Cl^-/HCO_3^-; canais de Cl^- e K^+ regulados por Ca^{2+}; fluxo osmótico de água; bombas K^+/H^+; e transporte paralelo de Na^+ e água. A saliva inicialmente produzida no lúmen é rica em Na^+ e Cl^-, tendo isotonicidade semelhante ao plasma. O canal de Cl^- se abre para que este íon seja liberado no lúmen acinar. O Na^+ segue o movimento do Cl^- para a luz acinar por uma via paracelular (passando entre células). O acúmulo de sal no lúmen leva ao movimento da água por osmose, provavelmente por rotas paracelulares e transcelulares (aquaporinas)[4] (primeira modificação) (Figura 2).

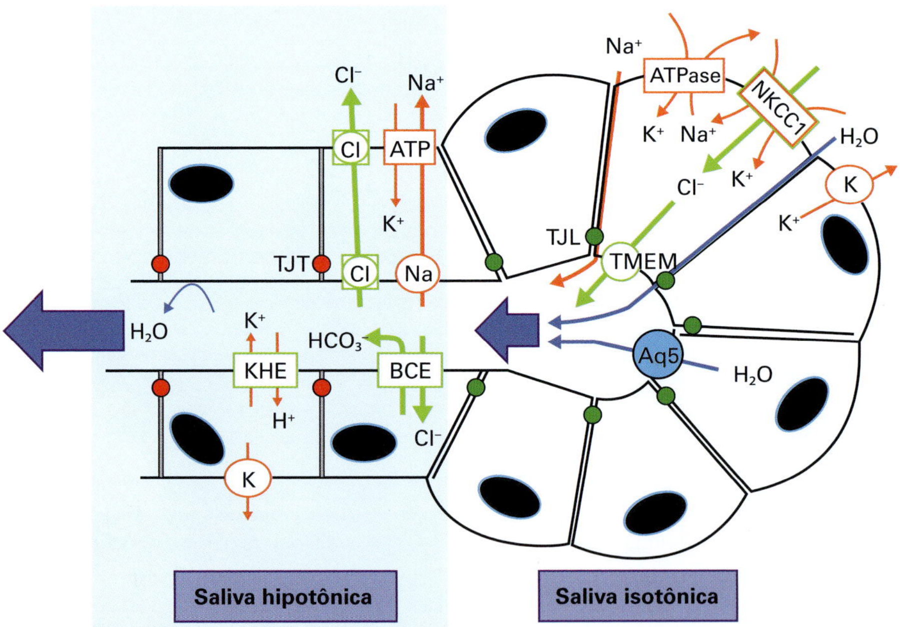

Figura 2 Produção da saliva no lúmen e sua modificação no ducto estriado, permitindo a liberação de saliva hipotônica em relação ao plasma.

Aq: aquaporina; BCE: cotransporte HCO_3^-/Cl^-; KHE: cotransporte K^+/H^+; NKCC1: cotransporte Na^+–K^+–Cl^-; TJL: junção intercelular; TMEM: canal iônico.

Quando a saliva passa pelo ducto estriado, torna-se hipotônica, uma vez que o ducto reabsorve os eletrólitos da saliva primária (Na^+ e Cl^-), assim como secreta outros íons (K^+ e HCO_3^-). No entanto, o ducto não é permeável à água (Figura 2). A saliva hipotônica (segunda modificação) é importante, porque facilita a diferenciação entre sabores (paladar) pelos botões gustativos.

Quando o fluxo salivar é lento (fluxo salivar não estimulado – FSNE), os ductos conseguem modificar a saliva substancialmente. Já quando o fluxo é rápido (fluxo salivar estimulado – FSE), o ducto tem pouco tempo para modificar a saliva, sendo esta liberada com composição semelhante à da saliva secretada no lúmen, isto é, menos hipotônica. Não se sabe a interferência do FSE no paladar em comparação ao FSNE.

No caso da estimulação simpática, a adenilato ciclase converte o ATP em AMPc (segundo mensageiro), que se liga a uma região reguladora da proteinoquinase A (PKA), ativando-a (Figura 1C e D). A PKA fosforila proteínas celulares ligadas direta ou indiretamente com expressão gênica e síntese proteica. Dessa forma, há o estímulo para a transcrição de genes para proteínas salivares, modificação pós-tradução, maturação, translocação de vesículas secretórias à membrana e exocitose das proteínas salivares, que serão descritas na sequência. Algumas proteínas são ainda produzidas por células que se localizam ao redor dos ácinos e devem passar por eles através de um transportador, como é o caso da imunoglobulina A (IgA).

COMPOSIÇÃO E FLUXO SALIVAR

A saliva é composta por 99% de água e 1% restante de minerais, eletrólitos (sódio, cloro, potássio bicarbonato, tiocianato, cálcio, fosfato entre outros) e conteúdo orgânico (em sua maioria, peptídeos e proteínas). A composição da saliva varia conforme a glândula, sendo fortemente influenciada pelo ritmo circadiano, assim como pelo fluxo (se estimulado ou não). O fluxo salivar tende a ser baixo no período da manhã, aumentando ao chegar no período da tarde e se reduzindo próximo a zero durante o sono no período noturno.

A taxa de FSNE, mantida sob baixo nível de estimulação autonômica, varia normalmente entre 0,3-0,6 mL/min, sendo oriunda em 25% da parótida, 60% da submandibular, 7-8% da sublingual e 7-8% das glândulas menores.[2,3] O reflexo salivar é profundamente influenciado pelos nervos centrais de outros núcleos no cérebro, auxiliando o núcleo salivar da medula. Essa atividade neural central parece contribuir para a taxa de repouso da secreção salivar não estimulada.[4] Durante o sono, os estímulos dos centros nervosos superiores são reduzidos e, portanto, o fluxo salivar pode chegar a valores menores de 0,1 mL/min, porém essa é uma condição fisiológica. Somente quando o FSNE é menor que 0,1 mL/min, durante a vigília, pode-se considerar o indivíduo com hipossalivação. Essa condição clínica, assim como outras alterações salivares, serão abordadas posteriormente neste capítulo. A viscosidade da saliva não estimulada é 2-3 vezes maior que a saliva estimulada.[5,6] O grau de hidratação afeta o FSNE, já que, quanto menor o volume de água corporal, menor o fluxo. A postura corporal, as condições de iluminação e o fumo também têm influência.[7]

Já a saliva estimulada tem fluxo (FSE) de 1-2 mL/min, sendo constituída em 50% pela saliva oriunda da parótida, 35% da submandibular, 7-8% da sublingual e 7-8% das glândulas menores.[2,3] A saliva estimulada é produzida em aproximadamente 1 hora por dia. Portanto, o FSNE é mais importante que o FSE, porém o FSE tem papel na limpeza da cavidade bucal durante as refeições. Em função da localização das glândulas e do fluxo salivar, sítios da boca não são expostos à saliva de modo similar para o processo de limpeza.

A mensuração do fluxo salivar é indicada quando há sinais e sintomas associados. A coleta deve ser feita de 1-2 horas após a refeição, em ambiente tranquilo e refrigerado, no qual o paciente coletará a saliva por tempo determinado (5-10 minutos), sob estímulo ou não da mastigação, em recipiente volumétrico ou pesado antes e após a coleta (converte-se peso em volume considerando a densidade salivar de 1 g/mL).

Vários fatores podem influenciar não só o fluxo, mas também a composição salivar, como o tipo de glândula, a natureza de estímulo (gustativo e mastigatório) e sua duração.[6,8] O tipo de glândula tem influência na composição salivar: a parótida, por exemplo, contribui para a maior parte da amilase secretada e também com as proteínas ricas em prolina; já substâncias provenientes do sangue e a mucina são encontradas principalmente nas glândulas menores. As glândulas menores têm secreção altamente viscosa e com baixa capacidade tampão em comparação às glândulas maiores, especialmente à parótida. A única exceção à regra é a glândula menor localizada na língua, também conhecida como glândula de *Von Ebner*, que produz uma saliva mais fluida, rica em lipase e lipocalina, importantes para a manutenção das papilas gustativas.[1]

O tipo de fluxo também determina a composição, sendo que, com o aumento do fluxo, há aumento nas concentrações de proteínas, sódio, cloro e bicarbonato, bem como diminuição de magnésio e fosfato. Dessa forma, o pH salivar varia entre 6,5-7,4, sendo mais alto em secreções estimuladas, por apresentarem maior concentração de bicarbonato. A duração do estímulo também é importante. A concentração de bicarbonato aumenta com o aumento na duração do estímulo; já a concentração de cloro diminui com o aumento da duração do estímulo (Figura 3). A natureza do estímulo tem efeito na composição salivar. Um exemplo dessa influência é o uso do sal como estímulo químico, que induz à maior liberação de proteínas em comparação

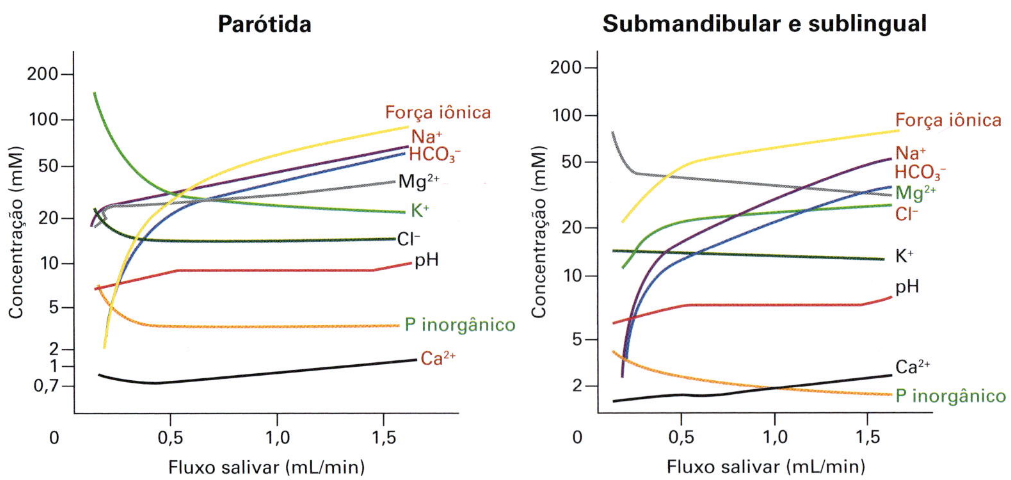

Figura 3 Variações na força iônica em função do tipo de glândula e do fluxo salivar.

aos outros estímulos químicos. O estímulo ácido, por sua vez, leva à produção de saliva mais alcalina. Esse efeito é especialmente evidente na parótida. As glândulas submandibular e sublingual são menos responsivas a mudanças na dieta e contribuem mais para a taxa de fluxo salivar em repouso.[1] De acordo com o ritmo circadiano, a concentração de sódio e cloro tem pico no início da manhã, a concentração de potássio no meio da tarde e a concentração de proteína aumenta no final da tarde.

A atividade física altera a composição salivar com o aumento nos níveis de amilase e eletrólitos (principalmente o sódio). Algumas enfermidades, como pancreatite, diabetes, insuficiência renal, anorexia, bulimia e doença celíaca, estão associadas ao aumento do nível de amilase salivar. Outras condições, como obesidade, paralisia cerebral e síndrome de Down também parecem estar associadas às alterações na composição da saliva.[9,10] Alterações emocionais (estresse) e deficiências nutricionais podem influenciar a composição salivar, como o aumento da concentração de amilase e cortisol na saliva de indivíduos sob estresse.[11] Sob estresse, os estímulos centrais são reduzidos afetando a produção de saliva.[1]

CONSTITUINTES ORGÂNICOS E INORGÂNICOS E AS RESPECTIVAS FUNÇÕES

A saliva apresenta várias moléculas orgânicas como proteínas (incluindo hormônios, enzimas, proteínas de defesa, digestivas entre outras), glicose, lipídios, vitaminas e produtos nitrogenados (p. ex., ureia e amônia). A maioria das proteínas da saliva é produzida pelas glândulas salivares, mas há grandes diferenças entre as glândulas quanto às proteínas que elas sintetizam.

Com o avanço na análise molecular, em especial na proteômica, já foram detectadas mais de 3 mil proteínas na saliva incluindo aquelas típicas da saliva e muitas outras que estão na corrente sanguínea e conseguem atravessar entre ou pelas células acinares,[12,13] sendo as principais típicas da saliva descritas a seguir.

a) **Mucinas:** representam 20-30% das proteínas salivares, sendo produzidas pelas glândulas submandibular, sublingual e menores. São classificadas como glicoproteínas, apresentando grande heterogeneidade no padrão de glicosilação. Têm função antimicrobiana, pela apreensão de bactérias presentes na saliva e sua consequente deglutição, assim como na inibição da adesão de algumas espécies à mucosa. Ainda fazem parte da película adquirida, uma camada orgânica que precipita sobre a superfície dentária. Por fim, têm importante papel na lubrificação e manutenção da viscoelasticidade da saliva, auxiliando em funções como mastigação, fala e deglutição.
b) **Proteínas ricas em prolina (PRP):** fazem parte de 25-30% das proteínas salivares, podem ser ácidas ou básicas, sendo encontradas na película adquirida, na qual têm um importante papel modulando a adesão seletiva de algumas espécies microbianas. Inibem a precipitação de fosfato de cálcio no biofilme em pH neutro, evitando a formação de cálculo dentário. Em pH mais baixo, participam na disponibilização de cálcio, o que auxilia no controle da perda mineral dentária (desmineralização).
c) **Estaterina:** fosfoproteína encontrada na película adquirida e que, assim como a PRP, promove adesão seletiva de algumas espécies microbianas à película adquirida.

Inibe a precipitação de fosfato de cálcio em pH neutro e a consequente formação de cálculo dentário. Também tem propriedade de lubrificação dos dentes.

d) **Lactoferrina:** é uma glicoproteína que apresenta alta afinidade por ferro. Por promover a deprivação desse metal a certas espécies microbianas, pode ter efeito bactericida, porém seu efeito antimicrobiano é controverso. Também tem efeito antioxidante, diminuindo a formação de radicais livres que podem ser danosos à mucosa.

e) **Cistatina:** fosfoproteína rica em cisteína que inibe a proteólise (cisteína proteinase) induzida por bactérias e leucócitos (efeito anti-inflamatório). Também tem ação antimicrobiana e afeta a precipitação de fosfato de cálcio no biofilme em pH neutro. Estudos recentes têm ressaltado seu papel na proteção contra a erosão dentária, como descrito no Capítulo 6.

f) **Histatina:** pertence a uma família de peptídeos ricos em histidina, encontrada na película adquirida. Tem ação anti-inflamatória, por inibir atividade proteolítica, e também atividade antimicrobiana contra espécies como *C. albicans* e *S. mutans*. Alguns autores sugerem que certos tipos de histatina podem ter efeito na migração de células epiteliais e no favorecimento do reparo tecidual.

g) **Lisozima:** proteína produzida pelas glândulas salivares e também encontrada no fluido gengival. Tem função antimicrobiana por degradar a camada peptidoglicana das bactérias Gram-positivas, ativando autolisinas, porém as bactérias se protegem do efeito dessa proteína por produzirem polissacarídeos extracelulares.

h) **Peroxidase:** proteína produzida pelas glândulas salivares e também encontrada no fluido gengival. Pode receber nomes distintos dependendo das células que a produzem (sialoperoxidase quando é de origem salivar e mieloperoxidase, quando produzida a partir de leucócitos). Essa enzima catalisa a reação entre peróxido de hidrogênio e o tiocianato, produzindo hipotiocianato ($OSCN^-$) e água. Dessa forma, tem efeito antioxidante e antimicrobiano pela produção de $OSCN^-$.

i) **Imunoglobulinas:** compõem 5-15% das proteínas salivares, sendo a IgA a principal produzida pelas células plasmáticas presentes ao redor dos ácinos. Para chegar até o lúmen, a IgA precisa de transportador no ácino e ducto. As IgM e IgG estão presentes no fluido gengival, por isso podem ser detectadas na saliva. Têm como função inibir a adesão e colonização bacteriana sobre os tecidos bucais, porém o efeito é mais forte sobre bactérias transitórias.

j) **Calicreínas:** são serina-proteases secretadas no ducto estriado, responsáveis pela quebra de proteínas ou porções delas, ativando hormônios e fatores de crescimento.

k) **Catelicidina e defensinas:** peptídeos catiônicos não glicosilados com efeito antimicrobiano.

l) **Fatores de crescimento:** de forma geral, essas moléculas participam de processos que envolvem desenvolvimento, crescimento e regeneração tecidual.

m) **Amilase:** compõe 40-50% das proteínas salivares, sendo produzida especialmente pela parótida. Tem função digestiva por degradar o amido em oligossacarídeos como maltotriose, dextrina e maltose. Ainda está presente na película adquirida modulando a adesão de microrganismos, e tem sido usada como biomarcador para o estresse.

n) **Lipase:** enzima produzida pelas glândulas menores da língua (*Von Ebner*) que degrada lipídios.

Entre as proteínas citadas, algumas fazem parte da película adquirida, que é definida como uma camada orgânica, composta especialmente por proteínas, que se forma sobre a superfície dentária, protegendo-a contra desafios químicos e mecânicos e modulando a adesão de microrganismos e a consequente formação do biofilme dentário.

A formação da película adquirida ocorre em duas etapas. Na primeira etapa (30 minutos iniciais), as proteínas que têm alta afinidade por hidroxiapatita fazem aderência à superfície dentária por interações eletrostáticas como as PRP, estaterina, histatina, entre outras. Essa camada inicial (basal) é muito elétron densa. As camadas posteriores possuem uma estrutura bem mais frouxa, sendo compostas por proteínas globulares, que se unem às proteínas precursoras. Algumas proteínas precisam sofrer ação enzimática e ser degradadas a peptídeos para interagir com outras. O entendimento da composição da película em diferentes sítios dentários é de grande valia na elaboração de estratégias de modificação da película visando à proteção dos dentes contra a erosão dentária, como descrito no Capítulo 6, e outras doenças relacionadas à colonização microbiana da película, como a cárie dentária.[14-17]

Encontramos ainda na saliva aminoácidos, lipídios, carboidratos e compostos nitrogenados como ureia, sialina e creatinina. A ureia pode ser quebrada pela urease bacteriana, formando amônia e CO_2, aumentando o pH salivar, sendo comumente encontrada na saliva de pacientes renais.[18]

Além dos componentes orgânicos, precisamos destacar componentes inorgânicos que desempenham funções importantes na saliva, como a capacidade tamponante. Um sistema tampão é classicamente definido como ácido fraco e sua base conjugada, que, em determinado valor de pH (no caso da saliva, pH em torno de 7) correspondente ao seu valor de pKa, apresenta alta capacidade de reagir com ácidos e bases, minimizando mudanças bruscas de pH, devido à presença de 50% do ácido não dissociado e 50% dissociado (representado pela base conjugada). Em resumo, o sistema tampão consegue resistir a mudanças bruscas de pH, o que é imprescindível para proteção de tecidos duros e mucosa. O principal sistema tampão salivar é proporcionado pela ação do ácido carbônico/bicarbonato, cuja concentração é mais alta quando a saliva é estimulada (FSNE 5 mmol/L e FSE 60 mmol/L). O sistema bicarbonato é produzido a partir da ação da anidrase carbônica presente na saliva, que catalisa a conversão de dióxido de carbono e água em ácido carbônico (H_2CO_3), o qual por sua vez se dissocia parcialmente em H^+ e bicarbonato (HCO_3^-). Outros componentes podem exercer capacidade tamponante, mas de forma mais modesta comparada à ação do bicarbonato, como as proteínas e o ácido fosfórico/fosfato.

As proteínas apresentam-se em baixa concentração na saliva (equivalente a 1/3 do plasma), por isso têm pouco efeito tampão, sendo mais importantes na formação da película adquirida. O fosfato também é encontrado em baixa concentração na saliva, além disso seu valor de pKa é menor que o valor do pH da saliva, tendo também pouco efeito tampão.

A capacidade tampão possibilita que a saliva reaja diante da presença de ácidos microbianos e ácidos oriundos dos alimentos e/ou do suco gástrico (quando o paciente tem refluxo gastresofágico, p. ex.), minimizando o impacto do H^+ sobre as estruturas dentárias e possibilitando proteção contra o desenvolvimento de lesões cariosas e erosivas, respectivamente.

Para a manutenção das estruturas dentárias, a saliva colabora com a presença de cálcio e fosfato, que são precursores da hidroxiapatita, mineral presente nos tecidos dentários. A concentração de cálcio salivar varia entre 1-3 mmol/L (em média 5,8 mg/100 mL), podendo estar livre, ligado a proteínas (PRP, estaterina, histatina) ou ao fosfato, citrato ou bicarbonato. A supersaturação é alcançada pela presença de proteínas que interagem com cálcio, principalmente a estaterina. As principais glândulas que secretam cálcio são a submandibular e sublingual, sendo a concentração influenciada pelo ritmo circadiano. Além de ser precursor da hidroxiapatita, o cálcio ainda é cofator para algumas enzimas como a amilase.

A concentração de fosfato (3-8 mmol/L, 16,8 mg/100 mL) na saliva é maior que a de cálcio, sendo encontrado na forma iônica (H_3PO_4, $H_2PO_4^-$, HPO_4^{2-}, PO_4^{3-}), complexado ao cálcio ou aderido a proteínas. Uma pequena porcentagem do fosfato está na forma de pirofosfato, que tem importante papel na inibição da precipitação desordenada de fosfato de cálcio no biofilme em pH neutro, reduzindo a formação de cálculo dentário. O fosfato é secretado especialmente pela parótida, sem sofrer influência do ritmo circadiano. Além de ter um papel na manutenção da hidroxiapatita dentária, serve como nutriente para algumas bactérias, que precisam de componentes salivares como o fosfato e glicoproteínas para sobrevivência.

O cálculo dentário, oriundo da precipitação desordenada de fosfato de cálcio em biofilme com pH neutro, é uma ocorrência comum em alguns grupos dentários, especialmente naqueles próximos às saídas dos ductos das glândulas salivares. A composição salivar tem significativa influência na formação do cálculo supragengival nas regiões vestibulares dos molares superiores e lingual dos incisivos inferiores. Para a formação do cálculo dentário, o biofilme em geral deve apresentar alta atividade proteolítica, pH mais elevado e alta concentração de cálcio e fosfato e menores quantidades de pirofosfato e proteínas reguladoras da precipitação de fosfato de cálcio (PRP, estaterina e histatina). As bactérias servem como nucleadoras para a precipitação de fosfato de cálcio, tornando o biofilme endurecido e de difícil remoção, só sendo possível removê-lo a partir de procedimentos de raspagem.

Por fim, a água, que corresponde a 99% da composição salivar, além de determinar o fluxo salivar já abordado neste capítulo, tem efeito de lavagem, limpeza, solubilização de substâncias e lubrificação dos tecidos. Segundo o modelo Dawes, quando se ingere alguma substância, a saliva é estimulada até que se acumule o volume máximo para a deglutição. O restante da substância permanece na saliva residual até que se acumule novamente o volume máximo para deglutição. Dessa maneira, o processo continua até que toda a substância seja deglutida. Portanto, o fluxo salivar é importante para determinar o tempo de limpeza das substâncias ingeridas. Ainda a limpeza pela saliva varia conforme o tipo de substância (consistência do alimento e concentração de açúcar) e os sítios bucais. Fluxo salivar e capacidade tampão têm uma relação direta entre si e com a consequente manutenção do pH salivar tão importante para proteção dos tecidos moles e duros da cavidade bucal.[7]

As funções dos componentes salivares estão demonstradas na Figura 4.

ALTERAÇÕES SALIVARES: DIAGNÓSTICO, FATORES CAUSAIS E TRATAMENTO

A população, em geral, apresenta alterações na saliva relacionadas à categoria de hipossalivação com prevalência de 14-35%, sendo que os casos são crescentes principalmente nos países desenvolvidos. A população adulta

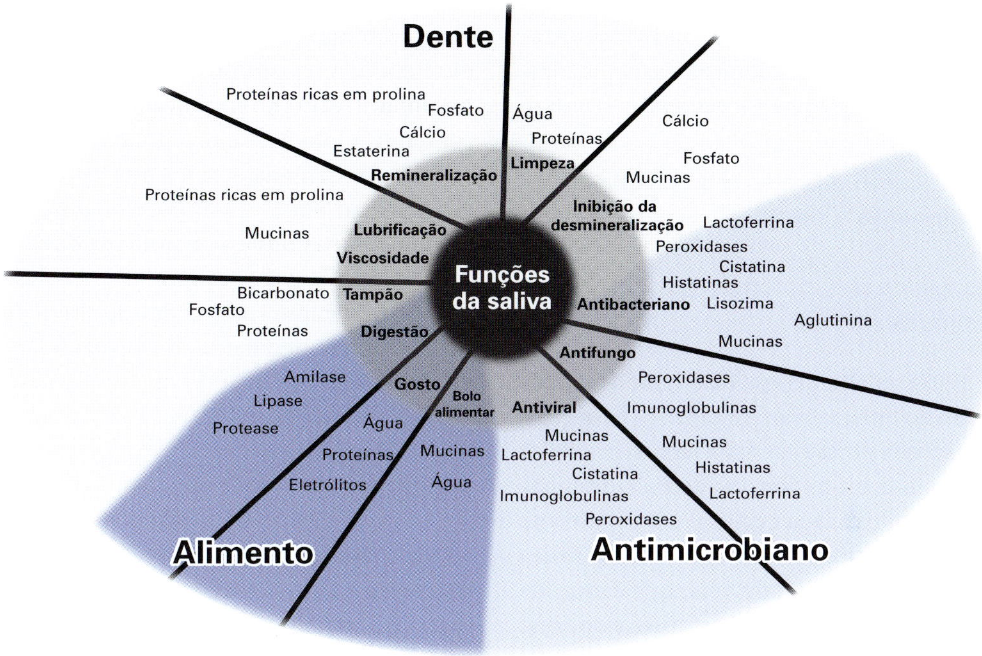

Figura 4 Visão geral das principais propriedades salivares e os componentes que contribuem para cada uma delas.

é a mais afetada, com maior frequência ainda entre população idosa e menor frequência em adolescentes e crianças.[19] A prevalência de alterações salivares relacionadas à hipersalivação varia de acordo com a condição sistêmica associada, chegando a 50% dos indivíduos com doenças neuropsicomotoras.[20] Para estabelecer o tipo e a gravidade da alteração salivar, é necessária a avaliação criteriosa e detalhada dos fatores etiológicos que podem alterar a saliva tanto em quantidade quanto em qualidade.

Entre os fatores etiológicos que comprometem as funções das glândulas salivares, encontramos condições sistêmicas que podem trazer alterações na saliva, por exemplo, a síndrome de Sjögren.[21] Fatores locais, como a radiação em região de cabeça e pescoço para o tratamento de neoplasias, podem gerar alterações irreversíveis das glândulas salivares com redução do fluxo salivar entre 63-93% dos pacientes.[22]

As alterações salivares induzem a uma grande variedade de manifestações orais que, por sua vez, podem trazer consequências de ordem geral como a perda de apetite, desnutrição, prejuízo na comunicação interpessoal e interação social, inclusive depressão.[21,23]

Para estabelecer um tratamento para os indivíduos que apresentam alterações salivares, precisam ser avaliados aspectos como consistência, aparência e quantidade salivar. Da mesma maneira, por meio da anamnese, ouvir detalhadamente a série de sintomas relatados pelo paciente. Tudo isso, em conjunto com a história médica e medicamentos utilizados, determinará o diagnóstico e a gravidade da alteração salivar, que como consequência guiará o tratamento e o prognóstico. Portanto, é imprescindível realizar anamnese, avaliações clínicas e exames complementares, quando necessário.

Classificação das alterações clínicas relacionadas à saliva

Hipersalivação, sialorreia ou pseudossialorreia

Entre as alterações relacionadas ao aumento do fluxo salivar, encontra-se a hipersalivação, que pode estar associada a condições sistêmicas como as doenças neurológicas, por exemplo, a paralisia cerebral ou a síndrome de Down. Existe também uma condição denominada pseudossialorreia, que é ação de babar, onde a quantidade de saliva é normal, porém, devido à disfagia ou à impossibilidade neuromotora de engolir a saliva, pode-se ter a falsa impressão de excesso de produção de saliva. A hipersialorreia ou pseudossialorreia pode trazer como consequência grave a desidratação, assim como a umidificação de tecidos peribucais, induzindo à inflamação e ao aumento do risco de infecções secundárias oportunistas, principalmente a candidíase oral.[20]

Xerostomia, secura bucal e hipossalivação

As alterações salivares que estão relacionadas à sensação ou diminuição real do fluxo salivar são aquelas estudadas amplamente pela literatura e que se apresentam com maior frequência na clínica do dia a dia. É importante ressaltar que existem diferenças entre essas condições, as quais podem estar isoladas ou associadas entre si. A xerostomia é a percepção subjetiva de falta de saliva que pode ou não estar associada a sinais clínicos (é um sintoma); a secura bucal é o sinal clínico em que as mucosas da boca estão ressecadas, porém ainda não confirma objetivamente a diminuição do fluxo salivar; a hipossalivação é a redução objetiva e quantitativa do fluxo salivar, confirmada através de um teste de fluxo salivar como a sialometria, por meio do qual é mensurada a quantidade da saliva produzida em dado tempo.[21,24,25] A classificação e as caraterísticas dessas alterações salivares estão detalhadas de forma didática no Quadro 1.

Métodos de diagnóstico das alterações salivares

Os métodos de diagnóstico para avaliação de alterações da saliva, de acordo com o Quadro 1, podem ser divididos em métodos subjetivos e métodos objetivos.

Métodos subjetivos

Entre os métodos de diagnóstico subjetivos estão as perguntas realizadas diretamente pelo profissional de saúde para o paciente durante a anamnese. As perguntas devem abordar a dificuldade de engolir, mastigar e falar. Em usuários de próteses dentárias removíveis, perguntas sobre a dificuldade de adaptação e/ou retenção das próteses são chave para começar a identificar não somente a existência da possível alteração na saliva, mas também como isso está repercutindo nas atividades diárias do paciente. O uso de questionários específicos criados com a finalidade de direcionar melhor a identificação de sintomas é aconselhável.[25]

Métodos objetivos

Os métodos objetivos de avaliação de problemas associados a alterações do fluxo salivar

Quadro 1 Manifestações bucais das alterações salivares, sinais e sintomas

Alteração salivar	Sintomas	Sinais clínicos nas mucosas da boca	Sinais clínicos da saliva	Quantidade da saliva
Xerostomia	Relato de sensação de boca seca	Não apresenta	Normal	Normal
Secura bucal	▪ Relato de sensação de boca seca ▪ Relato de disgeusia ▪ Relato de halitose ▪ Relato de ardência bucal ▪ Relato de disfagia	▪ Fissuras na comissura labial ▪ Descamação labial ▪ Eritema em lábios, mucosas e língua ▪ Mucosas pouco ou totalmente desidratadas, opacas ▪ Sintomática ▪ Língua despapilada ▪ Sinais clínicos de inflamação nos tecidos moles ▪ Acúmulo de biofilme dentário mesmo com boa higiene oral, em fundo de sulco, região posterior da língua, palato duro e mole (a quantidade pode variar de acordo com a higiene do paciente)	▪ Espumosa ▪ Viscosa ▪ Ausente	Aparente diminuição de saliva ao exame clínico, ausência do lago salivar em assoalho bucal, luva e instrumental ficam aderidos à mucosa bucal durante o exame clínico, mucosas brilhantes e por vezes eritematosas É importante realizar o teste de fluxo salivar estimulado para confirmar se há algum comprometimento de função das glândulas salivares maiores
Hipossalivação	▪ Relato de sensação de boca seca (pode não estar presente) ▪ Relato de disgeusia ▪ Relato de halitose ▪ Relato de ardência bucal ▪ Relato de disfagia	▪ Fissuras na comissura labial ▪ Descamação labial ▪ Eritema em lábios ▪ Mucosas pouco ou totalmente desidratadas ▪ Sintomática ▪ Língua despapilada ▪ Sinais clínicos de inflamação nos tecidos moles ▪ Acúmulo de biofilme dentário mesmo com boa higiene oral (a quantidade pode variar de acordo com a higiene do paciente)	▪ Espumosa ▪ Viscosa ▪ Ausente	Quantidade da saliva está diminuída, comprovada através de teste de medição objetiva de fluxo salivar

começam no momento do exame físico, quando observamos se lábios e mucosas internas estão secos ou umedecidos, se a superfície é brilhante ou opaca e se existe alguma infecção secundária oportunista, por exemplo, a candidíase oral. A avaliação das glândulas salivares maiores (parótidas, submandibulares e sublinguais) por meio da palpação e ordenha deve ser minuciosa para verificar a função e produção salivar. Para verificar se realmente existe ou não uma alteração do fluxo salivar, é preditivo realizar o teste de fluxo salivar. Os detalhes de como se realiza o teste de fluxo salivar,[26] assim como sua intepretação,[27] estão descritos no Quadro 2.

Porém, nem sempre as causas das alterações salivares são identificadas somente pela anamnese, exame físico ou teste de fluxo salivar. Muitas vezes são necessários outros exames complementares para assim avaliar a morfologia das glândulas salivares. Entre os métodos objetivos complementares para a avaliar a morfologia das glândulas salivares encontra-se a biópsia de glândulas salivares menores, realizada geralmente em região de lábio inferior, por exemplo, em casos de suspeita de síndrome de Sjögren, usada como parte dos critérios de diagnóstico dessa síndrome. Quando existe hipossalivação que não tem ligação com nenhuma doença de base, ou outros fatores externos relacionados, pode-se suspeitar de alguma alteração anatômica das glândulas salivares. Nesses casos, é de grande utilidade solicitar uma sialografia ou cintilografia.[25]

Fatores etiológicos

As alterações na saliva de acordo com o tempo de duração podem ser temporais ou permanentes. Isso depende diretamente dos fatores etiológicos, os quais podem ser locais ou sistêmicos. Dentro dos fatores etiológicos sistêmicos, deve-se pesquisar doenças de base, como doenças sistêmicas e a presença de síndromes. Doenças mentais como ansiedade e depressão também estão fortemente associadas a alterações salivares frequentemente relatadas pelos pacientes.[28] Entre os fatores etiológicos locais existem alguns medicamentos que têm como efeitos colaterais alterações na saliva, assim como a radioterapia em indivíduos com câncer de cabeça e pescoço que tem efeitos colaterais sobre as glândulas salivares.[29] Da mesma maneira, alguns estilos de vida, como o fumo e etilismo, entre outros, podem estar associados a alterações salivares. Os fatores etiológicos mais comuns estão expostos no Quadro 3.[30]

A seguir serão abordados os fatores etiológicos sistêmicos e locais mais comuns envolvidos nas alterações salivares.

Síndrome de Sjögren

A síndrome de Sjögren é a doença autoimune mais relacionada com xerostomia, secura bucal ou hipossalivação. Nessa doença, as glândulas salivares são infiltradas por uma combinação de macrófagos, mastócitos, linfócitos T e B e plasmócitos. Os plasmócitos produzem auto anticorpos anti-Ro e anti-La, e estes atuam sobre receptores muscarínicos 3, levando à atrofia das glândulas salivares.[30]

Os indivíduos com doenças autoimunes como lúpus eritematoso sistêmico e artrite reumatoide têm com frequência a síndrome de Sjögren secundária e, consequentemente, também podem apresentar xerostomia, secura bucal ou hipossalivação.[30]

Diabetes melito

Os indivíduos com diabetes melito, tanto do tipo 1 quanto do tipo 2, têm significativa incidência de alteração do fluxo salivar. Acredita-se que isso ocorra pela destruição

Quadro 2 Resumo do passo a passo da sialometria e sua interpretação

Tipo de teste salivar	Materiais utilizados	Processo	Interpretação da sialometria	
			Classificação	Parâmetro
Sialometria não estimulada	Frasco de boca larga, seringa hipodérmica e cronômetro	1. O paciente deve sentar-se de forma relaxada 2. O paciente é orientado a deglutir ou descartar a saliva já presente na boca 3. O paciente deixa a saliva presente na boca escoar pelo frasco de forma espontânea, sem forçar a salivação. A etapa tem duração de 5 minutos cronometrados 4. Com uma seringa hipodérmica descartável, coleta-se toda a saliva do frasco 5. O volume obtido é dividido por 5 minutos (mL/min)	Normal Baixo Muito baixo	0,2 mL/min 0,1-0,19 mL/min < 0,1 mL/min
Sialometria estimulada	Hiperboloide para mastigação, frasco de boca larga, seringa hipodérmica e cronômetro	1. O paciente deve sentar-se de forma relaxada 2. O paciente é orientado a deglutir ou descartar a saliva já presente na boca 3. Início da mastigação do hiperboloide (Halicare®), com a fita de segurança mantida fora da boca para evitar possíveis acidentes de deglutição durante 5 minutos 4. O paciente cospe a saliva presente na boca no frasco. A etapa tem duração de 5 minutos cronometrados 5. Remove-se o hiperboloide da boca, sem que haja a deglutição da saliva 6. Com uma seringa hipodérmica descartável, coleta-se toda a saliva do frasco 7. O volume obtido é dividido por 5 minutos (mL/min)	Normal Baixo Muito baixo	> 1 mL/min 0,70-0,99 mL/min < 0,7 mL/min

Quadro 3 Fatores etiológicos das disfunções das glândulas salivares

Sistêmicos	Endocrinológicas	Autoimunes	Infecciosas	Granulomatosas	Outras causas
Sistêmicos	Diabetes melito	Síndrome de Sjögren	HIV+	Tuberculose	Doença do enxerto contra hospedeiro crônica após TCTH
	Doença de Graves	Artrite reumatoide	Hepatite C	Sarcoidose	Doença renal crônica em estágio final
	Tireoidite autoimune	Lúpus eritematoso sistêmico	HTLV-1		Hemocromatose
		Esclerodermia			Amiloidose
		Colangite biliar primária			Doença de Parkinson
					Displasia ectodérmica
Locais	Radioterapia em região de cabeça e pescoço				
	Medicamentos				
Hábitos/estilo de vida	Tabaco				
	Álcool				
	Consumo de bebida alcoólica com cafeína				
	Desidratação				
	Respirador bucal				

HIV +: vírus da imunodeficiência; HTLV-1: vírus T linfotrópico humano tipo 1; TCTH: transplante de células-tronco hematopoiéticas.

do parênquima das glândulas salivares associada a alterações da microcirculação e desidratação, quando há comprometimento renal associado, devido ao desequilíbrio do controle glicêmico.[24]

Indivíduos submetidos à terapia antineoplásica para câncer de cabeça e pescoço (radioterapia e/ou quimioterapia)

Em indivíduos submetidos à radioterapia para o tratamento do câncer na região de cabeça e pescoço, as glândulas salivares maiores e menores são frequentemente expostas aos feixes de radiação ionizante, podendo desencadear fibrose irreversível. Geralmente os tecidos irradiados têm redução de 70% na produção salivar, podendo chegar a 95% ao final das sessões de radioterapia. Essa condição é temporária ou permanente, dependendo do local de irradiação, tipo de radioterapia e quantidade total da dose de radiação. Geralmente a hipofunção das glândulas salivares é permanente quando a dose de radiação ultrapassa 4.000 cGY, o que é comum para os tumores na região de cabeça e pescoço. A quimioterapia também induz a atrofia de glândulas salivares, geralmente temporária, mas pode ter efeitos tardios, agravando a toxicidade e podendo piorar a mucosite oral.[29]

Uso medicamentoso

Além da relação entre as doenças sistêmicas e o comprometimento funcional e sintomático das glândulas salivares, há outros fatores importantes no desencadeamento de xerostomia, secura bucal ou hipossalivação, como os medicamentos, que merecem ser sempre levados em consideração no diagnóstico das disfunções glandulares. Em uma revisão sistemática foram encontrados 56 medicamentos com forte evidência de interferência sobre a função das glândulas salivares, 55 medicamentos com moderado nível de evidência e 48 medicamentos com fraca evidência.[30,31] Dentre os grupos de medicamentos existentes, os mais relacionados com alterações das glândulas salivares são abordados no Quadro 4.[30]

Outros fatores etiológicos relevantes

Por fim, existem hábitos e condições adquiridas que podem levar à xerostomia, secura bucal ou hipossalivação, comprometendo a qualidade de vida dos indivíduos. Entre eles se encontram as seguintes condições: tabagismo, etilismo, consumo de bebidas à base de cafeína, desidratação, sono profundo associado ao ronco, respiração bucal e infecções de vias aéreas superiores.[30,31]

Quadro 4 Grupo de medicamentos mais relacionados com a interferência na função das glândulas salivares

Agentes anticolinérgicos	Antiparkinsonianos
Antidepressivos	Antipsicóticos
Anti-histamínicos	Anti-hipertensivos
Medicamentos sedativos	Medicamentos anti-HIV
Medicamentos citotóxicos	Medicamentos antineoplásicos
Opioides	

Consequências das alterações salivares e tratamento

As consequências e achados bucais mais significativos relacionados à secura bucal e à hipossalivação, os quais comprometem significativamente a qualidade de vida, são: ardência bucal, halitose, desidratação da mucosa jugal, glossite, lábios desidratados e ressecados, candidíase oral e lesões cariosas.[23,30] Entre essas condições clínicas, a halitose é uma das condições que merecem destaque.

A halitose (popularmente conhecida como a doença do mau hálito) associada ao comprometimento das glândulas salivares pode ocorrer por impacto adverso sobre o equilíbrio da microbiota bucal. A redução do fluxo salivar leva inevitavelmente à redução da atividade antimicrobiana salivar, aumentando a quantidade de microrganismos, especialmente de bactérias Gram-negativas mais envolvidas na etiologia da halitose. Adicionalmente, não é incomum indivíduos comprometidos sistemicamente perderem a capacidade para a realização da higiene bucal, potencializando ainda mais o acúmulo de bactérias Gram-negativas em dorso lingual (saburra bucal) e nas superfícies dentárias (biofilme dentário), as quais produzem compostos sulfurados voláteis, principalmente sulfidreto e metilmercaptana, envolvidos na ocorrência de halitose.[32]

Em indivíduos com diagnóstico de câncer em região de cabeça e pescoço que recebem radioterapia como um dos tratamentos antineoplásicos, as glândulas salivares maiores e menores são acometidas de forma cumulativa e permanente. Além da sensação de boca seca e da redução do fluxo salivar, um dos efeitos considerados graves para esses indivíduos é a associação da redução ou falta de saliva com o efeito direto da radioterapia sobre as estruturas dentárias (esmalte e dentina). Essas condições associadas levam ao desenvolvimento da cárie de radiação, que tem característica de cárie rampante, principalmente na região cervical dos dentes, de progressão relativamente rápida e pouco associada à dor por atresia da câmara pulpar. Essa condição é considerada grave porque, além de comprometer esteticamente os indivíduos, interfere na função de mastigação e aumenta a chance de evolução para doenças endodônticas com lesão de periápice. Para esse grupo de pacientes irradiados, as lesões de periápice apresentam alto risco de induzir outra condição grave, a osteorradionecrose, que é extremamente mutilante. A prevenção da cárie de radiação com orientação e supervisão de higiene bucal, uso de substitutos salivares e fluoretos torna-se fundamental para promover saúde bucal a esses pacientes.[29,32]

Para estabelecimento do tratamento das alterações salivares é fundamental a realização do diagnóstico correto, seja ele a sintomatologia (xerostomia), a alteração clínica (secura bucal) ou o comprometimento da função das glândulas salivares realizados pelos testes de fluxo ou exames de imagem (hipossalivação). A variedade de opções terapêuticas está diretamente relacionada ao diagnóstico. Portanto, o conhecimento das possibilidades terapêuticas permitirá ao clínico estabelecer a melhor conduta para a melhorar a qualidade de vida dos pacientes (Figura 5).

Os tratamentos tópicos para xerostomia, secura bucal e hipossalivação têm poucos efeitos adversos e, portanto, são seguros. O uso de hidratantes é recomendado quando a sintomatologia (xerostomia) está presente, podendo estar ou não associada à secura bucal e à hipossalivação.[33] Quanto à prescrição de estimulantes salivares, estes são indicados quando há xerostomia e secura bucal, e a resposta aos testes de fluxo salivar

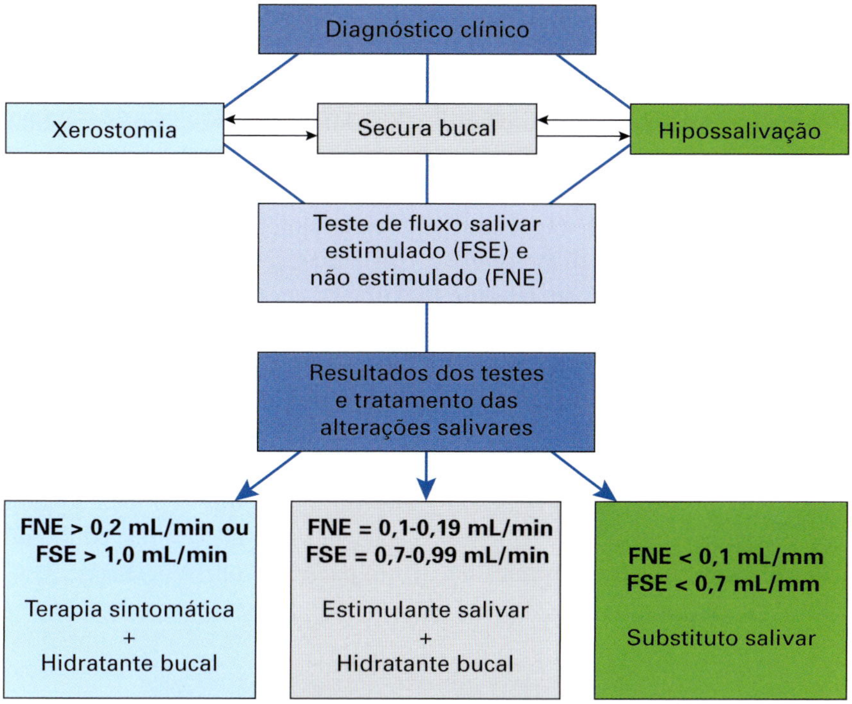

Figura 5 Fluxograma de cuidados e tratamento das alterações da saliva.

mostra que a função das glândulas salivares está diminuída, mas ainda ativa. Isso ocorre principalmente quando o teste do fluxo salivar não estimulado é baixo e o estimulado é normal ou pouco abaixo da normalidade.[33,34] Os estimulantes podem ser naturais (pérolas de gengibre, limão, alimentos ácidos etc.) ou medicamentosos em gotas.

O substituto salivar é um produto composto por substâncias que reproduzem as proteínas (em especial enzimas) presentes na saliva dos indivíduos (lisozima, lactoferrina e lactoperoxidase), sendo prescrito adequadamente quando há o diagnóstico de hipossalivação pelos testes de fluxo salivar não estimulado e estimulado, estando associado ou não à sintomatologia (xerostomia) e ao sinal clínico de secura bucal. Os produtos hidratantes e substitutos salivares têm apresentação em líquido para bochechos, em gel para aplicação nas mucosas da boca e em *spray* para que o paciente use em qualquer ambiente.[33-35]

No tratamento sistêmico da hipossalivação, dois agonistas muscarínicos (pilocarpina e cevimeline) podem ser utilizados como estimulantes, pois atuam de forma similar à acetilcolina sobre os receptores M1 e M3 presentes nas glândulas salivares, levando ao aumento da função secretora e sendo uma opção a ser associada ao uso das terapias tópicas.[36]

SALIVA COMO FERRAMENTA DE DIAGNÓSTICO

Tanto em pesquisa quanto na prática clínica, a identificação e a quantificação de biomarcadores presentes nos fluidos biológicos são de grande utilidade para a avaliação de alterações patológicas, da suscetibilidade genética e das respostas do organismo a drogas ou a fatores ambientais.[37] A saliva reflete as alterações fisiopatológicas do organismo, sendo considerada um importante fluido biológico para a detecção de moléculas que podem servir como biomarcadores para várias doenças bucais, como cárie e doença periodontal, e sistêmicas, como câncer, doenças infecciosas, endócrinas, autoimunes, vasculares, metabólicas, neurológicas e desordens psiquiátricas,[38] bem como para o monitoramento de uso de drogas lícitas e ilícitas e consumo de álcool[13,39,40] (Figura 6). Uma vez que a composição proteica da película adquirida reflete a da saliva, também está alterada na presença de certas desordens, como a doença do refluxo gastroesofágico.[41]

O uso da saliva como ferramenta de diagnóstico para detecção de biomarcadores tem algumas vantagens em comparação a outros fluidos biológicos. A saliva tem cerca de 3 mil proteínas, sendo que cerca de 50% delas são também encontradas no sangue.[42,43] Uma das principais vantagens da utilização da saliva é sua coleta, que é simples, não invasiva e indolor. Em comparação ao sangue e à urina, o procedimento de coleta de saliva requer menos manipulação e causa um desconforto mínimo, o que facilita a colaboração do paciente, seja ele criança, adulto ou mesmo um paciente com deficiência.

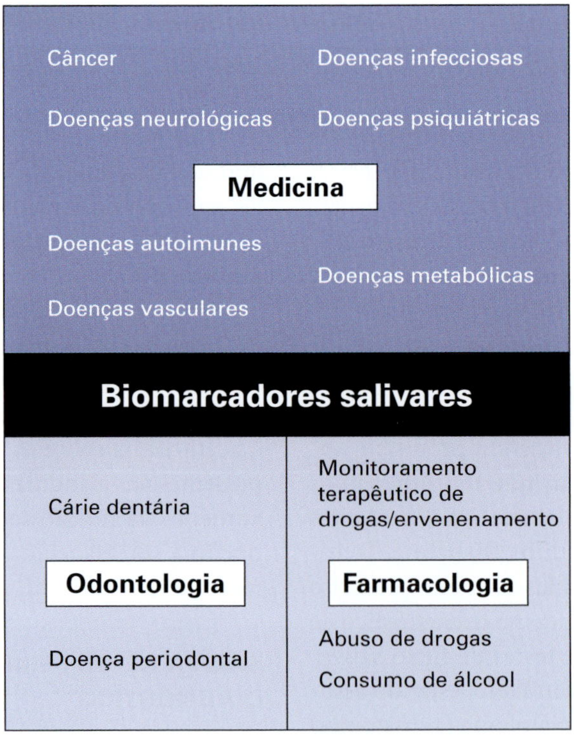

Figura 6 Principais áreas em que a saliva é empregada como ferramenta de diagnóstico.

Fonte: modificada de Kaczor-Urbanowicz et al.[44]

Em geral, a saliva total é mais utilizada para a análise de biomarcadores que a saliva de glândulas individuais, sendo que os métodos de coleta mais comuns da saliva total são por "cuspida", sucção ou drenagem, que devem ser feitos sempre em recipientes refrigerados. A saliva total pode ser coletada em repouso (não estimulada) ou por estímulos mastigatórios, gustativos ou farmacológicos. Deve-se ter cuidado ao coletar saliva estimulada, pois o estímulo prolongado do fluxo salivar pode levar à glicosilação incompleta das glicoproteínas. Outro desafio diz respeito à conservação da amostra, uma vez que as proteínas salivares são mais suscetíveis à degradação que as séricas.[37]

Várias tecnologias permitem a identificação de biomarcadores na saliva, como espectrometria de massas, *Western blot*, *microarray*, reação em cadeia de polimerase em tempo real (RT-PCR), espectroscopia de ressonância magnética, sensores de nanoescala, radioimunoensaio, ELISA (*enzyme-linked immunosorbent assay*), dentre outras. A partir de 2008 surgiu o termo *SALIVAOMICS*, referindo-se ao emprego de técnicas ÔMICAS, como proteômica, metabolômica, microbiômica e transcriptômica, para a análise de biomarcadores salivares. Uma vez que essas técnicas são bastante robustas, a partir de então, houve um grande avanço, permitindo que vários biomarcadores salivares fossem validados. Apesar disso, os marcadores salivares ainda não são empregados na realidade clínica, pois é necessário o desenvolvimento de dispositivos de coleta e processamento rápidos e precisos que possam servir como uma ferramenta de diagnóstico não invasiva no consultório, facilitando as decisões clínicas e a predição dos resultados pós-tratamento, dentro do conceito da "medicina individualizada".[44]

CONSIDERAÇÕES FINAIS

A saliva tem um importante papel na manutenção da saúde bucal, além de estar sendo recentemente usada como veículo para a detecção de biomarcadores envolvidos na relação saúde-doença (geral e bucal). As alterações salivares mais comuns são aquelas relacionadas à hipossalivação, que são de origem multifatorial e podem afetar diferentes faixas etárias, especialmente os adultos e idosos. O diagnóstico criterioso e detalhado deve ser o guia principal para determinar qual o melhor tratamento de acordo com cada caso, sendo necessário na maioria das vezes uma atuação multidisciplinar (médico e cirurgião-dentista). É importante destacar que as alterações salivares podem ter um impacto negativo na qualidade de vida, em ordem decrescente de comprometimento a hipossalivação, a secura bucal e, por fim, a xerostomia. Esses aspectos sempre devem ser levados em consideração no momento da avaliação, do diagnóstico e na decisão de tratamento.

REFERÊNCIAS

1. Carpenter GH. The secretion, components, and properties of saliva. Annu Rev Food Sci Technol. 2013;4:267-76.
2. Avery JK. Histology of saliva, pellicle, plaque and calculus. In: Avery JK. Oral development and histology. 3.ed. New York: Thieme Stuttgart; 2002. p. 331-40.
3. Nanci A. Ten Cate's oral histology: development, structure, and function. Mosby Elsevier; 2007.
4. Proctor GB. The physiology of salivary secretion. Periodontol 2000. 2016 Feb;70(1):11-25.
5. Edgar M, Dawes C, O'Mullane D. Saliva and oral health. 3.ed. BDJ Books; 2004.

6. Dodds MWJ, Johnson DA, Yeh CK. Health benefits of saliva: a review. J Dent. 2005;33:223-33.
7. Dawes C. Salivary flow patterns and the health of hard and soft oral tissues. J Am Dent Assoc. 2008;139:18S-24S.
8. Llena Puy C. The role of saliva in maintaining oral health and as an aid to diagnosis. Med Oral Patol Oral Cir Bucal. 2006;11:449-55.
9. Pannunzio E, Amancio OMS, Vitalle MSS, Souza DNS, Mendes FMM, Nicolau J. Analysis of the stimulated whole saliva in overweight and obese school children. Rev Assoc Med Bras (1992). 2010;56(1):32-6.
10. Santos MT, Ferreira MC, Leite MF, Guaré RO. Salivary parameters in Brazilian individuals with cerebral palsy who drool. Child Care Health Dev. 2011 May;37(3):404-9.
11. Keremi B, Beck A, Fabian TK, Fabian G, Szabo G, Nagy A, Varga G. Stress and salivary glands. Curr Pharm Des. 2017 Oct 30;23(27):4057-65.
12. Farnaud SJ, Kosti O, Getting SJ, Renshaw D. Saliva: physiology and diagnostic potential in health and disease. ScientificWorldJournal. 2010;10:434-56.
13. Batista TBD, Chaiben CL, Penteado CAS, Nascimento JMC, Ventura TMO, Dionizio A, et al. Salivary proteome characterization of alcohol and tobacco dependents. Drug Alcohol Depend. 2019;204:107510.
14. Hannig C, Berndt D, Hoth-Hannig W, Hannig M. The effect of acidic beverages on the ultrastructure of the acquired pellicle-an in situ study. Arch Oral Biol. 2009;54(6):518-26.
15. Cheaib Z, Lussi A. Impact of acquired enamel pellicle modification on initial dental erosion. Caries Res. 2011;45(2):107-12.
16. Vukosavljevic D, Custodio W, Buzalaf MA, Hara AT, Siqueira WL. Acquired pellicle as a modulator for dental erosion. Arch Oral Biol. 2014;59(6):631-8.
17. Ventura TMS, Cassiano LPS, Souza e Silva CM, Taira EA, Leite AL, Rios D, et al. The proteomic profile of the acquired enamel pellicle according to its location in the dental arches. Arch Oral Biol. 2017 Jul;79:20-9.
18. Lasisi TJ, Raji YR, Salako BL. Salivary creatinine and urea analysis in patients with chronic kidney disease: a case control study. BMC Nephrol. 2016;17:10.
19. Rao R, Akula R, Satyanarayana T V, Indugu V. Recent advances of pacemakers in treatment of xerostomia: a systematic review. J Int Soc Prev Community Dent [Internet]. 2019;9(4):311.
20. Varley LP, Denieffe S, O'Gorman C, Murphy A, Gooney M. A systematic review of noninvasive and invasive sialorrhoea management. J Clin Nurs. 2019;28(23-24):4190-206.
21. von Bültzingslöwen I, Sollecito TP, Fox PC, Daniels T, Jonsson R, Lockhart PB, et al. Salivary dysfunction associated with systemic diseases: systematic review and clinical management recommendations. Oral Surgery, Oral Med Oral Pathol Oral Radiol Endodontology. 2007;103(Suppl.):S57.e1-S57.e15.
22. Mercadante V, Al Hamad A, Lodi G, Porter S, Fedele S. Interventions for the management of radiotherapy-induced xerostomia and hyposalivation: a systematic review and meta-analysis. Oral Oncol [Internet]. 2017;66:64-74.
23. Agostini BA, Cericato GO, da Silveira ER, Nascimento GG, Costa FDS, Thomson WM, et al. How common is dry mouth? Systematic review and meta-regression analysis of prevalence estimates. Braz Dent J. 2018;29(6):606-18.
24. López-López J, Jané Salas E, Chimenos Küstner E. Pronóstico y tratamiento de la boca seca: revisión sistemática. Med Clin (Barc). 2014;142(3):119-24.
25. Löfgren CD, Wickström C, Sonesson M, Lagunas PT, Christersson C. A systematic review of methods to diagnose oral dryness and salivary gland function. BMC Oral Health. 2012;12(1):29.
26. Tárzia O. Halitose: um desafio que tem cura. Editora de Publicações Biomédicas, editor. Rio de Janeiro; 2003.
27. Flink H, Bergdahl M, Tegelberg Å, Rosenblad A, Lagerlöf F. Prevalence of hyposalivation in relation to general health, body mass index and remaining teeth in different age groups of adults. Community Dent Oral Epidemiol. 2008;36(6):523-31.
28. Gil-Montoya JA, Silvestre FJ, Barrios R, Silvestre-Rangil J. Treatment of xerostomia and hyposalivation in the elderly: a systematic review. Med Oral Patol Oral y Cir Bucal. 2016;21(3):e355-66.
29. Epstein JB, Thariat J, Bensadoun R-J, Barasch A, Murphy B A, Kolnick L, et al. Oral complications of cancer and cancer therapy: from cancer treatment to survivorship. A Cancer J Clin. 2012;62:400-22.
30. Millsop JW, Wang EA, Fazel N. Etiology, evaluation, and management of xerostomia. Clin Dermatol. 2017;35(5):468-76.
31. Wolff A, Joshi RK, Ekström J, Aframian D, Pedersen AML, Proctor G, et al. A guide to medications inducing salivary gland dysfunction, xerostomia, and subjective sialorrhea: a systematic review sponsored by the World Workshop on Oral Medicine VI. Drugs R D. 2017;17(1):1-28.
32. Valerio GMD. Avaliação dos parâmetros de halitose através do Oralchroma nos pacientes submetidos à radioterapia de cabeça e pescoço [Internet]. Faculdade de Odontologia de Bauru. [Bauru]: Faculdade de Odontologia de Bauru; 2018. Disponível em: https://doi.org/10.1016/j.solener.2019.02.027%0Ahttps://www.golder.com/insights/block-caving-a-viable-alternative/%0A.

33. Furness S, Worthington H, Bryan G, Birchenough S, McMillan R. Interventions for the management of dry mouth: topical therapies. Cochrane Database Syst Rev. 2011 Dec 7;(12):CD008934.
34. Giafferis RB, Soares Jr LA, Santos PS, Chicrala GM. Estratégias terapêuticas disponíveis para xerostomia e hipossalivação em pacientes irradiados de cabeça e pescoço: manual para profissionais da saúde. Rev Uningá. 2017;54(1):45-58.
35. Gil-Montoya JA, Guardia-Lopez I, Gonzalez-Moles MA. Evaluation of the clinical efficacy of a mouthwash and oral gel containing the antimicrobial proteins lactoperoxidase, lysozyme and lactoferrin in elderly patients with dry mouth: a pilot study. Gerodontology. 2008;25(1):3-9.
36. Brito-Zerón P, Retamozo S, Kostov B, Baldini C, Bootsma H, De Vita S, et al. Efficacy and safety of topical and systemic medications: a systematic literature review informing the EULAR recommendations for the management of Sjögren's syndrome. RMD Open. 2019;5(2):e001064.
37. Buzalaf MAR, Ortiz AC, Carvalho TS, Fideles SOM, Araújo TT, Moraes SM, et al. Saliva as a diagnostic tool for dental caries, periodontal disease and cancer: is there a need for more biomarkers? Exp Rev Mol Diag. 2020;20(5):543-55.
38. Podzimek S, Vondrackova L, Duskova J, Janatova T, Broukal Z. Salivary markers for periodontal and general diseases. Dis Markers. 2016;2016:9179632.
39. Chaiben CL, Batista TBD, Penteado CAS, Barbosa MCM, Ventura TMO, Dionizio A, et al. Salivary proteome analysis of crack cocaine dependents. Arch Oral Biol. 2021;121:104952.
40. Penteado CAS, Batista TBD, Chaiben CL, Bonacin BG, Ventura TMO, Dionizio A, et al. Salivary protein candidates for biomarkers of oral disorders in alcohol and tobacco dependents. Oral Dis. 2020 Apr 1. doi: 10.1111/odi.13337.
41. Martini T, Rios D, Cassiano LPS, Silva CMS, Taira EA, Ventura TMS, et al. Proteomics of acquired pellicle in gastroesophageal reflux disease patients with or without erosive tooth wear. J Dent. 2019;81:64-9.
42. Amado F, Lobo MJ, Domingues P, Duarte JA, Vitorino R. Salivary peptidomics. Expert Rev Proteomics. 2010;7(5):709-21.
43. Amado FM, Vitorino RM, Domingues PM, Lobo MJ, Duarte JA. Analysis of the human saliva proteome. Expert Rev Proteomics. 2005;2(4):521-39.
44. Kaczor-Urbanowicz KE, Martin Carreras-Presas C, Aro K, Tu M, Garcia-Godoy F, Wong DT. Saliva diagnostics: current views and directions. Exp Biol Med. 2017;242(5):459-72.

Biofilme dentário: fatores que afetam a cariogenicidade e estratégias para controle baseadas em evidência

Ana Carolina Magalhães
Marlise Inês Klein Furlan
Dayane Oliveira
Marcelle M. Nascimento

ASPECTOS GERAIS DE FORMAÇÃO DE BIOFILME DENTÁRIO

Clinicamente, o biofilme dentário é denominado placa dentária, que é o acúmulo não perturbado de uma grande massa de microrganismos envoltos em uma matriz extracelular em áreas de difícil acesso à limpeza. O processo de formação de biofilme dentário envolve interações iniciais e adsorção de microrganismos a uma superfície revestida por um filme que, na cavidade bucal, é a película adquirida derivada de macromoléculas orgânicas (em especial glicoproteínas) que se adsorvem à superfície dentária. Ainda, proteínas bacterianas, polissacarídeos ou enzimas de bactérias que produzem polissacarídeos extracelulares (PEC) adsorvem à superfície e fornecem locais de adesão para microrganismos.[1] Assim, a qualidade da película pode ter influência em suas propriedades, sendo uma delas guiar a adesão inicial da microbiota.[2]

A formação de biofilme na superfície dentária, coberta pela película adquirida, pode ocorrer alguns minutos após a limpeza, sendo mais evidente após 2 horas da formação da película adquirida.[3] Esse processo envolve as seguintes etapas:

1. Adesão reversível.
2. Adesão, crescimento, coadesão.
3. Colonização (microcolônias, coagregação, síntese de PEC).
4. Biofilme maduro (Figura 1).

Durante a fase de adesão, as células planctônicas dos colonizadores iniciais (provenientes da saliva) aderem às superfícies (película adquirida) por mecanismos não específicos (forças de Van der Wall, interações hidrofóbicas e/ou iônicas) e específicos (adesinas) e se tornam células sésseis, algumas das quais podem produzir matriz extracelular. Na sequência ocorre a adesão dos colonizadores tardios que se ligam aos colonizadores iniciais já presentes na superfície do dente, por meio de processos de coadesão e coagregação, interagindo com a matriz extracelular existente, e também produzindo-a. Assim, pela adsorção e multiplicação de espécies na superfície, e da produção contínua de matriz extracelular, o biofilme amadurece.[4]

Esses estágios de formação podem ocorrer simultaneamente em áreas distintas nas

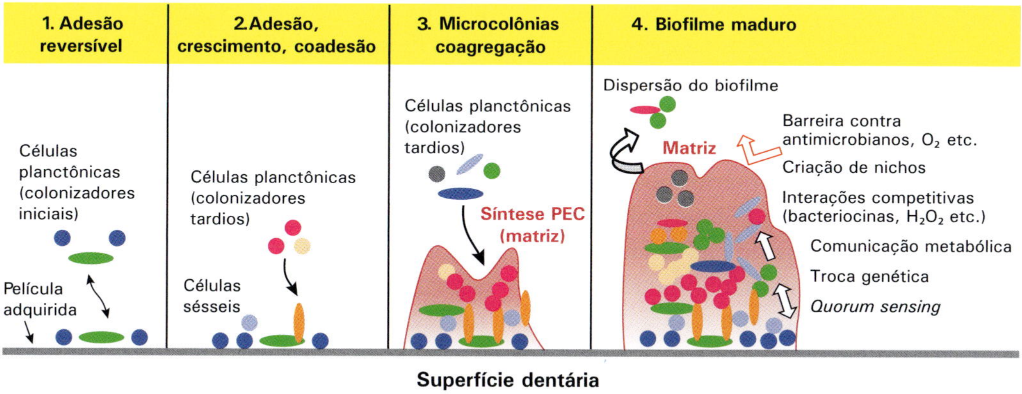

Figura 1 A formação do biofilme na superfície dentária envolve diversas fases. Com o desenvolvimento do biofilme, há intensa produção de matriz extracelular, podendo ocorrer alterações de gradientes de nutrientes, oxigênio, potencial de oxidação, pH e acúmulo de produtos metabólicos nocivos às estruturas dentária e de suporte.

Fonte: adaptada de Hojo et al., 2009.[6]

superfícies, e em alguns casos pode ocorrer dispersão das células microbianas. A parceria entre bactérias é específica, e os colonizadores iniciais (p. ex., *Streptococcus mitis*, *Streptococcus oralis*, *Streptococcus gordonii*, *Streptococcus sanguinis*, *Actinomyces naeslundii*, *Actinomyces viscosis*) podem coagregar entre si, mas usualmente não com os colonizadores tardios, com poucas exceções (o colonizador tardio *Porphyromonas gingivalis* coagrega com o colonizador inicial *S. gordonii*).[5] Os colonizadores tardios (*Prevotella* spp., *Veillonela* spp., *Fusobacterium* spp., *Haemophilus* spp. e *Capnocytophaga* spp.) usualmente não coagregam entre si, mas com *Fusobacterium nucleatum*; este é considerado um microrganismo ponte porque coagrega com os colonizadores iniciais e os tardios. Na ausência de *F. nucleatum*, muitos colonizadores tardios não conseguem participar do biofilme. Em geral, as bactérias colonizadoras iniciais criam um ambiente desfavorável a elas mesmas, pois com o crescimento do biofilme a atmosfera, assim como a disponibilidade de nutrientes, se alteram. Ao mesmo tempo, esse ambiente se torna favorável a bactérias colonizadoras tardias, também chamadas de sucessoras.

Com o desenvolvimento do biofilme, a alta densidade celular bacteriana aumenta a concentração de moléculas sinalizadoras para comunicação e troca genética, o que pode favorecer o crescimento de microrganismos específicos.[6] As vantagens das trocas de material genético entre os microrganismos no biofilme incluem a ampliação da capacidade de metabolização de nutrientes, da tolerância ao estresse ambiental e da resistência a antibióticos, entre outros.

A matriz extracelular formada confere estabilidade estrutural e coesão, afeta as propriedades de difusão e cria microambientes no biofilme podendo funcionar como uma barreira contra fatores deletérios para os microrganismos, como agentes antimicrobianos.[7,8] Ainda, com o passar do tempo pode ocorrer remodelagem do biofilme e o desprendimento de partes deste, liberando células que podem então colonizar outras superfícies.

TEORIAS SOBRE RELAÇÃO BIOFILME E DOENÇA (SIMBIOSE X DISBIOSE)

Existem diversas hipóteses sobre a composição do biofilme dentário (placa dentária) e sua relação com o desenvolvimento de doenças. A hipótese inicial era a da *placa específica*, onde um número limitado de espécies estaria relacionado com a doença.[9] A outra hipótese que veio na sequência foi a da *placa não específica*, em que a doença seria o resultado da interação de todas as espécies presentes no biofilme dentário.[10] Entretanto, a hipótese mais atual e aceita é a da placa ecológica.[11] Nessa teoria, a doença resultaria de uma mudança ambiental e, consequentemente, da homeostase da microbiota do biofilme que estava em simbiose com o hospedeiro. Os microrganismos ditos cariogênicos podem estar presentes no biofilme associado à saúde, mas em níveis clinicamente irrelevantes.[12] A doença seria um resultado de uma alteração no balanço da microbiota residente (disbiose), guiada por mudanças nas condições ambientais locais (presença do açúcar e seu metabolismo pelos microrganismos e a consequente redução do pH). A Figura 2 mostra a teoria da placa ecológica[11] modificada para contemplar o papel da matriz extracelular.[13,14]

FATORES QUE ALTERAM A HOMEOSTASE DO BIOFILME SUPRAGENGIVAL E ESPÉCIES MICROBIANAS RELACIONADAS

Os biofilmes dentários contêm centenas de espécies microbianas, especialmente as do gênero *Streptococcus*, que, em sua maioria, sobrevivem e proliferam na ausência da dieta do hospedeiro, utilizando como principal fonte as glicoproteínas advindas de diversas glândulas salivares e dos componentes do soro do fluido gengival crevicular.[15] Entretanto, quando o hospedeiro se alimenta, os nutrientes da dieta estão em abundância, em especial os carboidratos (açúcares), e são consumidos pelos microrganismos. Portanto, a dieta rica em açúcares (especialmente a sacarose que compõe o açúcar de mesa) é o principal fator que pode causar um desequilíbrio da microbiota residente (Figura 2). Isso ocorre porque os microrganismos que conseguem metabolizar açúcares (sacarose) têm uma vantagem ecológica. Os açúcares (glicose, frutose, sacarose) podem ser metabolizados em ácidos pelas espécies acidogênicas. Os estudos clássicos de Stephan demostraram a relação entre exposição frequente ao açúcar e a consequente acidificação do biofilme dentário e a experiência de cárie[16] (Figura 3).

A sacarose pode também ser convertida em PEC na matriz extracelular pelos microrganismos que possuem arsenal enzimático para a clivagem da sacarose e a síntese de polímeros, principalmente glicanos, mas também frutanos em menor quantidade. Os ácidos produzidos ocasionam a acidificação do meio, especialmente na presença de uma matriz rica em PEC insolúveis, pois estes impedem a neutralização pela ação tamponante da saliva. Assim, a matriz influencia o desenvolvimento de micronichos acídicos nos biofilmes e na interface biofilme-superfície dentária,[17] o que pode levar à desmineralização.

Esse processo favorecerá a sobrevivência de espécies que toleram ambientes ácidos, denominadas acidúricas, em detrimento dos organismos sensíveis ao ácido que não podem mais competir de maneira eficaz.[11] Embora existam diversas espécies acidogênicas e acidúricas, *Streptococcus mutans* (células organizadas em cadeia de cocos, espécie Gram-positiva, anaeróbia facultativa, sacarolítica) é a principal espécie produtora de PEC

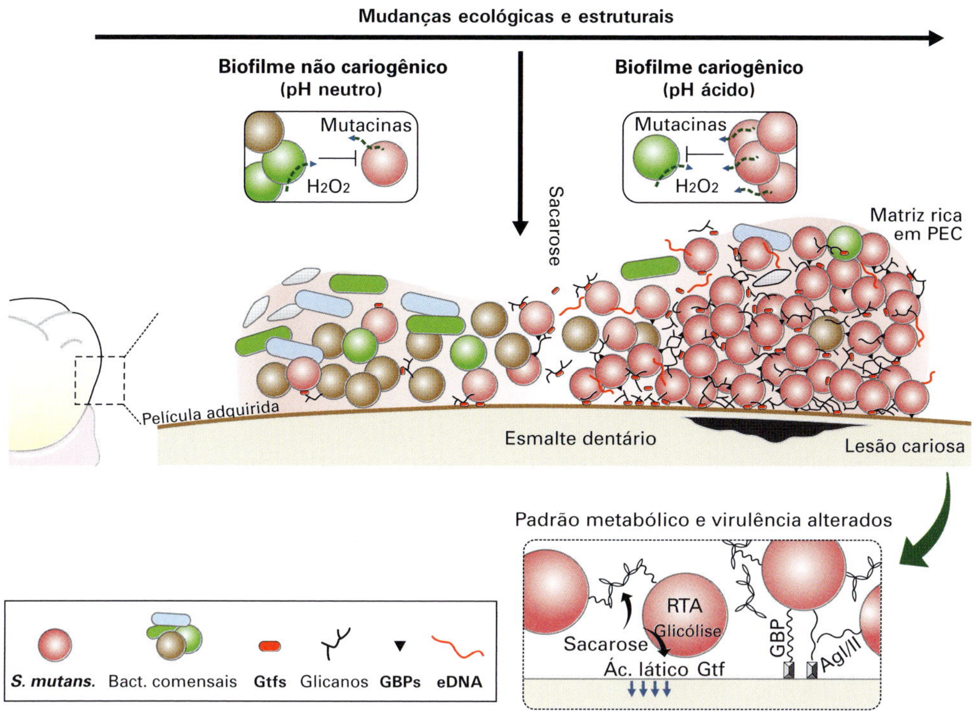

Figura 2 Teoria da placa ecológica para biofilmes supragengivais e desenvolvimento de cárie. A transição de estado de homeostase-simbiose (biofilme não cariogênico) para disbiose (biofilme cariogênico) é desencadeada pela sacarose. Os colonizadores iniciais (p. ex., *S. gordonii*, *S. mitis*, espécies de *Actinomyces*) usam adesinas presentes em suas superfícies para aderir às proteínas salivares da película adquirida e começarem a formação tridimensional do biofilme em condições não cariogênicas. Nessas condições, o pH está próximo da neutralidade, e a produção de H_2O_2 e de outros produtos antimicrobianos por algumas espécies comensais previne o crescimento de espécies patogênicas (p. ex., *S. mutans*). Entretanto, a ingestão contínua de sacarose na dieta do hospedeiro causa uma série de mudanças ecológicas e estruturais que favorecem o crescimento de bactérias acidúricas e altamente acidogênicas, tais como *S. mutans*. As glicosiltransferases (Gtfs) secretadas por *S. mutans* se adsorvem à película ou à superfície de microrganismos. Na presença de sacarose, as Gtfs catabolizam sacarose para produzir quantidades altas de glicanos insolúveis e solúveis (polissacarídeos extracelulares ou PEC), que contribuem para o aumento da matriz. A matriz rica em PEC serve como um arcabouço estrutural para o biofilme, mediando a aderência das bactérias ao esmalte, com os glicanos fornecendo sítios de adesão para as proteínas ligantes de glicanos (GBP) de *S. mutans* e outros microrganismos. Também ocorre uma diminuição do conteúdo inorgânico nessa matriz. DNA extracelular (eDNA) é outro componente funcional da matriz do biofilme, pois forma nanofibras que interconectam células e células ao substrato, contribuindo para a integridade e estabilidade estrutural. Assim, as mudanças causadas pelo consumo de sacarose alteram o metabolismo no biofilme, favorecendo a produção de quantidade elevada de ácidos orgânicos que contribuem para a queda do pH no ambiente do biofilme. Uma vez que *S. mutans* está populoso na comunidade, a secreção de quantidades elevadas de mutacinas mata os competidores presentes em suas imediações (p. ex., espécies produtoras de H_2O_2). O ambiente com pH ácido constante na interface biofilme/esmalte causa por consequência a desmineralização dentária.

AgI/II: adesinas da bactéria para receptores na película adquirida; GBP: proteínas ligantes de glicanos; PEC: polissacarídeos extracelulares; RTA: resposta de tolerância ao ácido.
Fonte: adaptada de Lemos et al., 2019.[14]

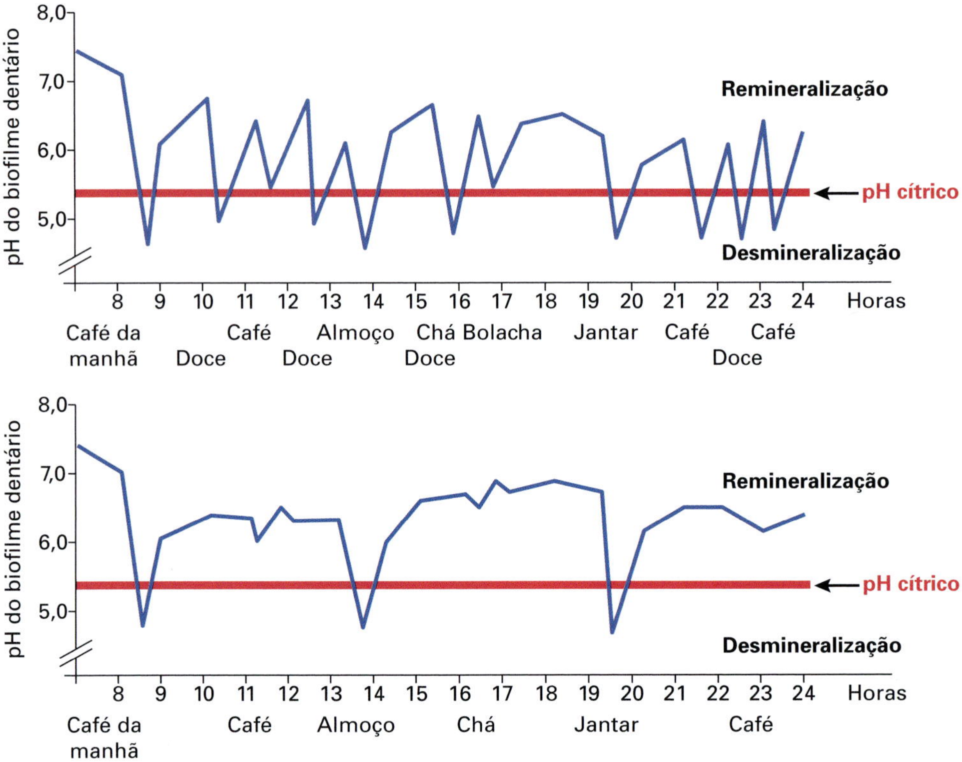

Figura 3 O consumo frequente de açúcar tem efeito sobre o pH do biofilme dentário: (1) A produção de ácido no biofilme é mais frequente e o pH do biofilme está em nível baixo o suficiente para causar desmineralização do esmalte (pH < pH crítico para hidroxiapatita < 5,5) durante grande parte do dia, devido ao frequente consumo de açúcar (2). Quando o indivíduo restringe o consumo de açúcar para as principais refeições, a queda do pH do biofilme é menos frequente e os danos ao dente (desmineralização) são, por consequência, menores.

A linha vermelha demonstra o valor de pH crítico, abaixo dele há a desmineralização do esmalte (formação da lesão de cárie).

(especialmente glicanos insolúveis em água), que são importantes para o estabelecimento e a manutenção de biofilmes cariogênicos. No entanto, alguns estudos questionam a importância dessa espécie no biofilme cariogênico, uma vez que pode ser detectada em número muito baixo ou mesmo estar ausente no biofilme presente em lesões cariosas.[18]

Estudos combinando análise da microbiota de biofilmes provenientes de lesões de cárie por sequenciamento, detecção por PCR e métodos de cultivo mostraram, sim, que existem diversas espécies nessas amostras e sugeriram algumas espécies como marcadores de patogenicidade mais elevada. Entre tais espécies, associadas ou não à presença de *S. mutans*, estão *Scardovia wiggsiae* (bacilo Gram-positivo, anaeróbio, fermentador de diversos açúcares, incapaz de hidrolisar arginina e ureia, produtor predominantemente de ácido acético e, em menor extensão, de ácido lático) e *Slackia exigua* (cocos, cocobacilos ou bacilos curtos, Gram-positivo, anaeróbio, não fermentador de açúcares – espécie assacarolítica, capaz de hidrolisar arginina, sendo seu crescimento estimulado por arginina).[19] Entretanto, ainda não está estabelecido como essas espécies contribuem para a formação de biofilme e da matriz. A ocorrência das espécies citadas pode ser devida às cooperações metabólicas com outras espécies.[20] Ainda, há participação do fungo *Candida albicans* (acidogênico, acidúrico, proteolítico) associado a outras bactérias, especialmente *S. mutans*.[21]

Além dos nutrientes (em especial os açúcares), a atmosfera influencia o crescimento microbiano no biofilme. Na cavidade bucal, o oxigênio presente está próximo às quantidades atmosféricas, em torno de 20%. Entretanto, no biofilme existe um gradiente de concentração de oxigênio, e isso influencia a localização de espécies com base na capacidade dessas espécies de consumir oxigênio e enfrentar os radicais de oxigênio oriundos de sua metabolização. O oxigênio *per se* não é tóxico, mas as reduções de elétrons do oxigênio catalisadas por enzimas bacterianas podem gerar radicais de oxigênio tóxicos, incluindo superóxido, peróxidos e radicais hidroxilas.

As bactérias variam em suas habilidades de utilizar oxigênio e de lidar com radicais de oxigênio. As bactérias aeróbias necessitam de oxigênio para seu crescimento. Já os anaeróbios obrigatórios não crescem na presença de oxigênio e podem ser protegidos dos metabólitos do oxigênio devido à presença de outros microrganismos no biofilme que consomem o oxigênio. As bactérias facultativas ou anaeróbias facultativas podem crescer na presença e na ausência de oxigênio. As espécies mais abundantes na cavidade bucal são facultativas, tais como os estreptococos orais. As bactérias microaerófilas necessitam, mas toleram apenas pequenas quantidades de oxigênio. Já os capnofílicos são organismos que têm seu crescimento favorecido por dióxido de carbono.

Ainda, as interações físicas e metabólicas que ocorrem entre as espécies no biofilme podem influenciar a homeostase da microbiota.[22] As associações aparentemente específicas entre várias espécies de bactérias são dirigidas, pelo menos em parte, pela produção de adesinas de superfície que permitem que grupos de espécies colonizem os mesmos tecidos e adiram uns aos outros com alta afinidade (como já mencionado). Essas associações entre bactérias podem ter evoluído devido a benefícios nutricionais ou outras vantagens para as duas espécies que crescem muito próximas umas das outras. Esse comportamento de crescimento cooperativo facilitado por interações adesivas foi observado entre *S. mutans*, que produz grandes quantidades de ácido lático, e *Veillonella parvula*, que consome ácido lático.[20] Assim, associações específicas entre certas espécies podem ser um fator essencial na persistência desses organismos no biofilme dentário.

As interações antagônicas também podem influenciar a composição e as atividades biológicas dos biofilmes formados nos dentes. Por exemplo, a acidificação do biofilme por bactérias cariogênicas, como *S. mutans* e *Lactobacillus*, inibe o crescimento de organismos sensíveis ao ácido. Com o tempo, os organismos sensíveis ao ácido não podem mais competir de maneira eficaz, levando ao enriquecimento em organismos tolerantes ao ácido, como *S. mutans* e *Lactobacillus*. Outro exemplo é a produção de peróxido de hidrogênio (H_2O_2) por certas espécies de estreptococos. O H_2O_2 é tóxico para muitas bactérias que carecem ou têm baixos níveis de enzimas necessárias para desintoxicar os radicais de oxigênio. Assim, esse composto pode matar ou inibir o crescimento de espécies sensíveis ao H_2O_2 (*S. mutans*), tornando o organismo produtor de H_2O_2 (*S. gordonii*) mais competitivo.[23] Também, existem formas de antagonismo mais sofisticadas, como a produção de bacteriocinas. Por exemplo, algumas cepas de *S. mutans* produzem bacteriocinas denominadas mutacinas que inibem especificamente o crescimento de espécies intimamente relacionadas (*S. gordonii*). Por meio da produção de bacteriocinas, *S. mutans* é capaz de suprimir o crescimento de outros estreptococos capazes de competir por nutrientes semelhantes.[23]

ASPECTOS BIOQUÍMICOS DO BIOFILME CARIOGÊNICO

O reconhecimento do biofilme como uma comunidade de microrganismos altamente diversa, revestida por matriz extracelular produzida pelos próprios microrganismos, é crítico para a prevenção das doenças biofilme-dependentes como a cárie dentária. Entretanto, muito do conhecimento advém do estudo de culturas puras de espécies individuais em tubos de ensaio (culturas planctônicas). Também, muitas informações foram obtidas a partir de estudos com biofilmes formados com uma única espécie ou uma combinação de poucas espécies. Essas estratégias facilitaram e facilitam o abastecimento de bancos de dados com informações sobre os componentes e as funções específicas de vias metabólicas (genes, proteínas etc.) e/ou sobreposição de vias. Essas informações estão sendo utilizadas para entender os dados obtidos nas análises mais globais de microbioma, trascriptoma, proteoma e metaboloma de biofilmes complexos coletados de voluntários humanos (estudos *in situ* e *in vivo*) ou que foram formados a partir de saliva ou de biofilme orais (modelos *in vitro* denominados microcosmos). Dessa forma, há um entendimento de que tão importante quanto conhecer as espécies microbianas é entender seus produtos metabólicos que possam contribuir para a saúde ou a doença no hospedeiro, conforme descrição a seguir.

Aquisição e metabolização de nutrientes

Para o crescimento bacteriano é necessário que esse organismo seja capaz de adquirir todos os nutrientes necessários a partir de suas imediações. Em muitos casos, o primeiro passo desse processo em bactérias orais envolve a degradação de macromoléculas complexas oriundas da saliva e do fluido crevicular, ou da dieta, para compostos que sejam pequenos o suficiente em tamanho que eles possam difundir para dentro ou serem transportados por meio das membranas dos organismos. As enzimas extracelulares produzidas por bactérias orais ou pelo hospedeiro que ajudam a processar os nutrientes incluem: proteases que clivam proteínas em peptídeos ou aminoácidos individuais; glico-hidrolases (ou glicosidases), tais como amilase, que degradam cadeias de polissacarídeos ou oligossacarídeos; neuraminidases, que removem ácido siálico de glicoproteínas; e lipases, que degradam lipídios.[24]

Uma vez que as secreções orais ou os constituintes da dieta são processados em compostos que podem ser assimilados pelas bactérias, esses organismos usam muitos tipos diferentes de transportadores proteicos que estão presentes na membrana citoplasmática para internalizar os nutrientes que serão metabolizados. Esses transportadores podem ser divididos em diversas categorias. Muitos dos transportadores são transportadores ativos que usam energia na forma de ATP (adenosina trifosfato), ou o sistema fosfotransferase ou que exploram o gradiente eletroquímico (a força próton-motriz) para mover os compostos desejados para dentro da célula.

Vias metabólicas de bactérias orais para carboidratos e álcoois de açúcar

As bactérias orais possuem dois tipos de sistema transportadores de açúcar: os sistemas fosfotransferase fosfoenolpiruvato: açúcar-dependente (PEP-PTS) e os transportadores de alta afinidade do tipo ABC (transportadores ABC ou tABC).

O PEP-PTS consiste em um domínio de transporte de açúcar açúcar-específico e um domínio de fosforilação de açúcar não específico (Figura 4). Os açúcares transportados por esse sistema são imediatamente fosforilados por PEP (fosfoenolpiruvato), um metabólito fosforil de alta energia derivado da glicólise (via Embden-Meyerhof-Parnas). O PEP-PTS possui uma proteína geral de PTS denominada enzima I (EI), que transfere fosfato de PEP (fosfoenolpiruvato) para uma proteína carreadora de fosfato denominada HPr. A HPr pode então doar o fosfato para a enzima específica de um açúcar ou enzima II (EII), presente na membrana, que liga o açúcar do lado de fora da célula e, com a transferência concomitante do grupo fosfato para o açúcar, transporta este para dentro da célula. Por exemplo, uma enzima II específica para glicose liga a glicose do ambiente e a transporta para dentro da célula como glicose-6-fosfato, que pode entrar diretamente na via glicolítica (descrita a seguir). O PTS possui muitas funções importantes nas bactérias orais, mas é provavelmente uma via metabólica essencial quando os nutrientes se tornam escassos, porque permite que as bactérias consumam as pequenas quantidades de carboidratos que estão presentes na boca nos períodos entre as refeições.

Em contraste, os transportadores ABC ou tABC são transportadores de açúcar em que o transporte é mediado por ATP. Esses transportadores são proteínas de membrana plasmática com sequências que formam cassetes, aos quais o ATP se liga (isto é, são transportadores de membrana dependentes de ATP). Os transportadores ABC geralmente contêm, no mínimo, um domínio de ligação

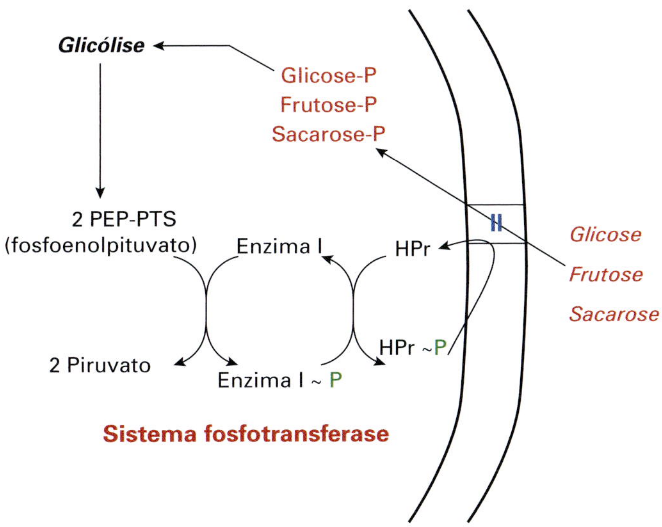

Figura 4 Ilustração do sistema fosfotransferase fosfoenolpiruvato: açúcar-dependente (PEP-PTS).

ao substrato, um domínio transmembrana e um domínio de hidrólise de ATP que fornece energia para o movimento dos compostos para dentro das células. Os açúcares transportados por tABC são fosforilados por quinases intracelulares (glicoquinase e frutoquinase).

As bactérias orais são capazes de utilizar a maioria dos carboidratos da dieta e alguns álcoois de açúcar. Embora possuam sistemas constitutivos de transporte de glicose, elas precisam induzir sistemas de transporte para outros carboidratos e álcoois de açúcar quando essas moléculas estiverem mais abundantes que a glicose. Os carboidratos e álcoois de açúcar internalizados nas células são submetidos à glicólise mediante reações metabólicas catalisadas por enzimas constitutivas e induzíveis.

Glicólise anaeróbica

A via metabólica per se

A glicólise anaeróbica, também denominada fermentação, é a via metabólica responsável pela degradação anaeróbica da glicose ou de outros carboidratos para a obtenção de energia, na forma de ATP. Em diferentes espécies, essa via tem suas enzimas conservadas, mas pode diferir na regulação e no destino metabólico subsequente de seu produto final, o piruvato.

A glicólise é a quebra de uma molécula de glicose que contém 6 carbonos em 2 moléculas de piruvato, sendo cada uma dessas moléculas formada por 3 carbonos. Esse processo ocorre em 10 etapas divididas em 2 fases. A primeira é denominada fase preparatória (inclui as 5 etapas iniciais, com gasto de energia), e a segunda é a fase de pagamento (envolve as 5 etapas posteriores, em que ocorre ganho de energia, além do pagamento da energia consumida na primeira fase, na forma de NADH – nicotinamida adenina dinucleotídeo e ATP).

A Figura 5 mostra a via glicolítica. Na fase preparatória, a glicose é inicialmente fosforilada no grupo hidroxila ligado ao carbono 6 (etapa 1) pela hexoquinase [1]* e resulta em glicose-6-fosfato (G6P). Essa molécula é convertida pela fosfoglicoisomerase [2] em frutose-6-fosfato (F6P) (etapa 2), a qual é fosforilada pela fosfofrutoquinase [3] no carbono 1, formando frutose-1,6-bisfosfato (FBP) (etapa 3). Nessas duas reações de fosforilação, o ATP é doador de grupos fosforila.

A FBP é formada para criar uma simetria molecular, permitindo sua divisão em 2 moléculas de 3 carbonos pela aldolase, a di-hidroxiacetona-fosfato (DHAP) e o gliceraldeído-3-fosfato (G3P) (etapa 4; essa é a etapa de "lise" que dá nome à via). A DHAP é isomerizada pela triose fosfato isomerase [4] em uma segunda molécula de G3P (etapa 5), finalizando a primeira fase da glicólise. Nessa fase são consumidas duas moléculas de ATP antes da clivagem da glicose em 2 moléculas de 3 carbonos.

O ganho de energia provém da fase de pagamento da glicólise (essa fase da glicólise fornece energia), pois ocorre a conversão oxidativa do gliceraldeído-3-fosfato a piruvato e a formação acoplada de ATP e NADH. Especificamente, cada molécula de G3P é oxidada e fosforilada por fosfato inorgânico (Pi) e não ATP, via gliceraldeído 3-fosfato desidrogenase [5] para formar 1,3-bisfosfoglicerato (1,3BPG) (etapa 6). Nessa etapa, NAD^+ é convertida em NADH e H^+. Ocorre liberação de energia quando as 2 moléculas de 1,3BPG são convertidas em 2 moléculas de piruvato (etapas 7-10). Detalhadamente, o composto de fosfato de alta energia 1,3-bisfosfoglicerato

* Os números entre colchetes correspondem às etapas da Figura 5.

é convertido em 3-fosfoglicerato (3PG) pela fosfoglicerato quinase [6] e concomitante há fosforilação de ADP a ATP (etapa 7). Em seguida, 3PG é convertido em 2-fosfoglicerato (2PG) pela fosfoglicerato mutase [7] (etapa 8). O 2PG é convertido em fosfoenolpiruvato (PEP), um composto de fosfato de alta energia, e H_2O pela enolase [8] (etapa 9). A enolase pode ser inibida pelo flúor, assunto que será abordado no Capítulo 7. O PEP é por fim convertido em piruvato pela piruvato quinase [9] com concomitante fosforilação de ADP a ATP (etapa 10).

Assim, grande parte da energia é conservada pela fosforilação acoplada de quatro moléculas de ADP a ATP, considerando que contamos essa etapa de forma duplicada pela presença de 2 moléculas de gliceraldeído-3-fosfato a partir de uma molécula de glicose. Assim, o rendimento líquido são duas moléculas de ATP por molécula de glicose utilizada, pois duas moléculas de ATP foram consumidas na fase preparatória. A energia também é conservada na fase de pagamento com a formação de duas moléculas do transportador de elétrons NADH por molécula de glicose.

Portanto, três tipos de transformações químicas são notáveis na glicólise: (i) a degradação do esqueleto carbônico da glicose para produzir piruvato; (ii) a fosforilação de ADP a ATP pelos compostos com alto potencial de transferência de grupos fosforila, formados durante a glicólise; e (iii) a transferência de um íon hidreto para o NAD^+, formando NADH. O destino do piruvato produzido dependerá das condições de oxigênio disponível, como exemplificado a seguir para algumas bactérias.

A lactose pode ser transportada por PEP-PTS, e a lactose-6-fosfato resultante é clivada em glicose e galactose-6-fosfato pela fosfo-beta-galactosidase. A galactose também pode ser transportada por PEP-PTS, o que resulta na produção de galactose-6-fosfato. A galactose-6-fosfato é degradada em G3P e DHAP por meio da formação sequencial de tagatose-6-fosfato e de tagatose-1,6-bifosfato (a via de tagatose-6-fosfato). Por outro lado, a lactose transportada por tABC é clivada em glicose e galactose, e a galactose, assim como a galactose transportada por tABC, pode ser fosforilada e convertida em G6P por meio da formação sequencial de galactose 1-fosfato e glicose 1-fosfato (a via de Leloir).

Álcoois de açúcar como o sorbitol podem ser transportados, desidrogenados [14] e metabolizados pela via de Embden-Meyerhof-Parnas. Como os álcoois de açúcar geram maior poder redutor, seu fluxo metabólico tende a resultar na produção de etanol, o que envolve o uso eficiente do poder redutor. O xilitol também pode ser fosforilado e incorporado via PEP-PTS específico da frutose em *S. mutans*; no entanto, o xilitol 5-fosfato (Xil5P) não pode ser metabolizado. Em vez disso, o Xil5P pode ser transformado em xilitol por desfosforilação [13] e excretado. Esse processo é considerado um ciclo fútil, pois o PEP, um metabólito fosforil de alta energia, é desperdiçado.

A sacarose também pode ser convertida extracelularmente em glicanos e frutanos pelas glicosiltransferases e frutosiltransferases [15], respectivamente. Esses PEC solúveis são parte da matriz do biofilme e podem ser hidrolisados [15] para fornecer glicose e frutose.

Produtos metabólicos da glicólise

O piruvato pode ser convertido em lactato, acetato, etanol e formato através de diversas vias ramificadas (Figura 5). A maioria das bactérias orais sacarolíticas, incluindo espécies de *Streptococcus*, *Actinomyces* e *Lactobacillus*, compartilha essas vias. Espécies de *Actinomyces* também assimilam CO_2 em PEP e produzem oxaloacetato, que pode ser convertido em succinato. Essa via metabólica também é compartilhada por espécies de *Propionibacterium* e *Prevotella*. Os prótons são expelidos por H^+-ATPase [12], denominada F_1F_0-ATPase em *S. mutans*.

O metabolismo bacteriano do açúcar é regulado por fatores ambientais, como a disponibilidade de açúcar e oxigênio, a qual muda dinamicamente na cavidade oral. Quando o açúcar está em excesso, como durante as refeições, o nível intracelular de FBP aumenta e a lactato desidrogenase é ativada nas células de estreptococos, resultando na produção dominante de lactato [10] a partir do piruvato, enquanto aumentos nos níveis de outros intermediários metabólicos (isto é, G3P e DHAP) inibem a piruvato formato-liase, responsável pela produção anaeróbica de formato [11], acetato e etanol. Aumentos nos níveis de FBP (em *S. sanguinis* e *S. mitis*) ou G6P (em *S. mutans* e *Streptococcus salivarius*) ativam a piruvato quinase [9], resultando na aceleração da glicólise e da produção de lactato [10]. Aumentos no nível de FBP também ativam a ADP-glicose pirofosforilase [16] e subsequentemente promovem o acúmulo de polímeros de glicose intracelular (glicogênio) ou Gli_n. Esses polissacarídeos intracelulares (PIC) servem como reserva energética para quando ocorrer diminuição de nutrientes extracelulares.

Quando a disponibilidade extracelular de açúcar é limitada, como entre as refeições, os níveis de FBP, G3P e DHAP diminuem, resultando na inativação da lactato desidrogenase e na liberação de piruvato formato-liase. Isso causa uma mudança metabólica da produção dominante de lactato para a de uma mistura de ácidos. O aumento de fosfato inorgânico intracelular (causado pela desfosforilação dos açúcares fosforilados) promove a degradação dos PIC em glicose 1-fosfato [17].

Sob condições de aerobiose, a forma ativa de piruvato formato-liase é irreversivelmente inativada pelo oxigênio. Em vez disso, a piruvato oxidase e a piruvato desidrogenase convertem o piruvato em acetato. A piruvato oxidase é encontrada em *S. sanguinis* e espécies de *Lactobacillus*, enquanto *S. mutans* e espécies de *Actinomyces* possuem a piruvato desidrogenase. O lactato também pode ser convertido novamente em piruvato por outro tipo de lactato desidrogenase e depois em acetato por piruvato oxidase (em *Lactobacillus*) ou piruvato desidrogenase (em *Actinomyces*).

Quando a disponibilidade de açúcar é limitada em ambiente aeróbio, a piruvato formato-liase é gradualmente convertida em uma forma inativa tolerante ao oxigênio, que pode ser reativada pelo metabolismo do açúcar em condições anaeróbias. *S. sanguinis* possui esse mecanismo, que protege a piruvato formato-liase da inativação por oxigênio.

O destino do piruvato produzido pela glicólise influencia diretamente o ambiente que circunda as células bacterianas produtoras desses metabólitos. Assim, a abundância de açúcares resulta na produção de diversos ácidos que contribuem para a redução do pH dentro do biofilme. Essa acidificação do pH do ambiente seleciona espécies capazes de sobreviver nesse hábitat (espécies acidúricas). A aciduricidade varia entre espécies, e aquelas que têm maior capacidade glicolítica (acidogenicidade) nem sempre são as mais acidúricas. Para sobreviver e proliferar em ambiente ácido, as espécies acidúricas possuem diversos mecanismos, desde a geração de álcali para neutralizar ácidos até bombas de prótons.

Outro mecanismo de contrabalancear a queda de pH pela produção de lactato é o fato de espécies de *Veillonella* utilizarem o lactato como fonte essencial de carbono e energia. Elas possuem uma via única na qual lactato

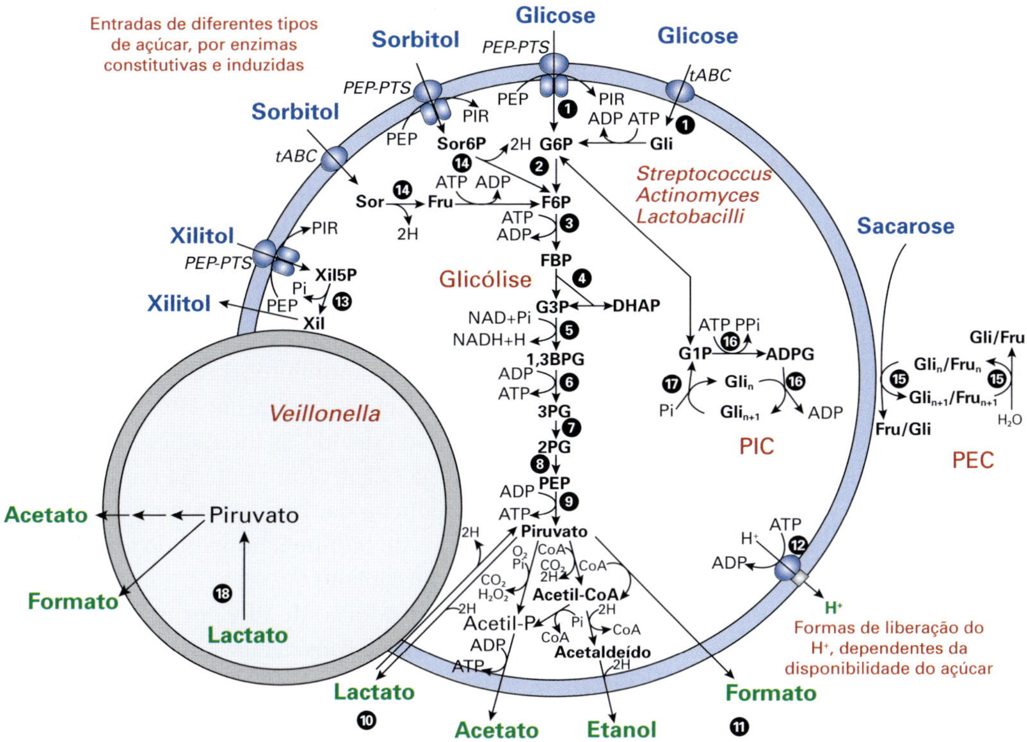

Figura 5 Entrada de diferentes açúcares nas bactérias e as respectivas vias.

tABC: transportador ABC para substrato específico.
Fonte: adaptada de Takahashi, 2015.[20]

e oxaloacetato são convertidos em piruvato e succinato, respectivamente, por uma série de reações enzimáticas que começam com a malato-lactato trans-hidrogenase [18]. O piruvato é posteriormente convertido em acetato e formato, enquanto o succinato é convertido em propionato.

A espécie *S. mutans* é a mais estudada e possui propriedades constitutivas de tolerância ao ácido, sendo capaz de montar uma resposta adaptativa de tolerância ao ácido.[14] Essa tolerância ao ácido é devida primariamente à atividade de uma F_1F_0-ATPase ligada à membrana citoplasmática, que é o mecanismo primário para a manutenção da homeostase do pH, por meio da extrusão de prótons. Essa característica é importante para a proteção das enzimas glicolíticas sensíveis ao ácido, e para a manutenção do equilíbrio de pH intracelular para processos bioenergéticos.

Produção de matriz extracelular

A produção de matriz extracelular em biofilmes supragengivais está intimamente relacionada com a capacidade de metabolização de sacarose da dieta. A sacarose, associada ou não ao amido, é substrato para a síntese de PEC de glicose ou glicanos (solúveis e insolúveis em água; os insolúveis em água são solúveis em álcali) e de frutose ou frutanos.[25] Os glicanos solúveis em água apresentam predomínio de ligações glicosídicas do tipo alfa-(1→6), enquanto os insolúveis possuem predomínio de ligações glicosídicas alfa-(1→3). Os polímeros solúveis (dextrano) são os principais constituintes da matriz extracelular, servem como reserva energética extracelular para serem consumidos quando houver escassez de nutrientes da dieta do hospedeiro (os microrganismos produzem hidrolases para essa finalidade), já os insolúveis (mutano) são os pilares da estruturação tridimensional do biofilme (arcabouço para a arquitetura do biofilme).[25]

A formação de biofilmes cariogênicos depende da montagem sequencial e dinâmica da matriz extracelular. Os PEC são componentes fundamentais da matriz extracelular,[25] porém outros constituintes, tais como DNA extracelular (eDNA), ácidos lipoteicoicos (ALT)[26] e proteínas, são detectados em biofilmes cariogênicos. Os eDNA e os ALT podem aumentar a síntese de glicanos e promover a adesão bacteriana às superfícies, pois interagem com PEC na matriz de biofilmes formados por *S. mutans* e influenciam a distribuição de PEC e a organização estrutural de microcolônias no biofilme.[27] Essas biomoléculas também conferem carga negativa à matriz, o que altera as propriedades de difusão da matriz.

O acesso da saliva fica restrito para neutralizar ácidos em biofilmes espessos. Os PEC na matriz auxiliam na retenção de íons de hidrogênio, o que também contribui para a criação desse microambiente ácido e, consequentemente, poderá levar a desmineralização do esmalte. Assim, a atenção não deve ser voltada apenas para bactérias acidogênicas, mas também para a matriz que forma a estrutura tridimensional do biofilme e que ajuda a reter esses ácidos dentro do microambiente do biofilme.

A matriz rica em PEC limita a difusão de íons carregados em tampões, enquanto solutos não carregados, como a sacarose, podem se difundir em biofilmes e ser facilmente metabolizados em ácidos pelas bactérias incorporadas dentro do biofilme. Outro fator é que glicanos extracelulares sequestram os prótons para ajudar a reter e acumular os ácidos no biofilme. Dessa forma, a saliva não alcança o ambiente ácido interno do biofilme, e, assim, seu efeito tamponante não acontece, contribuindo na criação de um microambiente cariogênico.

Além disso, essa matriz afeta a eficácia de agentes antimicrobianos. Por exemplo, a difusão de clorexidina que tem carga positiva é afetada devido às interações iônicas com a carga negativa presente na matriz; assim, há redução da difusão de clorexidina para dentro do biofilme, impedindo a ação desse antimicrobiano.[17]

A produção de PEC, principalmente os insolúveis, é considerada um determinante da cariogenicidade do biofilme. Estudos *in vitro* e *in vivo* (modelo animal de cárie) utilizando cepas com os genes inativados para produção de PEC e a cepa parental (com todos os genes intactos) mostraram que a produção interrompida ou diminuída de PEC (no caso dos genes inativados) resulta em número menor de lesões de cárie e com menor severidade.[28]

Em relação à produção dos glicanos, foram identificados três glicosiltransferases (GtfB, GtfC and GtfD) em *S. mutans*, responsáveis pela síntese, que contribuem para a formação de um biofilme cariogênico. Entre as Gtf, especialmente a GtfB e GtfC podem se ligar à película formada na superfície dentária, produzindo glicanos específicos para a colonização bacteriana. A GtfD é encontrada na superfície de espécies de *Actinomyces*, *S. gordonii* e *S. salivarius*. A GtfC é capaz de sintetizar ambos os tipos de glicanos, solúveis (dextrano) e insolúveis (mutano), aumentando o biovolume de PEC no biofilme cariogênico.[25] A frutosiltransferase é responsável pela polimerização da frutose por ligações do tipo beta-(2→1) (levana), produzindo o polímero frutano, cuja função é reserva energética extracelular.[29]

Os PEC insolúveis também são os responsáveis pela viscoelasticidade elevada em biofilmes cariogênicos, o que dificulta a remoção mecânica do biofilme.[30] O uso de enzimas que hidrolisam glicanos [dextranase para ligações glicosídicas alfa-(1→6) e mutanase para ligações glicosídicas alfa-(1→3)] reduz a viscoelasticidade e facilita a remoção mecânica do biofilme presente na superfície de hidroxiapatita.[30]

Ainda, a inativação de genes associados ao metabolismo de PEC, eDNA e ALT diminui a cariogenicidade *in vivo* de *S. mutans*, com consequente diminuição da prevalência e severidade das lesões.[31] Assim, estratégia com agentes para inibir a produção e a estruturação tridimensional de PEC, eDNA e ALT poderia prevenir o acúmulo de biofilme cariogênico.

MEDIDAS PARA CONTROLAR BIOFILME CARIOGÊNICO

Controle da dieta, higiene e uso do fluoreto

As estratégias clássicas de prevenção de cárie incluem o controle da dieta via restrição de açúcares (redução de substrato para produção de PEC e ácidos), controle do biofilme via higiene bucal (remoção mecânica do biofilme com escovação e fio/fita dental) e o uso de fluoretos (para promover o processo de remineralização e reduzir o processo de desmineralização). Uma abordagem do papel do controle da dieta e do biofilme será apresentada neste capítulo. O fluoreto será abordado no Capítulo 7.

Os estudos de Hopewood e Turku mostraram que a prevalência de cárie pode ser dramaticamente reduzida se a sacarose for reduzida na dieta. Antes da introdução ao fluoreto, a relação entre açúcar e cárie (avaliada pelo índice de dentes permanentes cariados, perdidos e obturados – CPOD) era linear. Estimava-se o aumento de 1 unidade do CPOD a cada 25 g de açúcar consumido por dia.[32] Após a introdução ao fluoreto, essa relação se tornou mais amena, com evidência fraca e moderada para a maioria dos estudos clínicos.[33] Atualmente, a OMS recomenda que o consumo de açúcar seja menor que 10% da energia consumida por dia. Entretanto, há evidência moderada de que o consumo de açúcar livre dentro de 10% de energia total (50 g/dia para dietas com 2.000 kcal) reduza o número de lesões cariosas em crianças aos 12 anos (CPOD < 3).[34] Já a evidência é forte quando o consumo de açúcar livre é menor que 5% de energia total (25 g/dia para dietas com 2.000 kcal).[34]

Ainda, os açúcares comuns podem ser substituídos por adoçantes. Os adoçantes calóricos sorbitol e xilitol não são substratos eficientes para bactérias do biofilme dentário, assim, não causam queda significativa de pH.[35] A maioria dos microrganismos orais não possui a composição enzimática para utilizar o sorbitol, exceto *S. mutans*. Entretanto, ocorre queda lenta e muito discreta no pH. Os microrganismos orais não possuem enzimas para utilizar xilitol (como descrito na glicólise). Apesar das evidências sobre os benefícios do xilitol utilizado na forma de chicletes ou incluído em produtos odontológicos, ainda não há um guia de uso desse adoçante em substituição ao açúcar comum.[36] Entretanto, as informações sobre a cariogenicidade para os adoçantes de baixa caloria são inconsistentes (p. ex., aspartame, sucralose, sacarina).

A restrição no consumo de açúcar é um desafio para implementação na cultura brasileira, a qual historicamente é altamente associada ao açúcar. Assim, dois dos principais desafios para a prevenção de cárie são a mudança comportamental e o acesso fácil aos açúcares e carboidratos baratos. Todavia, o aconselhamento de dieta é altamente recomendado para indivíduos com alto risco de desenvolver cárie dentária.

A escovação e o uso de fio/fita dental são medidas importantes para a desorganização tridimensional do biofilme. Essa desestruturação da arquitetura permite manter o biofilme compatível com saúde, uma vez que os micronichos acídicos levarão mais tempo para serem formados. Entretanto, biofilmes formados na presença de sacarose apresentam viscoelasticidade elevada pela presença do PEC, dificultando a desorganização e a remoção mecânica do biofilme, pois demandam maior "força" e tempo de escovação.[30] Porém, muitas pessoas não possuem treinamento adequado ou destreza manual. Ainda, outras possuem condições sistêmicas que afetam a quantidade e a qualidade da saliva e a microbiota oral e, mesmo com o controle mecânico do biofilme, necessitam de agentes adjuvantes para manter a saúde bucal. Nesse sentido, a escovação com dentifrício com e sem fluoreto demostra que a presença de fluoreto aumenta o benefício do método mecânico (os métodos mecânico e químico se complementam), assunto que será abordado no Capítulo 7, sobre fluoretos.

Devido ao fato de as políticas públicas não alcançarem toda a população, e mesmo quando alcançam, podem não ser efetivas, pesquisas básicas são necessárias para oferecer alternativas que contribuam para o entendimento da doença e sua prevenção. Portanto, o uso e/ou inclusão de outros agentes bioativos que afetem a virulência e/ou a habilidade de microrganismos patogênicos desenvolverem biofilme, que neutralizem substâncias nocivas e que enfraqueçam o biofilme em disbiose (diminuindo sua viscoelasticidade para facilitar a remoção mecânica), poderiam proporcionar uma estratégia atraente.

Intervenções que afetam o equilíbrio ecológico do biofilme

O equilíbrio ecológico da microbiota que coloniza as diferentes partes do corpo humano é um dos fatores essenciais para a saúde humana.[37] Por essa razão, intervenções terapêuticas que modulam o microbioma para restaurar o equilíbrio ecológico (simbiose) e, portanto, a saúde do indivíduo têm recebido bastante atenção da comunidade médica e científica. Portanto, o pH do biofilme supragengival é um fator fundamental que afeta a "harmonia" ou homeostase microbiana relacionada à saúde bucal. Uma das formas de restaurar a homeostase do biofilme é equilibrar os processos de acidez e alcalinidade, a fim de manter o pH do biofilme próximo ao neutro. Muitos fatores contribuem para a alcalinização do biofilme dentário, por exemplo, os sistemas tampões da saliva, a difusão de ácidos para fora do biofilme e a geração de substâncias básicas por certas bactérias.

Relação entre o metabolismo da arginina e a cárie dentária

O aminoácido arginina foi identificado há muitos anos como o principal componente salivar responsável pelo aumento do pH salivar, mesmo na presença de carboidratos.[38,39] As fontes de arginina (ou L-arginina) podem ser exógenas, por meio da dieta, ou endógenas, por meio da degradação e síntese de arginina a partir da citrulina, também conhecida como *protein turnover*, no qual a arginina é produzida naturalmente pelo corpo humano e secretada na saliva de forma livre ou em forma de peptídeos salivares. No biofilme supragengival, a arginina é metabolizada principalmente pelo sistema arginina desaminase (SAD) de algumas bactérias orais para produzir citrulina, ornitina, CO_2, ATP e amônia. A produção de amônia a partir do metabolismo da arginina resulta no aumento do pH citoplasmático e do ambiente ao redor do biofilme e serve como um mecanismo usado pelas bactérias orais para: (i) proteção contra a acidificação, (ii) vantagens bioenergéticas, incluindo o aumento do delta-pH e síntese de ATP, e (iii) manutenção de um pH ambiental relativamente neutro que favorece o persistência de bactérias SAD^+, ao mesmo tempo que é competitivo contra patógenos cariogênicos.[38] Dessa forma, a atividade da SAD no biofilme supragengival é importante na homeostase do pH e tem influência sobre a microbiota e sua patogenicidade.

Estudos clínicos[40,41] e laboratoriais[42,43] comprovam a hipótese de que o metabolismo da arginina via SAD pode servir como um importante critério de avaliação do risco à cárie dentária, e que fornecer arginina regularmente para o biofilme dentário pode ser uma terapia eficaz para a cárie dentária.[44] Mais especificamente, amostras de saliva e de biofilme coletadas de adultos e crianças sem cárie apresentaram uma atividade SAD maior em comparação com a atividade de SAD daqueles com cárie ativa.[41] A relação entre o metabolismo bacteriano da arginina e a experiência de cárie também foi demonstrada em estudo longitudinal no qual crianças foram avaliadas a cada 6 meses por um período de 18 meses.[40] Nesse estudo, a atividade de SAD de crianças sem lesões cariosas foi significativamente maior e consideravelmente mais estável ao longo dos 18 meses quando comparada à de crianças cárie ativas. A atividade de SAD das amostras de biofilme formado sobre superfícies dentárias saudáveis também foi significativamente maior em comparação com as do biofilme coletadas de lesões cariosas em esmalte e dentina.

A composição da microbiota que habita os diferentes sítios dentários pode ser a explicação mais aceitável para as diferenças de atividade SAD. Também é possível que os microambientes no biofilme de indivíduos e sítios dentários com cárie ativa possam não ser favoráveis para altos níveis de expressão da SAD, ou possam conter fatores inibidores da expressão e atividade enzimática da SAD. Para que se possa confirmar que o metabolismo da arginina em biofilmes supragengivais afeta significativamente a resistência ou a suscetibilidade dos indivíduos à cárie dentária – ou mais especificamente – para a validação da atividade de SAD do biofilme dentário como critério de avaliação de risco de cárie, estudos clínicos devem ser desenvolvidos no futuro utilizando um modelo integrado que inclua o metabolismo da arginina como fator protetor para a cárie dentária e outros fatores de risco patológicos já reconhecidos para a doença.

Estudos baseados na microbiologia tradicional e na biologia molecular demostram associações significativas entre a presença de microrganismos produtores de amônia e a saúde dentária.[18,45] As bactérias orais que expressam a SAD incluem *S. sanguinis*, *S. gordonii*, *Streptococcus parasanguis*, *S. mitis*, *S. oralis*, *Streptococcus rattus*, certas espécies de *Lactobacillus* e algumas espiroquetas.[37] No entanto, algumas bactérias produtoras de ácido associadas à cárie dentária também possuem SAD, incluindo algumas espécies de *Actinomyces*, *Bifidobacterium* e *Scardovia*.[18,46,47] O fato de que as bactérias SAD^+ podem ser encontradas tanto na saúde quanto no processo de cárie dentária enfatiza as funções metabólicas diversas desse sistema. Talvez as bactérias SAD^+ com baixa atividade arginolítica constitucional tenham mantido o SAD apenas para vantagens bioenergéticas; enquanto aquelas com atividade arginolítica constitucional alta podem produzir níveis suficientes de amônia para elevar o pH citoplasmático e ambiental, assim contribuindo para a homeostase do pH do biofilme dentário.

Para esclarecer a importância da atividade arginolítica bacteriana no processo da cárie dentária, cepas SAD^+ foram coletadas e isoladas de biofilmes supragengivais e caracterizadas quanto à capacidade de metabolizar a arginina em diversas condições cariogênicas.[47] Cepas de *S. sanguinis*, *S. gordonii*, *S. parasanguinis*, *Streptococcus intermedius*, *Streptococcus australis* e *Streptococcus cristatus* apresentaram grande variabilidade em suas capacidades arginolíticas constitutivas e em resposta a mudanças ambientais. Foi demonstrado que cepas clínicas SAD^+ respondem diferentemente à disponibilidade e fonte de carboidratos, baixo pH e oxigênio. Como a tolerância a ácidos e a adaptação à limitação de nutrientes e ao estresse oxidativo são fenótipos complexos, esse estudo sugeriu que as cepas SAD^+ possuem estratégias de sobrevivência e sistemas regulatórios diferentes em resposta ao estresse ambiental. *Streptococcus* A12 é uma cepa clínica SAD^+ que possui a capacidade de expressar alta atividade de SAD em condições cariogênicas.[48] Tem um potente efeito inibitório no crescimento de *S. mutans* UA159, principalmente por meio da produção de H_2O_2 dependente da via piruvato oxidase. O antagonismo entre comensais benéficos e bactérias cariogênicas é um fator importante que modula a composição da microbiota dos biofilmes supragengivais. Cepas como a A12, que podem modular o pH do biofilme e interferir no crescimento e virulência de patógenos cariogênicos, podem desempenhar papéis fundamentais na promoção de comunidades de biofilme dentário associadas à saúde.

Probióticos orais

Os probióticos são microrganismos vivos que conferem benefícios à saúde quando administrados em doses adequadas. Probióticos já vêm sendo usados há bastante tempo para prevenção e tratamento de algumas condições médicas, e podem ser considerados uma alternativa aos remédios tradicionais apesar dos constantes debates sobre a relação entre seus benefícios e efeitos adversos. No momento, acredita-se que os probióticos tenham efeitos locais e sistêmicos, incluindo adesão, coagregação, inibição do crescimento, produção de ácidos orgânicos e bacteriocinas por microrganismos, e modulação imune,[49] com o objetivo final de deslocar e até possivelmente substituir patógenos. Esses mecanismos podem variar de acordo com o tipo de cepa utilizada ou combinações de diferentes cepas, a forma de administração e o estágio do processo da doença, quando o probiótico é administrado.

O uso de bactérias como probióticos para melhorar a saúde gastrointestinal despertou interesse no valor dessa abordagem para aplicações orais. Embora probióticos possam ter potencial para o tratamento da cárie dentária no futuro, as cepas probióticas já testadas para a saúde bucal são, até o momento, microrganismos utilizados para benefícios gastrointestinais, e provavelmente essas cepas não se adaptam bem às condições ambientais e à microbiologia complexa do biofilme dentário. Esse fator pode estar relacionado ao número de receptores na película dentária disponível para colonização dessas cepas não orais em comparação com a quantidade de receptores específicos para as bactérias orais.[50] Cepas de *Lactobacillus*, *Lactococcus* e *Streptococcus* derivados de outros sítios do corpo humano podem se integrar ao biofilme dentário e permanecer por vários dias.[49] No entanto, um estudo *in vivo* relatou que nenhuma cepa probiótica de *Lactobacillus* foi detectada no biofilme dentário de indivíduos, após oito dias de tratamento com leite fermentado.[50,51] Dessa forma, os mecanismos de ação desse tipo de probiótico no biofilme dentário *in vivo* precisam ser estudados.

Cepas orais clínicas com baixo potencial cariogênico e propriedades antagonistas contra bactérias cariogênicas têm sido propostas como terapias probióticas para cárie dentária, e algumas dessas já foram testadas com sucesso.[52] Essas cepas orais têm a vantagem de já serem adaptadas ao crescimento na cavidade bucal, e por isso podem oferecer benefícios probióticos mais sustentáveis a longo prazo quando comparadas àquelas de produtos lácteos. Espécies orais de *Streptococcus* que são associadas à saúde bucal são as principais candidatas a probióticos orais, incluindo *S. gordonii*, *S. sanguinis* e *S. salivarius*. Um exemplo é a cepa *S. salivarius* K12, que foi testada como probiótico para faringite/amigdalite, halitose e otite média.[52] *Streptococcus* A12 e outras cepas clínicas arginolíticas com fenótipos constitutivamente elevados de expressão de SAD e aqueles capazes de expressar SAD sob condições cariogênicas também estão sendo estudadas como cepas probióticas para prevenção da cárie dentária.

Prebióticos orais

Os prebióticos são definidos como ingredientes de alimentos que, quando fermentados, podem alterar a composição e/ou atividade da microbiota residente e conferir benefícios à saúde do hospedeiro. O conceito de prebiótico vem atraindo grande interesse das áreas da nutrição e das ciências médicas. O consumo de certos alimentos pode seletivamente modular a composição da microbiota intestinal indígena.[53] No entanto, açúcares e fibras alimentares, que são considerados prebióticos para bactérias intestinais, não são adequados para o meio bucal. Alguns prebióticos orais em potencial, como xilitol, xilose e arabinose, podem suprimir o crescimento de *S. mutans*, mas também podem promover o crescimento de algumas cepas de *Lactobacillus*. Como suplemento dietético natural, a arginina tem sido extensivamente pesquisada na medicina, principalmente para melhorar os sintomas de doenças cardiovasculares. Isso ocorre porque a arginina é um precursor de óxido nítrico (NO), que desempenha papéis importantes na vasodilatação, no desafio bacteriano e estimulação de citocinas, na regulação da função do tecido mineralizado, neurotransmissão e agregação plaquetária.[54]

O fornecimento de L-arginina para biofilmes supragengivais interrompe o processo de formação da matriz do biofilme e as interações microbianas associadas ao desenvolvimento de biofilmes cariogênicos.[55] Embora a suplementação de arginina possa ter um impacto positivo no biofilme supragengival, o NO gerado pelo metabolismo da arginina pode estar envolvido na patogênese da periodontite.[56] Obviamente, estudos clínicos randomizados de longo prazo são necessários para confirmar se a suplementação dietética com arginina pode ser vantajosa para a saúde bucal. Além disso, é fundamental determinar o nível adequado de suplementação de arginina na dieta antes que esse aminoácido possa ser usado como abordagem prebiótica para a intervenção na cárie dentária.

Uma tecnologia foi desenvolvida baseada em arginina, sendo introduzida a dentifrícios, balas e pastilhas. Nos últimos dez anos, estudos clínicos têm sido realizados para avaliar a eficácia anticárie desses produtos e também de outras formulações otimizadas de arginina com ou sem a adição de fluoreto.[57] Um estudo clínico de dois anos demonstrou que o dentifrício com arginina a 1,5% e sem flúor foi mais eficaz na inibição de cárie dentária do que o dentifrício fluoretado utilizado como controle.[58] Em outro estudo, o aparecimento de novas lesões e a progressão de lesões de cárie foram reduzidos em crianças que comiam balas sem açúcar contendo 1,5% de arginina, 4 vezes ao dia, durante 12 meses.[57] O uso do dentifrício contendo arginina a 1,5% e sem fluoreto por 4 semanas também aumentou a atividade SAD em biofilme dentário de adultos com atividade de cárie e causou uma mudança no perfil microbiano do biofilme dentário comparável ao de adultos sem atividade de cárie.[59] Outro estudo demonstrou que a utilização do dentifrício contendo arginina a 1,5%, cálcio insolúvel e 1.450 ppm de fluoreto reduziu os índices de cárie em crianças de baixo ou moderado risco, assim como a progressão das lesões cariosas em crianças e adultos e teve benefícios superiores ao dentifrício comum contendo apenas 1.450 ppm de fluoreto.[60] Dessa forma, os mecanismos de ação da arginina parecem complementar os do fluoreto, influenciando diretamente o pH e a composição do biofilme dentário. Nenhum efeito colateral negativo ou riscos foram relatados até hoje após o uso desses produtos contendo arginina a 1,5%. Embora a suplementação com arginina em biofilmes dentários possa ser eficaz contra a cárie dentária, o impacto a longo prazo dessas novas tecnologias baseadas em arginina na saúde bucal e na etiologia de outras doenças bucais, como a doença periodontal, ainda precisa ser investigado.

Tecnologias utilizando pH e outros estímulos ambientais

O tratamento de biofilmes cariogênicos é bastante complexo, uma vez que os microrganismos são incorporados em uma matriz rica em PEC, altamente aderente, coesa e de difícil remoção. As modalidades antimicrobianas convencionais são limitadas ao tratamento das propriedades bioquímicas da matriz do biofilme, enquanto estratégias terapêuticas futuras estão sendo desenvolvidas para atuar especificamente nos microambientes da matriz e nas bactérias incorporadas nela. As nanotecnologias capazes de penetrar nos biofilmes e danificar a matriz podem aumentar a eficácia antibacteriana e minimizar o início da resistência a medicamentos e antibióticos. As nanoestruturas poliméricas funcionais (também conhecidas como NP) foram desenvolvidas para melhorar o carreamento de medicamentos em pH ácido.[61] Essas nanoestruturas são formadas a partir de copolímeros diblocos e ácido 2-propilacrílico que se agrupam em nanopartículas catiônicas e têm afinidades de adsorção à película salivar e a superfícies de apatita revestidas com PEC, devido a sua forte interação eletrostática.[61] Além disso, as nanopartículas sofrem desestabilização do núcleo e liberação de fármacos em resposta a mudanças no pH, desencadeadas pela acidificação do biofilme.

Outra tecnologia promissora emprega nanopartículas inorgânicas catalíticas que funcionam em resposta ao pH ácido (também conhecidas como CAT-NP) e possuem propriedades antibiofilme e anticárie. Nanopartículas contendo óxido de ferro biocompatível (Fe_3O_4), com atividade semelhante à peroxidase, foram desenvolvidas para catalisar H_2O_2 de maneira dependente do pH, tendo maior atividade catalítica em pH baixo e nenhuma atividade em pH neutro.[62] Em pH ácido, as nanopartículas catalíticas podem gerar radicais livres de H_2O_2 que simultaneamente danificam a matriz rica em PEC e matam as bactérias do biofilme dentro de 5 minutos.[62] Os CAT-NP também foram capazes de diminuir a desmineralização de apatita *in vitro* e o desenvolvimento da cárie dentária *in vivo*.[63] São necessários estudos de toxicidade para investigar os efeitos a longo prazo dos medicamentos tópicos, mas a combinação de CAT- NP e H_2O_2 parece ter grande potencial clínico.

Técnicas para destruição do biofilme

Algumas técnicas novas foram sugeridas para destruir a composição microbiana do biofilme e o microambiente.[64] Uma abordagem de atuação específica em *S. mutans* foi desenvolvida utilizando um peptídeo antimicrobiano sintético (ou AMP) que consiste em porções independentes de função dupla (denominadas C16G2), de amplo espectro, bactericida (G2), derivado da novispirina ligada a um feromônio peptídico específico do *S. mutans* garantindo especificidade de ação (C16).[64] A morte seletiva de *S. mutans* foi alcançada após aumento taxa de acúmulo de G2 na superfície bacteriana. Nesse estudo, a população de *S. mutans* foi reduzida a partir de comunidades de biofilmes multiespécies, enquanto a abundância de estreptococos comensais, incluindo *S. mitis*, *S. oralis* e *S. sanguinis* aumentou.[64] Um AMP contendo um domínio específico para *S. mutans* com peptídeo de sinalização ComC fundido com um domínio de morte composto pela pleurocidina de amplo espectro demonstrou ser capaz de aumentar a especificidade contra *S. mutans* e manter a viabilidade de *S. sanguinis* e/ou *S. gordonii* em estudo *in vitro*.[65] Esse é outro exemplo de abordagem de morte direcionada que pode remover patógenos específicos de biofilmes cariogênicos para promover um microbiota saudável. No entanto, e como mencionado para todas as abordagens citadas anteriormente, estudos *in vivo* ainda são necessários para entender melhor os mecanismos e a eficácia anticárie, bem como para abordar questões de segurança na utilização desses novos métodos.

Os produtos biofarmacêuticos fabricados através da tecnologia de cloroplastos vegetais também estão sendo considerados como uma abordagem capaz de destruir o biofilme para o controle da cárie dentária. A aprovação do FDA (Food and Drug Administration) dos EUA para medicamentos proteicos produzidos a partir de plantas apoia o avanço clínico desse tipo de tecnologia. Foi desenvolvida uma abordagem utilizando um peptídeo antimicrobiano produzido por planta (PMAMP)-protegrina (PG1) para uso tópico para controlar biofilmes.[66,67] Foi demonstrado que o PMAMP-PG1 foi capaz de eliminar rapidamente *S. mutans* e prejudicou a formação de biofilme após uma única aplicação tópica em substrato similar à apatita dentária. O uso combinado de PG1 com 2 enzimas degradantes de PEC, dextranase e mutanase, foi capaz de degradar a matriz do biofilme e facilitar o acesso de peptídeos à estrutura do biofilme, além de ter efeito bactericida em aglomerados bacterianos.[66,67]

CONCLUSÕES

O biofilme dentário, quando em disbiose com o hospedeiro, pode causar doenças bucais importantes como a cárie dentária, que é extremamente impactante às pessoas por causar dor, perda de estética e função. Portanto, o controle da dieta e a higienização bucal são essenciais como a primeira linha de prevenção dessa doença. Em adição, conhecer as características microbiológicas e bioquímicas do biofilme dentário ajudará no estabelecimento de parâmetros moleculares para determinação do risco à doença e de novas estratégias preventivas e interceptativas.

Diversas novas estratégias têm sido sugeridas para a modulação da microbiota do biofilme supragengival por meio da manutenção do pH neutro. Terapias baseadas no metabolismo da arginina como o uso de dentifrícios contendo arginina a 1,5%, a suplementação de arginina como prebióticos, assim como o uso de formulações probióticas compostas por cepas SAD$^+$ de baixo potencial cariogênico e com propriedades antagônicas às bactérias cariogênicas estão sendo estudadas. Outro tipo de estratégia terapêutica inclui a liberação e ativação de nanotecnologias em microambientes patogênicos do biofilme dentário em resposta ao pH ácido. No entanto, estudos clínicos longitudinais ainda são necessários para investigar a eficácia e a toxicidade dessas novas tecnologias na prevenção e controle da cárie dentária.

REFERÊNCIAS

1. Nobbs AH, Lamont RJ, Jenkinson HF. Streptococcus adherence and colonization. Microbiol Mol Biol Rev. 2009 Sep;73(3):407-50.
2. Inui T, Palmer RJ, Jr., Shah N, Li W, Cisar JO, Wu CD. Effect of mechanically stimulated saliva on initial human dental biofilm formation. Sci Rep. 2019;9:11805.
3. Heller D, Helmerhorst EJ, Gower AC, Siqueira WL, Paster BJ, Oppenheim FG. Microbial diversity in the early in vivo-formed dental biofilm. Appl Environ Microbiol. 2016 Jan 8;82(6):1881-8.
4. Rickard AH, Gilbert P, High NJ, Kolenbrander PE, Handley PS. Bacterial coaggregation: an integral process in the development of multi-species biofilms. Trends Microbiol. 2003 Feb;11(2):94-100.
5. Kolenbrander PE, Palmer RJ Jr, Rickard AH, Jakubovics NS, Chalmers NI, Diaz PI. Bacterial interactions and successions during plaque development. Periodontol. 2000. 2006;42:47-79.
6. Hojo K, Nagaoka S, Ohshima T, Maeda N. Bacterial interactions in dental biofilm development. J Dent Res. 2009 Nov;88(11):982-90.
7. Stewart PS, Franklin MJ. Physiological heterogeneity in biofilms. Nat Rev Microbiol. 2008; 6:199-210.
8. Flemming HC, Wingender J. The biofilm matrix. Nat Rev Microbiol. 2010;8(9):623-33.
9. Loesche WJ. Chemotherapy of dental plaque infections. Oral Sci Rev. 1976;9:65-107.
10. Theilade E. The non-specific theory in microbial etiology of inflammatory periodontal diseases. J Clin Periodontol. 1986 Nov;13(10):905-11.
11. Marsh PD. Microbial ecology of dental plaque and its significance in health and disease. Adv Dent Res. 1994 Jul;8(2):263-71.
12. Nyvad B, Kilian M. Comparison of the initial streptococcal microflora on dental enamel in caries-active and in caries-inactive individuals. Caries Res. 1990;24(4):267-72.
13. Paes Leme AF, Koo H, Bellato CM, Bedi G, Cury JA. The role of sucrose in cariogenic dental biofilm formation: new insight. J Dent Res. 2006 Oct;85(10):878-87.
14. Lemos JA, Palmer SR, Zeng L, Wen ZT, Kajfasz JK, Freires IA, et al. The biology of Streptococcus mutans. Microbiol Spectr. 2019 Jan;7(1).
15. Beighton D, Mughal SR, Do T. Bacterial catabolism of salivary substrates. In: Jakubovics NS, Palmer Jr RJ (eds.). Oral microbial ecology: current research and new perspectives. Norfolk, UK: Caister Academic Press; 2013. p. 37-46.
16. Bowen WH. The Stephan curve revisited. Odontology. 2013;101:2-8.
17. Xiao J, Klein MI, Falsetta ML, Lu B, Delahunty CM, Yates JR, et al. The exopolysaccharide matrix modulates the interaction between 3D architecture and virulence of a mixed-species oral biofilm. PLoS Pathog. 2012;8(4):e1002623.
18. Aas JA, Griffen AL, Dardis SR, Lee AM, Olsen I, Dewhirst FE, et al. Bacteria of dental caries in primary and permanent teeth in children and young adults. J Clin Microbiol. 2008 Apr;46(4):1407-17.
19. Tanner AC, Kent RL Jr, Holgerson PL, Hughes CV, Loo CY, Kanasi E, et al. Microbiota of severe early childhood caries before and after therapy. J Dent Res. 2011 Nov;90(11):1298-305.
20. Takahashi N. Oral microbiome metabolism: from "who are they?" to "what are they doing?". J Dent Res. 2015 Dec;94(12):1628-37.
21. de Carvalho FG, Silva DS, Hebling J, Spolidorio LC, Spolidorio DM. Presence of mutans streptococci and Candida spp. in dental plaque/dentine of carious teeth and early childhood caries. Arch Oral Biol. 2006 Nov;51(11):1024-8.

22. Wright CJ, Burns LH, Jack AA, Back CR, Dutton LC, Nobbs AH, et al. Microbial interactions in building of communities. Mol Oral Microbiol. 2013 Apr;28(2):83-101.
23. Abranches J, Zeng L, Kajfasz JK, Palmer SR, Chakraborty B, Wen ZT, et al. Biology of oral streptococci. Microbiol Spectr. 2018 Oct;6(5).
24. Jenkinson HF. General microbiology. In: Lamont RJ, Hajishengallis GN, Koo HM, Jenkinson HF (eds.). Oral microbiology and immunology. 3.ed. Washington: ASM; 2019. p. 3-28.
25. Bowen WH, Koo H. Biology of Streptococcus mutans derived glucosyltransferases: role in extracellular matrix formation of cariogenic biofilms. Caries Res. 2011;45:69-86.
26. Klein MI, Hwang G, Santos PH, Campanella OH, Koo H. Streptococcus mutans-derived extracellular matrix in cariogenic oral biofilms. Front Cell Infect Microbiol. 2015 Feb 13;5:10.
27. Castillo Pedraza MC, Novais TF, Faustoferri RC, Quivey RG Jr, Terekhov A, Hamaker BR, et al. Extracellular DNA and lipoteichoic acids interact with exopolysaccharides in the extracellular matrix of Streptococcus mutans biofilms. Biofouling. 2017;33(9):722-40.
28. Koo H, Falsetta ML, Klein MI. The exopolysaccharide matrix: a virulence determinant of cariogenic biofilm. J Dent Res. 2013 Dec;92(12): 1065-73.
29. van Hijum SA, Kralj S, Ozimek LK, Dijkhuizen L, van Geel-Schutten IG. Structure-function relationships of glucansucrase and fructansucrase enzymes from lactic acid bacteria. Microbiol Mol Biol Rev. 2006 Mar;70(1):157-76.
30. Hwang G, Klein MI, Koo H. Analysis of the mechanical stability and surface detachment of mature Streptococcus mutans biofilms by applying a range of external shear forces. Biofouling. 2014 Oct;30(9):1079-91.
31. Castillo Pedraza MC, Rosalen PL, Castilho ARF, Freires IA, Leite LS, Faustoferri RC, et al. Inactivation of Streptococcus mutans genes lytST and dltAD impairs its pathogenicity in vivo. J Oral Microbiol. 2019;11(1):1607505.
32. Sreebny LM. Sugar and human dental caries. World Rev Nutr Diet. 1982;40:19-65.
33. Woodward M, Walker AR. Sugar consumption and dental caries: evidence from 90 countries. Br Dent J. 1994 Apr 23;176(8):297-302.
34. Moynihan P. Sugars and dental caries: evidence for setting a recommended threshold for intake. Adv Nutr. 2016 Jan 15;7(1):149-56.
35. Bradshaw DJ, Marsh PD. Effect of sugar alcohols on the composition and metabolism of a mixed culture of oral bacteria grown in a chemostat. Caries Res. 1994;28(4):251-6.
36. Fontana M, González-Cabezas C. Are we ready for definitive clinical guidelines on xylitol/polyol use? Adv Dent Res. 2012 Sep;24(2):123-8.
37. Turnbaugh PJ, Ley RE, Hamady M, Fraser-Liggett CM, Knight R, Gordon JI The human microbiome project. Nature 2007;449(7164):804-10.
38. Burne RA, Marquis RE. Alkali production by oral bacteria and protection against dental caries. FEMS Microbiol Lett. 2000;193(1):1-6.
39. Kanapka JA, Kleinberg I. Catabolism of arginine by the mixed bacteria in human salivary sediment under conditions of low and high glucose concentration. Arch Oral Biol. 1983;28(11):1007-15.
40. Nascimento MM, Alvarez AJ, Huang X, Hanway S, Perry S, Luce A, et al. Arginine metabolism in supragingival oral biofilms as a potential predictor of caries risk. JDR Clin Trans Res. 2019;4(3):262-70.
41. Nascimento MM, Liu Y, Kalra R, Perry S, Adewumi A, Xu X, et al. Oral arginine metabolism may decrease the risk for dental caries in children. J Dent Res. 2013;92(7):604-8.
42. Margolis HC, Duckworth JH, Moreno EC. Composition of pooled resting plaque fluid from caries-free and caries-susceptible individuals. J Dent Res. 1988;67(12):1468-75.
43. Van Wuyckhuyse BC, Perinpanayagam HE, Bevacqua D, Raubertas RF, Billings RJ, Bowen WH, et al. Association of free arginine and lysine concentrations in human parotid saliva with caries experience. J Dent Res. 1995;74(2):686-90.
44. Nascimento MM, Alvarez AJ, Huang X, Browngardt C, Jenkins R, Sinhoreti MC, et al. Metabolic profile of supragingival plaque exposed to arginine and fluoride. J Dent Res. 2019;98(11):1245-52.
45. Gross EL, Leys EJ, Gasparovich SR, Firestone ND, Schwartzbaum JA, Janies DA, et al. Bacterial 16S sequence analysis of severe caries in young permanent teeth. J Clin Microbiol. 2010;48(11):4121-8.
46. Beighton D, Al-Haboubi M, Mantzourani M, Gilbert SC, Clark D, Zoitopoulos L. Oral Bifidobacteria: caries-associated bacteria in older adults. J Dent Res 2010;89(9):970-4.
47. Huang X, Schulte RM, Burne RA, Nascimento MM. Characterization of the arginolytic microflora provides insights into pH homeostasis in human oral biofilms. Caries Res. 2015;49(2):165-76.
48. Huang X, Palmer SR, Ahn SJ, Richards VP, Williams ML, Nascimento MM, et al. A highly arginolytic Streptococcus species that potently antagonizes Streptococcus mutans. Appl Environ Microbiol. 2016;82(7):2187-201.
49. Devine DA, Marsh PD. Prospects for the development of probiotics and prebiotics for oral applications. J Oral Microbiol. 2009;1.
50. Twetman S, Keller MK. Probiotics for caries prevention and control. Adv Dent Res 2012;24(2):98-102.

51. Ravn I, Dige I, Meyer RL, Nyvad B. Colonization of the oral cavity by probiotic bacteria. Caries Res. 2012;46(2):107-12.
52. Hillman JD, McDonell E, Cramm T, Hillman CH, Zahradnik RT. A spontaneous lactate dehydrogenase deficient mutant of Streptococcus rattus for use as a probiotic in the prevention of dental caries. J Appl Microbiol 2009;107(5):1551-8.
53. Roberfroid M, Gibson GR, Hoyles L, McCartney AL, Rastall R, Rowland I, et al. Prebiotic effects: metabolic and health benefits. Br J Nutr. 2010;104(Suppl 2):S1-63.
54. Morris SM, Jr. Arginine metabolism revisited. J Nutr. 2016;146(12):2579S-86S.
55. He J, Hwang G, Liu Y, Gao L, Kilpatrick-Liverman L, Santarpia P, et al. L-arginine modifies the exopolysaccharides matrix and thwarts Streptococcus mutans outgrowth within mixed-species oral biofilms. J Bacteriol. 2016;198(19):2651-61.
56. Parwani SR, Parwani RN. Nitric oxide and inflammatory periodontal disease. Gen Dent. 2015; 63(2):34-40.
57. Acevedo AM, Montero M, Rojas-Sanchez F, Machado C, Rivera LE, Wolff M, et al. Clinical evaluation of the ability of CaviStat in a mint confection to inhibit the development of dental caries in children. J Clin Dent. 2008;19(1):1-8.
58. Acevedo AM, Machado C, Rivera LE, Wolff M, Kleinberg I. The inhibitory effect of an arginine bicarbonate/calcium carbonate CaviStat-containing dentifrice on the development of dental caries in Venezuelan school children. J Clin Dent. 2005; 16(3):63-70.
59. Nascimento MM, Browngardt C, Xiaohui X, Klepac-Ceraj V, Paster BJ, Burne RA. The effect of arginine on oral biofilm communities. Mol Oral Microbiol. 2014;29(1):45-54.
60. Kraivaphan P, Amornchat C, Triratana T, Mateo LR, Ellwood R, Cummins D. Two-year caries clinical study of the efficacy of novel dentifrices containing 1.5% arginine, an insoluble calcium compound and 1,450 ppm fluoride. Caries Res. 2013;47(6):582-90.
61. Horev B, Klein MI, Hwang G, Li Y, Kim D, Koo H. pH-activated nanoparticles for controlled topical delivery of farnesol to disrupt oral biofilm virulence. ACS Nano. 2015;9(3):2390-404.
62. Gao X, Liu X, Wang X, Zhu Z, Xie Z, Li J. Photodegradation of unsymmetrical dimethylhydrazine by TiO2 nanorod arrays decorated with CdS nanoparticles under visible light. Nanoscale Res Lett. 2016;11(1):496.
63. Gao L, Liu Y, Kim D, et al. Nanocatalysts promote Streptococcus mutans biofilm matrix degradation and enhance bacterial killing to suppress dental caries in vivo. Biomaterials. 2016;101:272-84.
64. Guo L, McLean JS, Yang Y, Eckert R, Kaplan CW, Kyme P, et al. Precision-guided antimicrobial peptide as a targeted modulator of human microbial ecology. Proc Natl Acad Sci. U S A 2015;112(24):7569-74.
65. Mai J, Tian XL, Gallant JW, Merkley N, Biswas Z, Syvitski R, et al. A novel target-specific, salt-resistant antimicrobial peptide against the cariogenic pathogen Streptococcus mutans. Antimicrob Agents Chemother. 2011;55(11):5205-13.
66. Liu L, Hao T, Xie Z, Horsman GP, Chen Y. Genome mining unveils widespread natural product biosynthetic capacity in human oral microbe Streptococcus mutans. Sci Rep. 2016;6:37479.
67. Liu Y, Kamesh AC, Xiao Y, Sun V, Hayes M, Daniell H, et al. Topical delivery of low-cost protein drug candidates made in chloroplasts for biofilm disruption and uptake by oral epithelial cells. Biomaterials. 2016;105:156-66.

CAPÍTULO 5

Cárie dentária: mecanismos das desmineralizações e remineralizações

Ana Carolina Magalhães
Beatriz Martines de Souza
Melissa Thiemi Kato
Marília Afonso Rabelo Buzalaf

INTRODUÇÃO

A cárie dentária é uma das principais doenças bucais que acometem diferentes populações ao longo da vida, com cunho comportamental e sob grande influência das condições socioeconômico-culturais das populações. Apesar de muito se ter trabalhado na prevenção da doença, ainda é altamente prevalente e impactante, em especial nas populações socialmente menos favorecidas, e pode ter efeitos negativos na qualidade de vida das pessoas, devido à perda de função, comprometimento estético, presença de dor e alto custo de tratamento.

Para que estratégias preventivas possam ser devidamente implementadas, é imprescindível que se conheçam a etiologia e os sinais microscópicos e clínicos dessa doença que acomete a estrutura dentária. O primeiro relato caracterizando a cárie dentária como doença multifatorial é de 1962, por Keys,[1] que definiu como fatores para o desenvolvimento da doença: o hospedeiro (presença de dentes), os microrganismos (organizados na forma de biofilme dentário) e a dieta (especificamente o açúcar). Posteriormente, Newbrun[2] incluiu o tempo como fator importante para o desenvolvimento do primeiro sinal da doença, a lesão cariosa.

No passado, entendia-se que a doença cárie dentária era infecciosa e transmissível, devido ao envolvimento de microrganismos e à possibilidade de estes serem transferidos via saliva de um indivíduo ao outro. Atualmente, entende-se que os microrganismos podem ser transferidos, mas isso não é sinônimo de transferência da doença, uma vez que, como já citado neste texto, a cárie dentária tem um forte cunho comportamental, o qual é influenciado por questões sociais, conforme demonstrado na Figura 1.

Como definido por Pitts et al.,[3] a cárie dentária é uma doença dinâmica, multifatorial e mediada por biofilme, que resulta em processos de desmineralização e remineralização dos tecidos dentários, culminando com o sinal clínico – a lesão cariosa. Além disso, a doença cárie é influenciada por outros fatores de risco, como genética, estilo de vida e aspectos socioeconômico-culturais[4] (Figura 1). O biofilme dentário nada mais é que um aglomerado de microrganismos que colonizam a superfície dentária, incorporados em uma matriz rica em polímeros de carboidratos produzidos pelos próprios microrganismos, além de conter ainda proteínas, DNAe, íons e água, sendo também conhecido como placa dentária, conforme discutido no

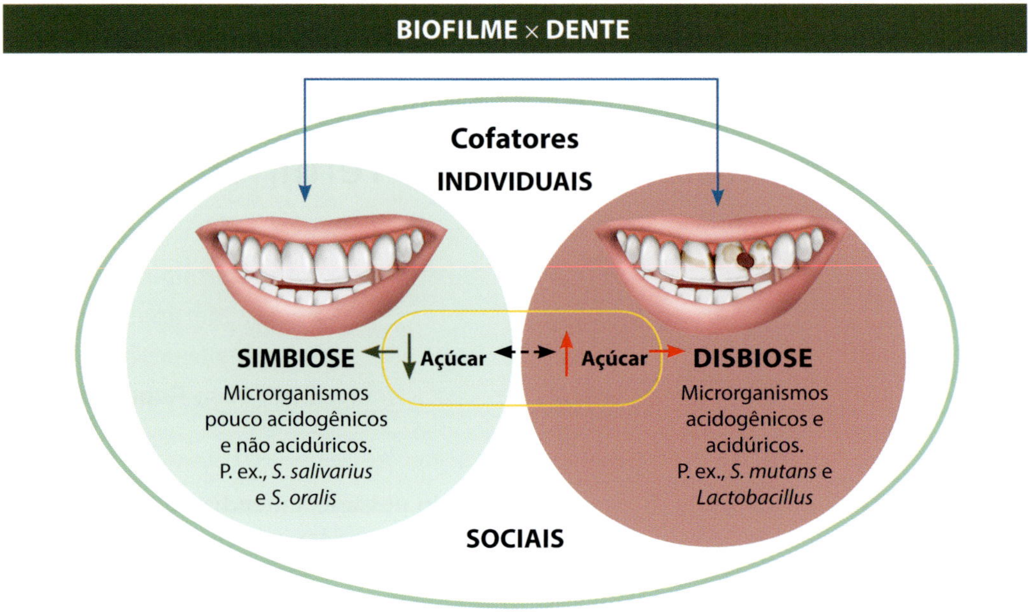

Figura 1 Etiologia multifatorial da cárie dentária, envolvendo prioritariamente a influência da dieta (ingestão frequente de sacarose) na mudança ambiental que induz à disbiose na relação entre biofilme e dente, com o consequente aumento das espécies acidogênicas e acidúricas que causam a doença, cujos cofatores envolvem variáveis individuais e aspectos sociais.

Fonte: acervo dos autores.

Capítulo 4. Quando em simbiose (equilíbrio) com o hospedeiro, esse biofilme traz poucas consequências às estruturas dentárias ou aos tecidos de suporte, pois tem, predominantemente, espécies inócuas ao hospedeiro, como *Streptococcus salivarius* e *Streptococcus oralis* (teoria da placa ecológica de Marsh, 1994).[5] No entanto, mediante mudanças nas condições ambientais locais, por exemplo, pelo consumo frequente de açúcar (em especial a sacarose) há alteração no balanço da microbiota residente no biofilme supragengival, processo chamado disbiose (desequilíbrio), o que pode levar ao desenvolvimento da doença – a cárie dentária[5] (Figura 1).

Essa disbiose do biofilme dentário vem acompanhada pelo domínio de bactérias acidogênicas (produtoras de ácidos a partir do metabolismo anaeróbico do açúcar), acidúricas (vivem bem em ambiente ácido) e produtoras de polissacarídeos extracelulares (PEC). Os PEC aumentam o potencial de aderência entre bactérias, servem como reserva energética, protegem as bactérias contra agentes antimicrobianos e dificultam sua remoção mecânica pela escovação. Com as técnicas microbiológicas existentes, bem como com os avanços nas técnicas moleculares (microbioma), algumas espécies já têm sido associadas com o desenvolvimento da cárie dentária, entre elas *Streptococcus mutans*, *Scardovia wiggsiae, Slackia exigua, Bifidobacteriaceae*, algumas espécies de Lactobacilos e *Candida albicans*.[6,7] Os ácidos são os principais produtos metabólicos dessas espécies (como ácido lático, ácido acético, ácido propiônico, ácido fórmico), sendo esse produto metabólico causador dos danos ao tecido dentário.

Para entender os danos causados pelo ácido microbiano sobre o dente, é importante conhecer a estrutura dentária (formada por mineral, hidroxiapatita, e por conteúdo orgânico, que varia conforme o tipo de tecido dentário) e o conceito de equilíbrio mineral, que é a capacidade de os minerais (hidroxiapatita) manterem sua estrutura inalterada em função do ambiente que os circunda. No esmalte, os minerais em equilíbrio são mantidos na forma de cristais organizados em prismas, e, na dentina, são mantidos estabilizados pela matriz orgânica (colágeno). A saliva e o fluido tanto do tecido como do biofilme dentário representam o ambiente que circunda os cristais de apatita.[8] O equilíbrio não é um fenômeno estático, mas sim determinado por dois eventos importantes que acontecem de forma alternada: desmineralização (perda de minerais do tecido dentário para o ambiente circulante) e remineralização (ganho de minerais oriundos do ambiente circulante pelo tecido dentário).

Em condições fisiológicas, as concentrações de cálcio e fosfato, precursores de hidroxiapatita [lembrando que sua fórmula é $Ca_{10}(PO_4)_6OH_2$, podendo haver substituições iônicas que conferem maior coesão ou não ao cristal], estão dentro de valores em torno de 1-3 mM Ca^{2+} e 3-8 mM PO_4^{3-} na saliva (podendo essas concentrações ser 2-3 vezes maiores no biofilme dentário). Nessas condições, o processo de remineralização é favorecido, porém, em condições em que o ambiente tem pH reduzido, devido à presença de ácidos microbianos, por exemplo, a desmineralização pode acontecer.

Para entender melhor os eventos bioquímicos que regem o desenvolvimento das lesões cariosas, em especial da lesão inicial, caracterizada como mancha branca no esmalte (primeiro sinal clínico da doença), devem-se definir dois conceitos importantes:[9]

- **Produto de solubilidade (Kps):** refere-se às concentrações de Ca^{2+}, PO_4^{3-}, OH^- presentes em solução saturada, elevadas às respectivas potências, necessárias para a formação da hidroxiapatita (HA), cujo valor é específico para dada temperatura e valor de pH. Para a HA pura, o cálculo simplificado é feito da seguinte forma: $(Ca^{2+})^5 \times ([PO_4]^{3-})^3 \times ([OH]^{1-})^1 = 7{,}41 \times 10^{-60}$ mol^9/L^9 (pH 7). Esse valor pode variar conforme as trocas iônicas que ocorrem na hidroxiapatita: $Kps_{HA} = 7{,}41 \times 10^{-60}$ mol^9/L^9; $Kps_{(fluorapatita)} = 3{,}2 \times 10^{-61}$ mol^9/L^9; $Kps_{HAc(hidroxiapatita\ carbonatada)} = 5{,}5 \times 10^{-55}$ mol^9/L^9. Em outras palavras, o valor de Kps para fluorapatita é o menor, isto é, a concentração de íons necessários para sua formação é menor se comparada às outras apatitas (hidroxiapatita pura ou carbonatada). Isso se deve à grande afinidade que o F^- tem pelo Ca^{2+}. Por outro lado, para a formação da hidroxiapatita carbonatada (HAc), precisa-se de maior quantidade de íons que para a hidroxiapatita pura (HA). Dessa forma, a suscetibilidade à dissolução segue este padrão: HAc > HA > FA.
- **Produto de atividade iônica (PAI):** é a quantidade de íons livres ativos presentes no meio aquoso, que pode ser saliva e/ou biofilme (fluido), potencialmente capazes de formar as apatitas.

O PAI é relativamente constante no meio aquoso, uma vez que seu maior determinante é a concentração salivar de Ca^{2+} e PO_4^{3-}. Já o Kps é variável, sendo determinado em função do pH do ambiente e do tipo de apatita (HA, HAc ou FA). Quanto menor o pH, maiores serão as concentrações de Ca^{2+} e PO_4^{3-} necessárias para formar apatita (Figura 2).

Para alcançar o equilíbrio mineral, o Kps deve ser igual ao PAI, isto é, a quantidade

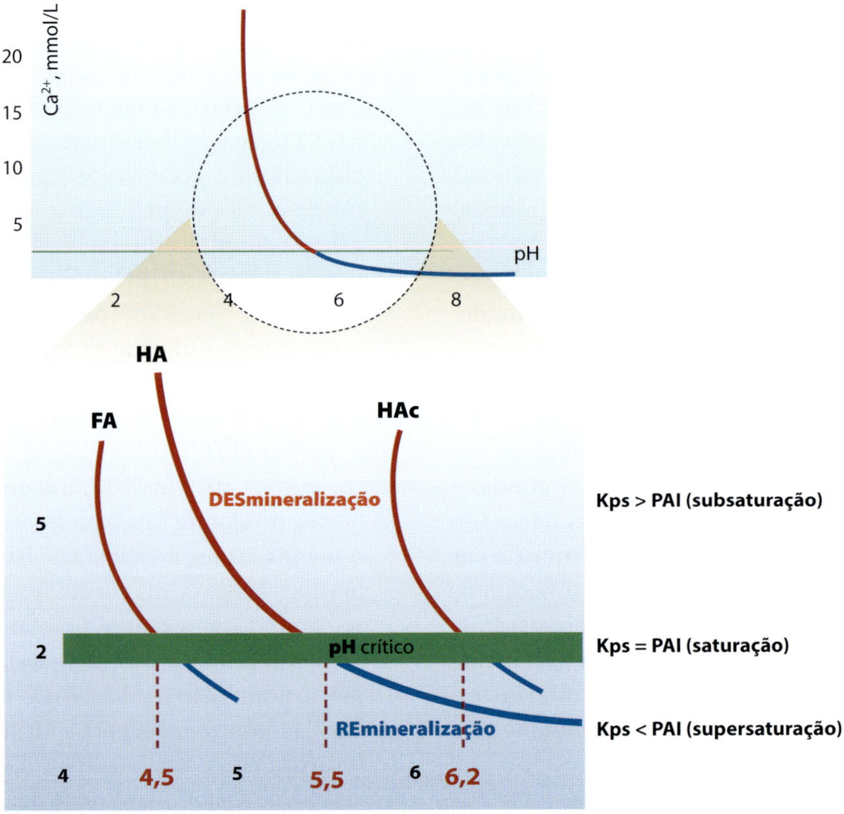

Figura 2 Efeito do pH no produto de solubilidade das apatitas (Kps), expresso em termos da $[Ca^{2+}]$ na saliva, e sua relação com o pH crítico e os processos de desmineralização (DES) e remineralização (RE). A linha verde representa o produto de atividade iônica (PAI) das apatitas, expresso em termos da $[Ca^{2+}]$ livre, disponível para formar as respectivas apatitas. Quando Kps e PAI se interceptam, temos o pH crítico para cada apatita.

FA: fluorapatita; HA: hidroxiapatita; Hac: hidroxiapatita carbonatada.
Fonte: adaptada de Buzalaf et al.[10]

de íons necessários para formar a HA tem que ser igual à quantidade de íons presentes no meio (saliva ou fluido do biofilme) que circunda o tecido dentário. Nessa situação, portanto, PAI = $7{,}41 \times 10^{-60}$ mol^9/L^9. No caso da hidroxiapatita dentária, essa situação só é encontrada quando o pH do meio é em torno de 5,5. Daí vem o conceito de pH crítico, que é o valor de pH do meio (saliva, biofilme) em que este está exatamente saturado em relação ao mineral em questão. Esse valor pode ser estabelecido, uma vez que as concentrações de Ca^{2+} e PO_4^{3-} oriundas da saliva e que fazem parte do biofilme são conhecidas e relativamente constantes.

Quando o pH do biofilme é igual ao pH crítico, o Kps é igual ao PAI, isto é, não há nem ganho nem perda mineral – há o equilíbrio mineral. Como a quantidade de íons para formar a fluorapatita (FA) é menor (Kps é menor), o pH crítico também é menor comparado ao valor para a HA (pH crítico da FA:

4,5), o que caracteriza esse mineral como mais ácido-resistente que a HA pura (pH crítico: 5,5). Por outro lado, o pH crítico para apatita carbonatada (HAc) é ao redor de 6,2, por isso esse cristal é perdido mais facilmente mediante situações de queda de pH, que ocorrem como consequência do metabolismo do açúcar pelas bactérias. A Figura 2 mostra o efeito do pH (eixo x) no produto de solubilidade das diferentes apatitas (eixo y), expresso em termos da [Ca^{2+}] encontrada na saliva e sua relação com o pH crítico, a desmineralização e remineralização.

O meio que circunda os cristais de hidroxiapatita dentários refere-se ao fluido do próprio tecido e ao fluido externo. No caso da cárie dentária, o fluido externo é o do biofilme; já para o desgaste dentário erosivo (abordado no Capítulo 6), a saliva é o meio que deve ser considerado. Em linhas gerais, quando o meio circundante (fluido do biofilme) tem valor de pH correspondente ao valor de pH crítico para determinada apatita, tem-se que o meio está saturado em relação à referida apatita. Portanto, há equilíbrio mineral, como explicado anteriormente. Quando o pH do meio está acima do valor de pH crítico para determinada apatita, este se encontra supersaturado, favorecendo o processo de remineralização dentária (ganho do respectivo mineral). Já quando a situação é oposta, ou seja, o pH do meio se encontra abaixo do valor de pH crítico, há o processo de desmineralização dentária (perda do respectivo mineral ao meio).[8,10,11]

No caso da cárie dentária, o valor de pH do biofilme, após a produção de ácido pelos microrganismos, fica em torno de 4,5 e 5, isto é, abaixo do pH crítico para a hidroxiapatita pura (pH crítico 5,5), ocorrendo a desmineralização (Figura 3). Quanto maior a frequência de consumo do açúcar, mais frequentes são as quedas de pH, o que tem consequências mais danosas à estrutura dentária, pois o desenvolvimento da lesão cariosa é consequência do efeito cumulativo dos episódios de desmineralização (perda da HA dentária devido ao pH do biofilme < pH crítico para HA, isto é, PAI < Kps) (Figura 3). Outro fator, além da frequência de ingestão do açúcar, que afeta o tempo em que o pH do biofilme fica abaixo do crítico, é a presença de PEC. Os PEC reduzem o efeito tampão da saliva, por impedirem a penetração de componentes salivares no interior do biofilme. Os PEC são formados a partir da ação de algumas espécies, em especial *S. mutans*, que expressam glicosiltransferases na membrana, as quais polimerizam glicose especialmente a partir de sacarose, formando polímeros insolúveis como o mutano, que conferem adesão e proteção aos microrganismos do biofilme.[12] Algumas espécies podem ainda produzir polímeros extracelulares solúveis de glicose e frutose, assim como intracelulares de glicose, que servem como reserva extracelular e intracelular, respectivamente.

Quando o consumo de açúcar é frequente, o pH do biofilme dentário (pH entre 4,5-5,5) fica geralmente abaixo do pH crítico para hidroxiapatita pura (HA) e carbonatada (HAc), mas igual ou acima do crítico para fluorapatita (FA), isto é, há perda de HA e HAc dentária para o meio. Por outro lado, há o equilíbrio ou favorecimento do ganho de FA dependendo do valor exato de pH do biofilme (Figura 4A). As reações químicas que ocorrem entre a HA e o H^+ oriundo dos ácidos microbianos (entre eles o ácido lático, acético, fórmico e propiônico, a depender das condições atmosféricas, da concentração de açúcar e espécie microbiana), responsáveis pela queda de pH, estão representadas na Figura 4B. O H^+ liberado pela dissociação do ácido reage com a HA, liberando ao meio Ca^{2+}, fosfato em suas diferentes fases (HPO_4^{2-},

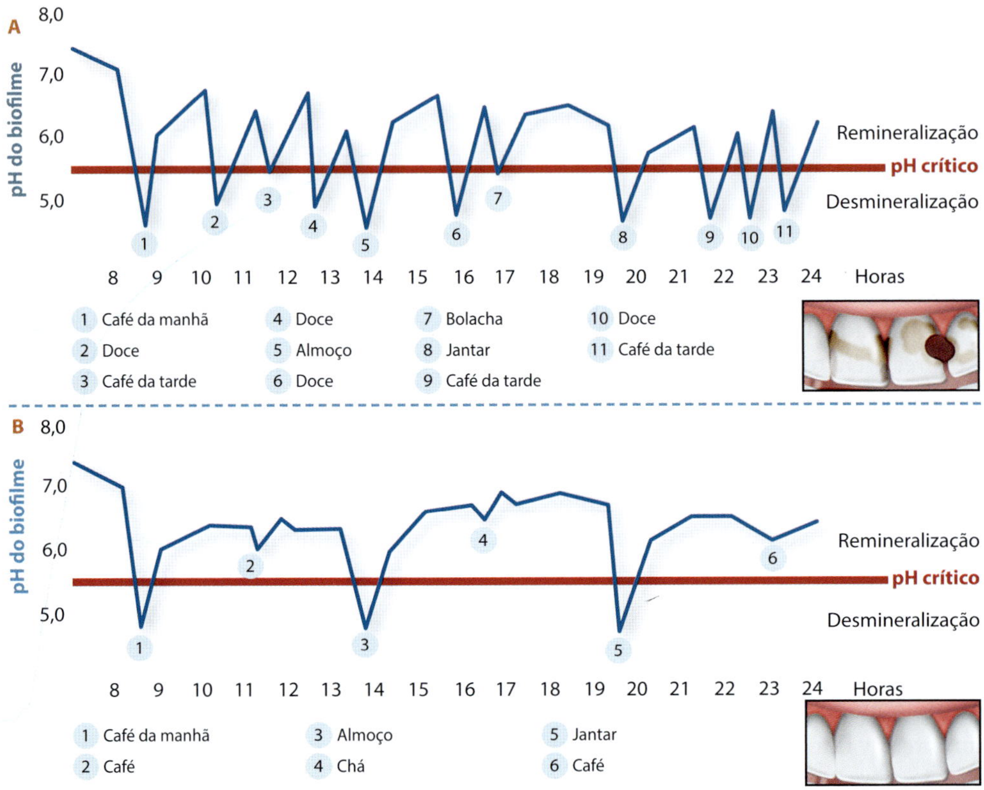

Figura 3 Duas situações distintas que demonstram que a frequência de consumo do açúcar é determinante das quedas de pH do biofilme (A) alta frequência e (B) baixa frequência e, consequentemente, dos danos à estrutura dentária pelo efeito cumulativo dos processos de desmineralização. A ingestão frequente de açúcar (> 6 vezes ao dia) é um fator de risco para o desenvolvimento da cárie dentária.

Fonte: acervo das autoras.

$H_2PO_4^-$ e H_3PO_4) e água, o que pode induzir à perda de mineral do dente até que a ação do H^+ seja neutralizada, especialmente pelo HCO_3^- (bicarbonato – responsável pelo efeito tampão salivar), mediante contato da saliva com o biofilme.

Como consequência das frequentes quedas do pH (entre 4,5-5), os cristais de HA e HAc são perdidos, ao passo que os cristais de FA são depositados sobre a superfície da estrutura dentária, devido à rápida reação que o fluoreto tem com os cristais parcialmente desmineralizados na superfície dentária, o que gera, como sinal clínico inicial, alterações de cor e textura do tecido (mancha branca evidente para o esmalte dentário) e microscopicamente, uma lesão de subsuperfície, conforme demonstra a Figura 5, obtida a partir do equipamento denominado microrradiografia transversal.

PARTICULARIDADES DA FORMAÇÃO DA LESÃO CARIOSA EM ESMALTE

Os cristais de HA têm formato hexagonal, com os íons cálcio ocupando os vértices

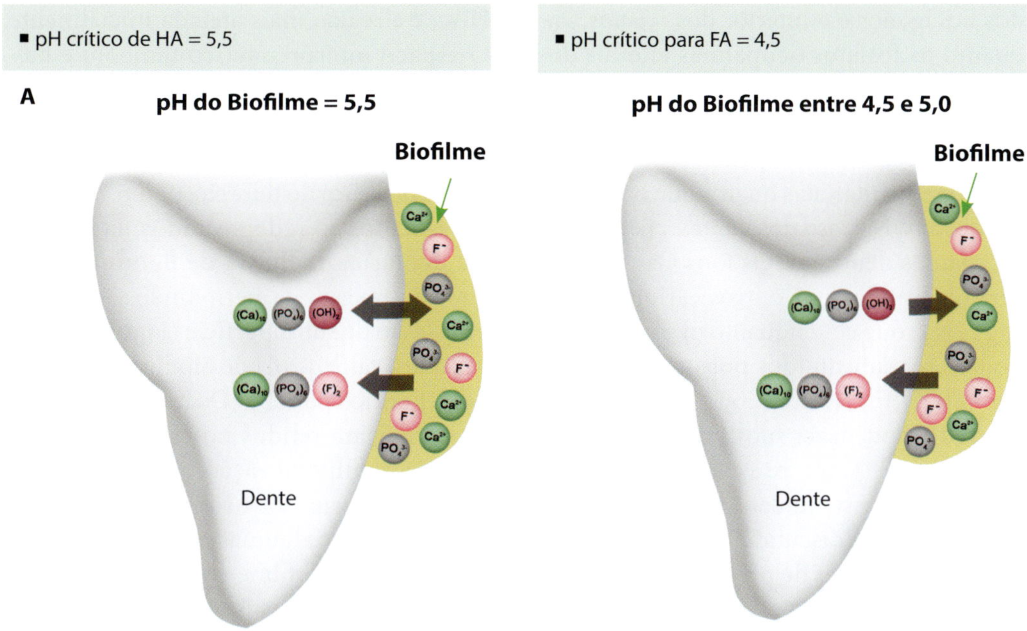

B

$$Ca_{10}(PO_4)_6(OH)_2{}^* + 8H^+ \rightarrow 10Ca^{2+} + 6HPO_4^{2-} + 2H_2O$$

$$HPO_4^{2-} + H^+ \leftrightarrow H_2PO_4^- + H^+ \leftrightarrow H_3PO_4$$

Figura 4 A: representa as reações que ocorrem na superfície do esmalte em função das variações de pH do biofilme (pH = 5,5: equilíbrio para a HA e ganho de FA; pH 4,5-5,5: perda de HA e ganho de FA). B: reação simplificada HA pura com o H^+ oriundo da dissociação do ácido microbiano.

* A apatita apresenta substituições que podem ter implicação na reação anteriormente descrita.
HA: hidroxiapatita.
Fonte: acervo das autoras.

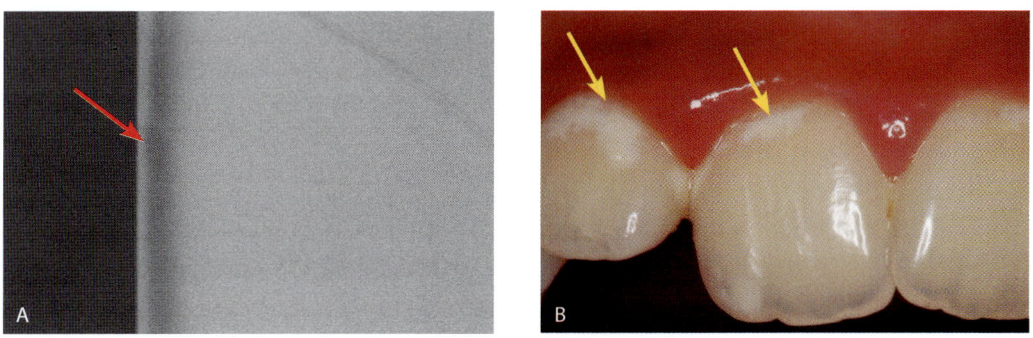

Figura 5 A: perfil subsuperficial da lesão cariosa inicial em esmalte (seta vermelha – camada superficial). B: lesão cariosa inicial vista clinicamente (setas amarelas – mancha branca).

Fonte: acervo das autoras.

dos hexágonos e o interior dos cristais, enquanto os fosfatos ocupam as laterais dos hexágonos. As hidroxilas ocupam o centro dos hexágonos. Os cristais de HA apresentam impurezas, sendo, por isso, conhecidos como bioapatitas, nas quais pode haver trocas de íons. No caso dos dentes, chamam-se de apatitas dentárias. Os íons Ca^{2+} podem ser substituídos por outros cátions, como Mg^{2+}, Na^{+} ou Sr^{+2}, enquanto os íons $(PO_4)^{3-}$ podem ser substituídos por outros ânions, como $(CO_3)^{2-}$, $(HCO_3)^{-}$ ou $(HPO_4)^{2-}$. Já os íons OH^{-} podem ser substituídos $(HCO_3)^{-}$, Cl^{-} ou F^{-}.[13,14] Com essas substituições, há alteração na cristalinidade e na solubilidade do cristal, como discutido anteriormente em relação aos valores de pH crítico.

Os cristais de apatita do esmalte são finos (cerca de 50 μm) e longos (cerca de 100 μm), e estão altamente empacotados, constituindo os prismas de esmalte, divididos em regiões prismáticas e interprismáticas. O esmalte apresenta mais fluoreto incorporado à superfície em comparação ao limite amelodentinário. O espaço entre os cristais é ocupado por água (cerca de 11% em volume) e material orgânico (2% em volume). Por conta do alto conteúdo mineral (87% em volume), o esmalte é considerado o tecido mais mineralizado do nosso corpo, tendo propriedades similares às da HA pura (densidade = 2,95 g/cm³). O esmalte é translúcido por conta da diferença no índice de refração da HA (1,62) e da água que circunda os cristais (1,33).[8,14]

Na presença dos ácidos microbianos, estes entram no esmalte pelas porosidades preenchidas com água, havendo destruição dos cristais. Conforme a porosidade aumenta, eleva-se também a penetrabilidade ao ácido, permitindo a dissolução de HAc primeiramente e, na sequência, de HA. Como o centro do prisma possui bastante HAc, é a região mais afetada inicialmente. O espaço interprismático também é bastante afetado devido à porosidade,[15] o que dá uma aparência mais escura à região no microscópio eletrônico de varredura (Figura 6). Na presença do fluoreto, os íons perdidos do esmalte são redepositados na superfície dentária, na forma de fluorapatita ou flúor-hidroxiapatita, permitindo a criação de uma lesão de subsuperfície (Figura 5), uma vez que o valor de pH do biofilme está acima do pH crítico para FA. Os íons perdidos do esmalte ficam retidos no biofilme, favorecendo a remineralização quando o pH do biofilme retorna aos níveis iniciais (> 5,5). Além dos íons, algumas proteínas salivares presentes no biofilme (proteínas ricas em prolina, estaterina e histatina, que interagem com o cálcio) ajudam na manutenção desses íons no biofilme e eventuais interações com o dente. Essa lesão microscópica em esmalte caracteristicamente subsuperficial, conforme a progressão, começa a aparecer clinicamente como lesão de mancha branca (Figura 7).

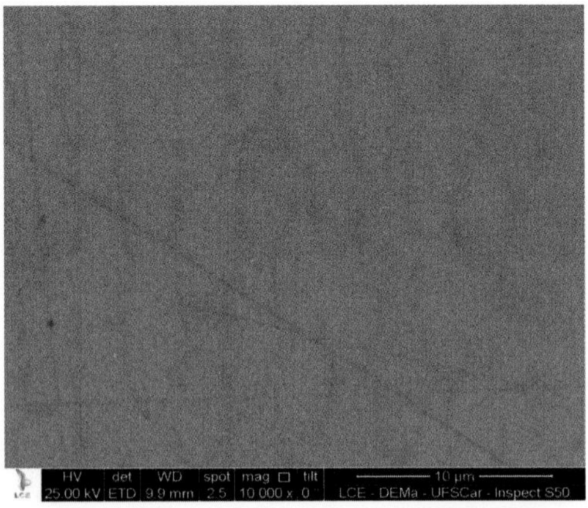

Figura 6 Visão microscópica da lesão de cárie mostrando a interface entre prismas e interprismas mais escurecida (aparência de "favos de mel").

Fonte: acervo das autoras.

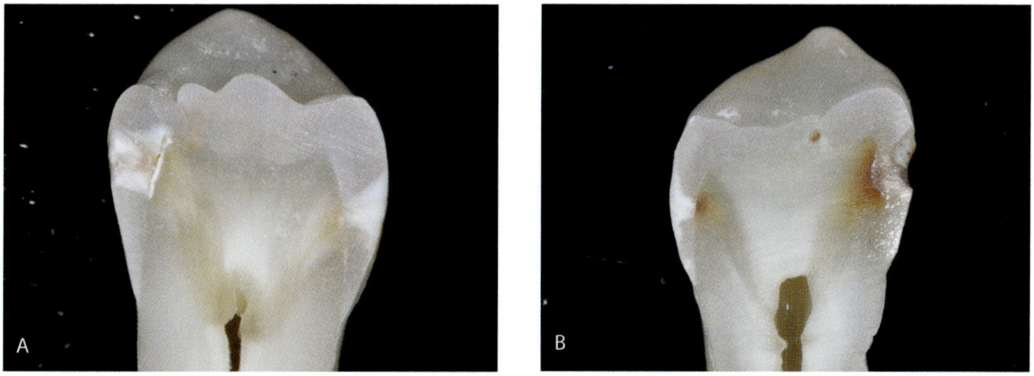

Figura 7 Visão da progressão clínica da lesão cariosa na superfície proximal de pré-molares. Notam-se lesões de mancha branca – (A) sem e (B) com cavitação e envolvimento da dentina (especialmente na lesão cavitada).

Fonte: imagens gentilmente cedidas por Annette Wiegand, Universidade de Göttingen, Alemanha.

A lesão de subsuperfície, em um corte longitudinal e vista em microscópio, apresenta quatro zonas distintas:

1. A camada superficial pseudointacta, rica em fluoreto, com um volume de poros menor que 1% (profundidade de 20-50 μm).
2. Corpo da lesão, em que há maior perda mineral com volume de poros maior que 5% (profundidade de 30-110 μm).
3. Zona escura, que recebe esse nome porque se apresenta escurecida quando examinada em microscopia de luz transmitida com embebição em quinolina, e contém 2-4% de volume de poros, alguns maiores e outros menores (microporos), formada em consequência do acúmulo de processos de desmineralização e remineralização.
4. Zona translúcida, mais interna, com poucos poros grandes e conteúdo reduzido de carbonato e magnésio em virtude da remineralização (Figura 8).[8,16]

Lesões subsuperficiais rasas podem não ser vistas clinicamente. Conforme há a progressão da desmineralização, manchas brancas podem surgir visualmente, devido às mudanças nas propriedades ópticas do tecido, que ocorrem pelo aumento da porosidade do esmalte, conforme Figuras 5 e 7. Com o aumento da porosidade, o ar ocupa os poros no tecido, dando o aspecto esbranquiçado após a secagem da superfície, em razão da diferença do índice de refração (IR 1,66) entre a HA e o ar (IR 1). Nessas situações, provavelmente a lesão está mais superficial. Se a mancha branca é visível em ambiente úmido, isso reflete maior desmineralização em profundidade (maior quantidade de poros), já que a diferença entre o IR da água (IR 1,33) e o da HA não é tão grande quanto a do IR da HA em relação ao valor para o ar. Se o processo de desmineralização superar o de remineralização, a lesão inicial em esmalte pode progredir apresentando alterações de seu aspecto e textura (mancha branca sem brilho e rugosa, podendo ter microcavitações) até a cavitação propriamente dita e o avanço da lesão para a dentina (Figura 7b).

A lesão de mancha branca é passível de remineralização e reversibilidade, como reportado por Backer Dirks em 1996.[17] Nesse

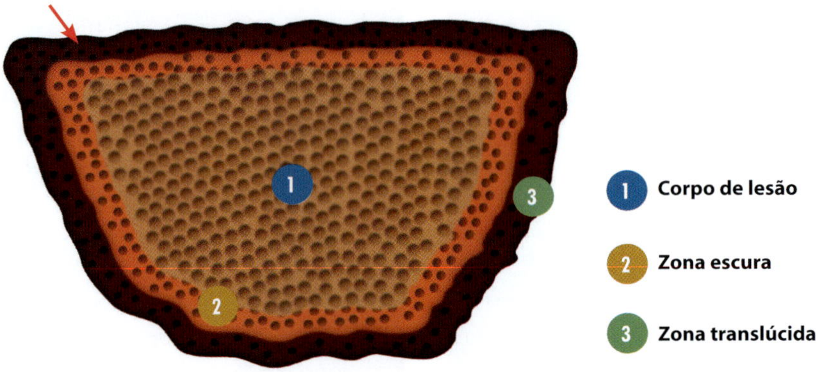

Figura 8 Divisão microscópica das camadas da lesão cariosa inicial de subsuperfície no esmalte. A seta vermelha aponta para a camada superficial.

Fonte: acervo das autoras.

trabalho, foram examinadas 184 superfícies vestibulares de primeiros molares permanentes superiores quando as crianças tinham 8 anos, dividindo-as em três categorias: superfícies sadias, com lesão de mancha branca ou com cavitação. No primeiro exame, 93 superfícies se apresentavam sadias, 72 com lesões de mancha branca e 19 com cavitação. Quando as mesmas superfícies foram novamente examinadas após 7 anos, sem ter sido feito nenhum tipo de tratamento, das 72 superfícies que anteriormente apresentavam manchas brancas, 37 tinham se tornado sadias.[17] Para o entendimento desses resultados, deve-se lembrar que, aos 8 anos, os molares podem não se encontrar totalmente irrompidos, assim a coroa clínica deles pode ter aumentado no período entre 8-15 anos. Isso significa que a região da mancha branca pode ter sido mais bem higienizada conforme a coroa do molar foi exposta. Para a remineralização dos cristais parcialmente desmineralizados, é necessário o aumento do pH do meio (favorecido pela presença de HCO_3^-) e que este esteja supersaturado em relação à HA ($[Ca^{2+}]$ e $[PO_4^{3-}]$). A Figura 9 representa como ocorre a transformação do sal mais simples de fosfato de cálcio em hidroxiapatita.[11] A presença de fluoreto no ambiente pode acelerar o processo de remineralização (Capítulo 7). Também foi demonstrado no trabalho citado que algumas lesões de mancha branca progrediram, o que pode ao longo do tempo comprometer o complexo dentino-pulpar, como abordado na sequência deste capítulo.

PARTICULARIDADES DA FORMAÇÃO DA LESÃO CARIOSA EM DENTINA (COMPLEXO DENTINO-PULPAR)

Enquanto o esmalte é composto por 87% de mineral em volume, com um pequeno

$$CaHPO_4.2H_2O + 9Ca^{2+} + 5PO_4^{3-} + 12HCO_3^- \rightarrow Ca_8H_2(PO_4)_6.5H_2O + 2Ca^{2+} + 2H_2O + 12CO_2 + 3O_2 + OH^- \rightarrow Ca_{10}(PO_4)_6(OH)_2^* + 7H_2O + 12CO_2 + 2O_2 + OH^-$$

Figura 9 Processo de formação da hidroxiapatita a partir de sais de fosfato (fosfato de cálcio monobásico e fosfato octacálcio), em condições de supersaturação de cálcio e fosfato (pH > 5,5).

* Na presença de fluoreto, pode ocorrer a substituição no grupo hidroxila.

conteúdo orgânico, a dentina tem cerca de 50% em volume de mineral (principalmente HAc) e um conteúdo orgânico maior (30% em volume), constituído principalmente por colágeno do tipo I (também contém outras moléculas, como proteoglicanas e fosfoproteínas), além da água (20% em volume).[14] Devido às diferentes composições percentuais entre o esmalte e a dentina em termos de conteúdos minerais e orgânicos, a progressão da lesão de cárie nesses dois tipos de tecidos é distinta. No esmalte, ocorre um processo puramente químico, caracterizado pela dissolução dos cristais de apatita por ácidos, como mencionado anteriormente. Já a dentina, por ter cristais menores e um conteúdo maior de HAc, cujo pH crítico é 6,2, tem um processo de desmineralização mais acelerado mediante pequenas variações de pH. Enquanto os microrganismos não conseguem penetrar no esmalte e na dentina coronária, a não ser após a cavitação, as superfícies radiculares já são invadidas por bactérias no estágio inicial do processo de formação da lesão de cárie.

A desmineralização da dentina expõe a matriz orgânica e, ao mesmo tempo, ativa proteases, que degradam a matriz orgânica desmineralizada.[18] Assim, a progressão da lesão de cárie em dentina não é um processo puramente químico, mas bioquímico, no qual a desmineralização expõe a matriz orgânica à degradação enzimática (Figura 10). As principais fontes de proteases presentes na cavidade bucal são as bactérias e o hospedeiro. As enzimas bacterianas não são capazes de degradar o colágeno intacto,[19] havendo, portanto, falta de evidências em relação ao papel de enzimas bacterianas na progressão da cárie dentinária. Por outro lado, há evidências suficientes acerca do papel de enzimas derivadas do hospedeiro, tanto da saliva quanto da própria dentina, nesse processo.[20] As enzimas derivadas do hospedeiro pertencem a classes distintas, destacando-se duas: as metaloproteinases da matriz (MMP) e as cisteíno-catepsinas (CC).[21] Métodos analíticos de alta *performance* indicam que enzimas de ambas as famílias podem ser secretadas por odontoblastos[22-24] e/ou por outros tipos celulares do tecido pulpar.

Em 1983, Dayan et al.[25] demonstraram que a dentina intacta, em especial a dentina cariada, tinha atividade de colagenase contra um peptídeo sintético. Naquela época, esse achado foi praticamente ignorado porque se acreditava que a dentina cariada tivesse colagenase bacteriana e também porque o conhecimento sobre as MMP ainda era bastante limitado. Na verdade, o artigo de Dayan et al.[25] foi publicado dois anos antes de a própria nomenclatura "MMP" ser introduzida na literatura. Foi apenas em 1998 que Tjäderhane et al.[18] identificaram, pela primeira vez, MMP-2, MMP-8 e MMP-9 em extratos de dentina cariada, sugerindo que a atividade gelatinolítica desse tecido poderia estar, pelo menos em parte, relacionada à presença dessas enzimas. Nesse mesmo trabalho, a cultura celular de microrganismos isolados do biofilme de indivíduos com atividade de cárie não detectou qualquer espécie que apresentasse o mesmo nível de atividade gelatinolítica, indicando que essa atividade seria provavelmente devida a uma resposta do próprio hospedeiro.

Um aspecto muito importante em relação às MMP é que elas são sintetizadas como proenzimas, as quais, nessa condição, não estão ativas. Na cavidade bucal, a queda de pH em virtude do metabolismo de açúcares pelas bactérias do biofilme, com consequente produção de ácidos, não só promove desmineralização como também ativa essas enzimas pela clivagem do seu domínio pró, processo chamado de ativação ácida. Entretanto, as MMP não exercem atividade colagenolítica

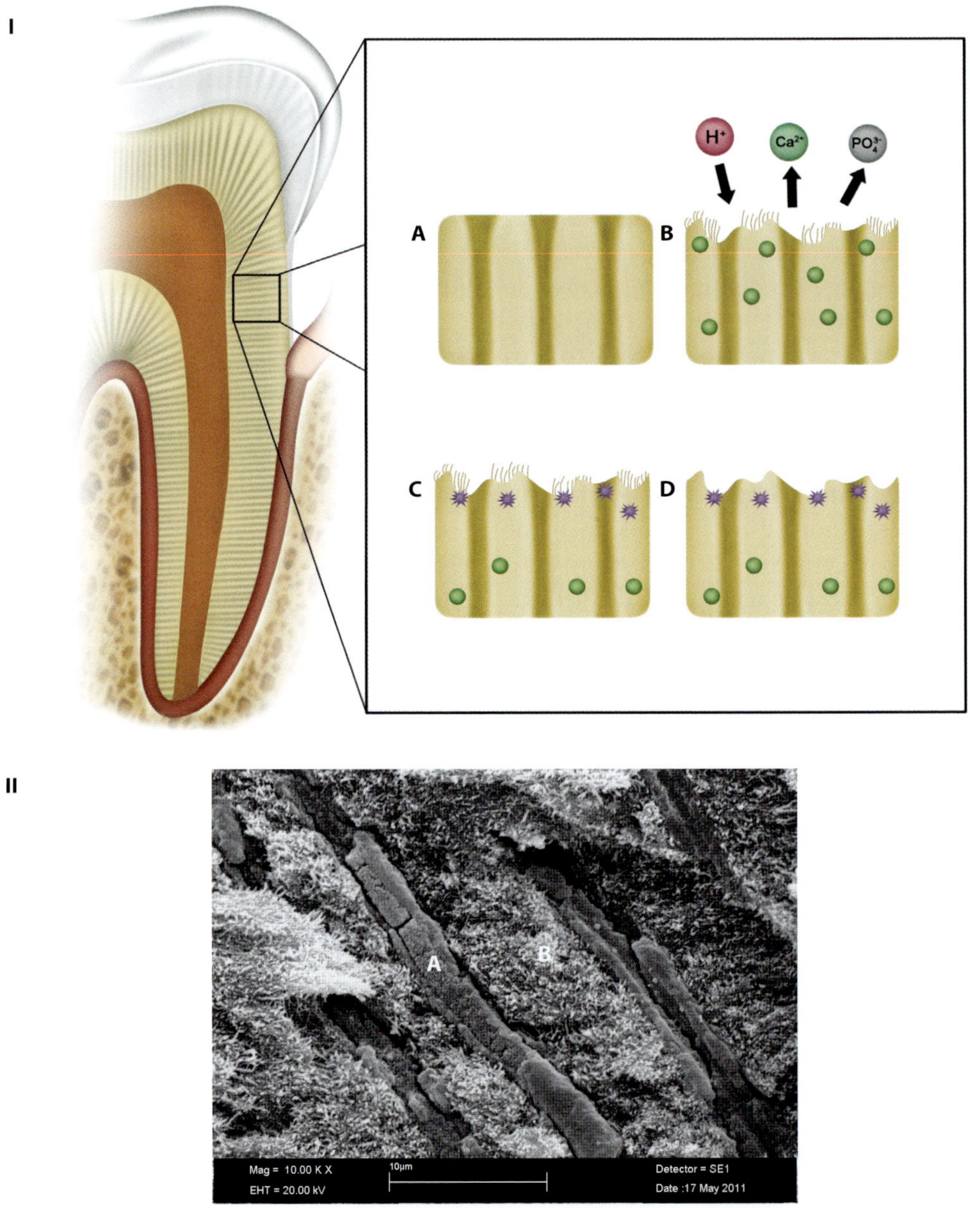

Figura 10 I: progressão da lesão cariosa em dentina. A: dentina sadia. B: quando as bactérias do biofilme produzem ácido, ocorre desmineralização, expondo a matriz orgânica e, ao mesmo tempo, ativando as MMP – metaloproteinases de matriz (verde). Entretanto, em pH ácido, as MMP não exercem atividade catalítica. C: quando o pH volta à neutralidade, pela ação dos tampões salivares, as MMP tornam-se ativas (roxo) e (D) degradam a matriz orgânica desmineralizada. II: imagem de microscopia eletrônica de varredura (MEV em corte transversal), mostrando a dentina coronária desmineralizada, com áreas de exposição das fibrilas próximas à superfície externa da amostra (seta). A: dentina intratubular. B: dentina intertubular.

Fonte: imagem II gentilmente cedida por Marcela Calabria e José Carlos Pereira – FOB-USP.

enquanto o pH do ambiente estiver baixo, ou seja, só degradam o colágeno exposto pela desmineralização quando o pH retorna à neutralidade, devido à ação dos tampões salivares[18] (Figura 11). Em adição, as MMP latentes também podem ser ativadas por CC (estas últimas podem estar funcionalmente ativas em pH ácido).[26] Assim, os eventos necessários para a ativação das MMP e a atividade funcional tanto das MMP como das CC ocorrem no processo carioso, no qual há queda do pH devido ao influxo de ácidos bacterianos que provoca desmineralização, expondo as fibrilas de colágeno e, ao mesmo

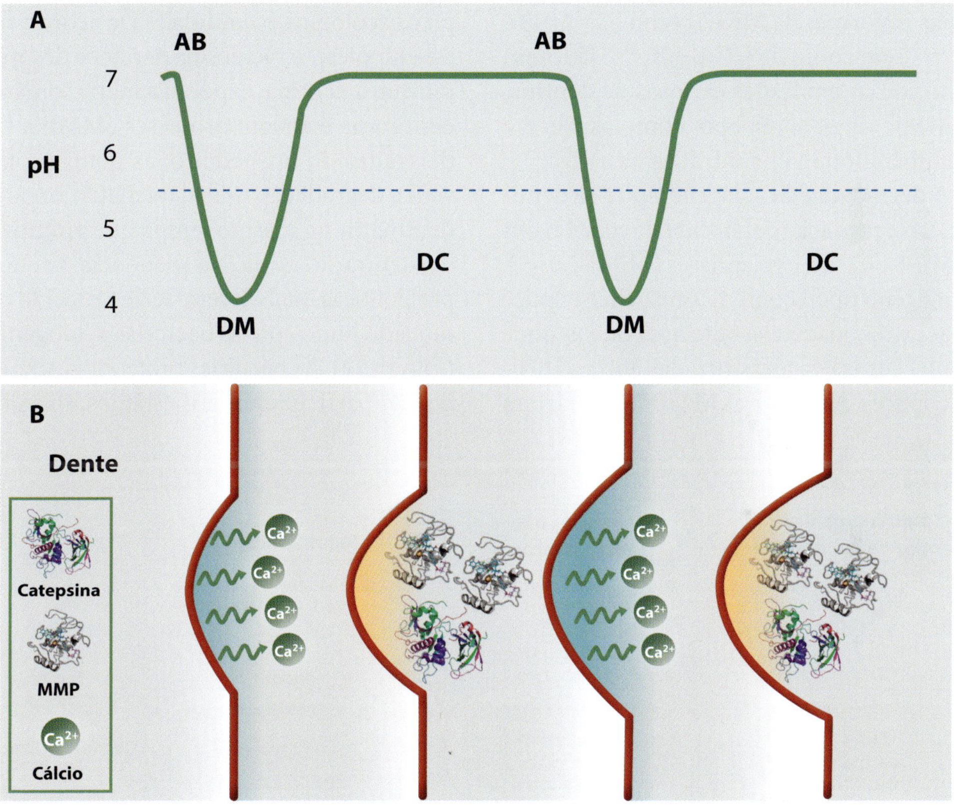

Figura 11 Apresentação esquemática das sequências alternadas de desmineralização e degradação da matriz orgânica em uma lesão de cárie em dentina, demonstrando as mudanças no pH (A) e mudanças correspondentes na lesão cariosa (B). Imediatamente depois da produção de ácidos pelas bactérias (AB), o pH diminui abaixo do nível no qual a desmineralização (DM) ocorre (pH < 5,5 para HA, linha pontilhada). Nesses valores de pH, as MMP latentes são convertidas nas formas ativas. Em função do tampão salivar, o pH aumenta lentamente, mas a desmineralização continua até o pH 5,5. Durante a desmineralização, as fibrilas de colágeno da matriz orgânica ficam expostas. Durante o pH baixo, a atividade das MMP é baixa. Com o aumento do pH, a atividade das MMP aumenta e, então, a matriz de colágeno desmineralizada é hidrolisada (DC). A sequência é repetida a cada desafio ácido.

DC: degradação das fibrilas de colágeno; DM: período de desmineralização; MMP: metaloproteinases de matriz.
Fonte: ilustração modificada de Tjäderhane et al.[20]

tempo, ativando as MMP dentinárias e salivares, as quais degradam o colágeno desmineralizado (Figura 10). Considerando que as CC podem degradar diretamente o colágeno em pH ácido e que também podem ativar as MMP, as quais agem em pH neutro, a ação conjunta dessas duas classes enzimáticas orquestra a degradação da matriz orgânica dentinária após a desmineralização, levando à rápida progressão do processo carioso. Várias isoformas de MMP, como –2,–3, –8 e –9,[18,27] bem como de CC B e K,[28,29] já foram identificadas em lesões cariosas de dentina. As MMP –2, –8 e –9, bem como as CC B e D também foram encontradas na saliva.[21]

A degradação do colágeno tipo I da dentina ocorre pela ação conhecida de colagenases (MMP-8 e CC K) e gelatinases (MMP-2 e –9). O colágeno tipo I contém uma hélice tríplice e, nas extremidades, há os telopeptídeos, onde acontecem as ligações cruzadas entre as hélices tríplices. A CC K e as MMP-2 e –9 clivam o colágeno nas regiões dos telopeptídeos, gerando monômeros de colágeno tipo I (ainda hélices tríplices), que são então clivados pela CC K em regiões diversas e pelas colagenases intersticiais (MMP-2 e –8) em uma região específica originando os fragmentos.[30]

Essa ação proteolítica foi adicionada à hipótese da placa ecológica[6] a fim de se aplicar à etiologia da cárie de dentina coronária e radicular, ao que se chamou de hipótese da placa ecológica estendida.[31] De acordo com essa hipótese, os ácidos bacterianos desmineralizam a dentina, expõem a matriz orgânica dentinária e ativam proteases (MMP e CC) derivadas do hospedeiro, as quais promovem a degradação inicial da matriz orgânica dentinária, ao mesmo tempo que promovem desnaturação ácida. Na sequência, bactérias proteolíticas estabelecem-se nesse tecido modificado junto com as bactérias acidogênicas (Figura 12). As bactérias proteolíticas, apesar de não participarem dos estágios iniciais de

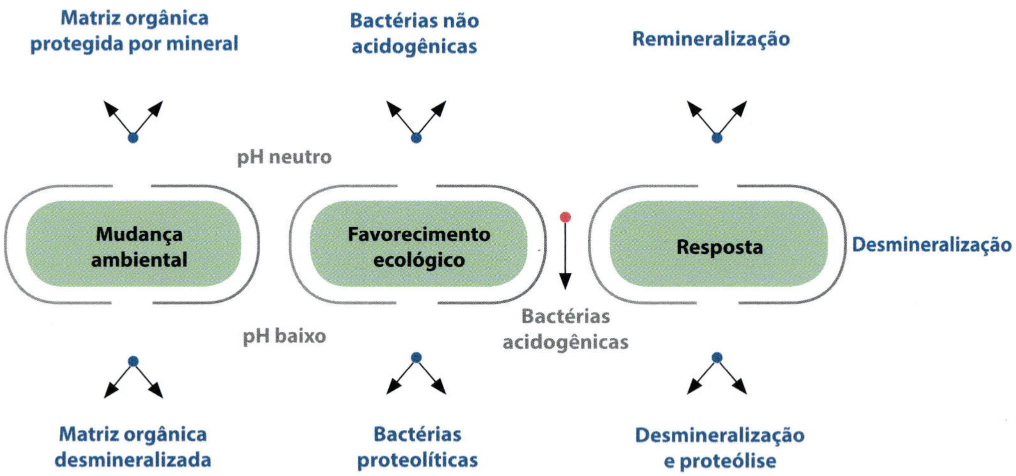

Figura 12 Teoria da hipótese da "placa ecológica estendida" para a dentina, demonstrando que a mudança ambiental (presença da matriz orgânica desmineralizada) pode proporcionar favorecimento ecológico, induzindo à disbiose (maior proporção de bactérias proteolíticas) e, consequentemente, a um aumento da proteólise e progressão da lesão cariosa.

Fonte: ilustração modificada de Takahashi e Nyvad.[31]

degradação do colágeno, podem metabolizar as proteínas já parcialmente degradadas e estar envolvidas em uma fase mais avançada da degradação da matriz orgânica da dentina.

A microbiota da cárie dentinária consiste em bactérias acidogênicas/acidúricas, como *Streptococcus mutans, Lactobacillus* e *Bifidobacterium*, já citadas anteriormente, e bactérias proteolíticas, como espécies *Prevotella* e *Propionibacterium*, apresentando variações entre a superfície oclusal e radicular devido à influência da saliva e/ou do fluido gengival. A invasão polimicrobiana da dentina e sua degradação disparam respostas inflamatórias na polpa, resultando em diferentes tipos de pulpite. Em lesões muito profundas, ocorre infecção polimicrobiana na polpa dentária e risco de morte pulpar.[31]

CONSIDERAÇÕES FINAIS

Conforme se discutiu inicialmente, a doença cárie dentária tem impacto negativo na qualidade de vida das pessoas, especialmente quando atinge o complexo dentino-pulpar, pois pode causar dor, perda de função/estética e necessidade de tratamento. Dessa forma, conhecer sua etiologia multifatorial e a influência de indicadores sociais, bem como seu desenvolvimento do ponto de vista bioquímico e microscópico, pode possibilitar ao cirurgião-dentista melhor preparo para o diagnóstico clínico precoce, quando os sinais ainda envolvem esmalte apenas, assim como para a aplicação de medidas preventivas e interceptativas que realmente tenham potencial para controlar não somente a progressão da lesão cariosa mas também a doença em si.

REFERÊNCIAS

1. Keyes PH. Recent advances in dental research: bacteriology. Int Dent J. 1962;12(4):443-64.
2. Newbrun E. Cariology. 2.ed. Baltimore: Williams & Wilkins; 1983.
3. Pitts NB, Zero DT, Marsh PD, Ekstrand K, Weintraub JA, Ramos-Gomez F, et al. Dental caries. Nat Rev Dis Primers. 2017;3:17030.
4. Lingström P, Simark Mattsson C. Chapter 2: Oral conditions. Monogr Oral Sci. 2020;28:14-21.
5. Marsh PD. Microbial ecology of dental plaque and its significance in health and disease. Adv Dent Res. 1994;8(2):263-71.
6. Takahashi N, Nyvad B. The role of bacteria in the caries process: ecological perspectives. J Dent Res. 2011;90(3):294-303.
7. Marsh PD, Zaura E. Dental biofilm: ecological interactions in health and disease. J Clin Periodontol. 2017;44(Suppl 18):S12-S22.
8. Fejerskov O, Kidd E. Dental caries: The disease and its clinical management. Oxford: Blackwell Mukksgaard; 2008.
9. Ten Cate JM, Featherstone JD. Mechanistic aspects of the interactions between fluoride and dental enamel. Crit Rev Oral Biol Med. 1991;2:283-96.
10. Buzalaf MAR, Pessan JP, Honório HM, Ten Cate JM. Mechanisms of action of fluoride for caries control. Monogr Oral Sci. 2011;22:97-114.
11. Aoba T. Solubility properties of human tooth mineral and pathogenesis of dental caries. Oral Dis. 2004;10(5):249-57.
12. Koo H, Falsetta ML, Klein MI. The exopolysaccharide matrix: a virulence determinant of cariogenic biofilm. J Dent Res. 2013;92(12):1065-73.
13. LeGeros RZ. Calcium phosphates in oral biology and medicine. Monogr Oral Sci. 1991;15:1-201.
14. Magalhães AC, Oliveira RC, Buzalaf MAR. Bioquímica básica e bucal. Rio de Janeiro: Guanabara Koogan; 2017.
15. Frank RM. Structural events in the caries process in enamel, cementum, and dentin. J Dent Res. 1990;69:559-66;634-556.
16. Deyhle H, White SN, Bunk O, Beckmann F, Müller B. Nanostructure of carious tooth enamel lesion. Acta Biomater. 2014;10(1):355-64.
17. Backer Dirks O. Posteruptive changes in dental enamel. J Dent Res. 1966;45:503-11.
18. Tjäderhane L, Larjava H, Sorsa T, Uitto VJ, Larmas M, Salo T. The activation and function of host matrix

metalloproteinases in dentin matrix breakdown in caries lesions. J Dent Res. 1998;77(8):1622-9.
19. van Strijp AJ, van Steenbergen TJ, Ten Cate JM. Bacterial colonization of mineralized and completely demineralized dentine in situ. Caries Res. 1997;31(5):349-55.
20. Tjäderhane L, Buzalaf MAR, Carrilho M, Chaussain C. Matrix metalloproteinases and other matrix proteinases in relation to cariology: the era of "dentin degradomics". Caries Res. 2015;49(3):193-208.
21. Buzalaf MAR, Charone S, Tjäderhane L. Role of host-derived proteinases in dentine caries and erosion. Caries Res. 2015;49(Suppl 1):30-7.
22. Palosaari H, Pennington CJ, Larmas M, Edwards DR, Tjäderhane L, Salo T. Expression profile of matrix metalloproteinases (MMPs) and tissue inhibitors of MMPs in mature human odontoblasts and pulp tissue. Eur J Oral Sci. 2003;111(2):117-27.
23. Palosaari H, Wahlgren J, Larmas M, Rönkä H, Sorsa T, Salo T, et al. The expression of MMP-8 in human odontoblasts and dental pulp cells is down-regulated by TGF-beta1. J Dent Res. 2000;79(1):77-84.
24. Tersariol IL, Geraldeli S, Minciotti CL, Nascimento FD, Pääkkönen V, Martins MT, et al. Cysteine cathepsins in human dentin-pulp complex. J Endod. 2010;36(3):475-81.
25. Dayan D, Binderman I, Mechanic GL. A preliminary study of activation of collagenase in carious human dentine matrix. Arch Oral Biol. 1983; 28(2):185-7.
26. Nagase H. Activation mechanisms of matrix metalloproteinases. Biol Chem. 1997;378(3-4):151-60.
27. Mazzoni A, Papa V, Nato F, Carrilho M, Tjäderhane L, Ruggeri A Jr, et al. Immunohistochemical and biochemical assay of MMP-3 in human dentine. J Dent. 2011;39(3):231-7.
28. Nascimento FD, Minciotti CL, Geraldeli S, Carrilho MR, Pashley DH, Tay FR, et al. Cysteine cathepsins in human carious dentin. J Dent Res. 2011;90(4):506-11.
29. Vidal CM, Tjäderhane L, Scaffa PM, Tersariol IL, Pashley D, Nader HB, et al. Abundance of MMPs and cysteine cathepsins in caries-affected dentin. J Dent Res. 2014;93(3):269-74.
30. Garnero P, Borel O, Byrjalsen I, Ferreras M, Drake FH, McQueney MS, et al. The collagenolytic activity of cathepsin K is unique among mammalian proteinases. J Biol Chem. 1998;273(48): 32347-52.
31. Takahashi N, Nyvad B. Ecological hypothesis of dentin and root caries. Caries Res. 2016;50(4): 422-31.

CAPÍTULO 6

Desgaste dentário erosivo: fatores etiológicos e medidas preventivas

Marília Afonso Rabelo Buzalaf
Ana Carolina Magalhães
Daniela Rios

CONCEITO E MECANISMO DE FORMAÇÃO DA LESÃO DE DESGASTE EROSIVO

Há dois tipos principais de lesões dentárias causadas por ácidos: a cárie dentária e o desgaste dentário erosivo (DDE). Apesar de ambas as lesões serem, em última instância, resultado da ação de ácidos sobre a estrutura dentária, a origem e o tipo desses ácidos são notavelmente diferentes. No caso da cárie dentária, como mencionado no Capítulo 5, os ácidos lático, acético e propiônico são produzidos por microrganismos estabelecidos em um biofilme, mediante o consumo de açúcares.[1] Já os ácidos que causam o DDE podem ser provenientes da dieta (extrínsecos, p. ex., ácidos cítrico, maleico e fosfórico)[2] (Figura 1) ou do conteúdo gástrico do indivíduo (intrínseco, p. ex., ácido clorídrico), sem envolvimento de biofilme dentário.[3]

Enquanto o biofilme dentário desequilibrado pela presença de sacarose é fator causal da cárie dentária, para o DDE ele funciona como uma barreira mecânica que diminui o contato dos ácidos extrínsecos e intrínsecos com a superfície dentária, impedindo sua ocorrência.[4] Como consequência, a presença ou não do biofilme é preponderante na determinação das diferenças entre as duas condições. Para que seja possível entender melhor, é necessário rever a dinâmica de desmineralização e o conceito de pH crítico. O processo de desmineralização dentária depende do grau de solubilidade dos cristais de apatita, que pode variar dependendo da sua composição, já que geralmente a apatita não é pura e contém contaminação (p. ex., apatita carbonatada, contendo íons CO_3^{2-} ou fluorapatita contendo F^-), bem como da característica do líquido que banha a superfície do dente, ou seja, do seu grau de saturação em relação aos íons formadores da apatita dentária. Assim, o pH crítico é o valor de pH em que a solução circundante tem a quantidade de minerais disponíveis em equilíbrio com aquela necessária para produzir a apatita (exatamente saturada), ou seja, não ocorre nem desmineralização e nem remineralização. No caso da lesão de cárie, o líquido que rodeia os cristais é o fluido do biofilme dentário, que tem uma concentração aproximada conhecida de cálcio e fosfato, e um valor de pH em torno de 5 quando há metabolismo de açúcares e produção de ácidos. Dessa forma, quando o indivíduo tem uma dieta rica em açúcares, os microrganismos produzem ácidos, reduzindo o pH do biofilme abaixo

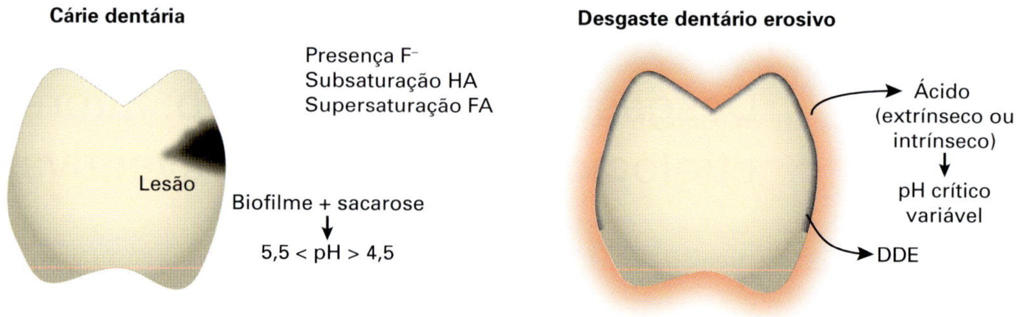

Figura 1 Diferenças na formação das lesões de cárie e desgaste dentário erosivo. No caso da cárie dentária (esquerda), os ácidos são produzidos por microrganismos estabelecidos em um biofilme, mediante o consumo de açúcares. Com a produção de ácidos, o pH do fluido do biofilme cai para valores entre 4,5 e 5,5, situação em que ocorre subsaturação em relação à hidroxiapatita, que se dissolve na região subsuperficial, porém com supersaturação em relação à fluorapatita, que se deposita na região superficial. Forma-se assim uma lesão de cárie inicial, subsuperficial, que tem aspecto de uma mancha branca. Já no caso da erosão dentária, os ácidos que causam a lesão não são produzidos por bactérias, já que a lesão se forma na ausência de biofilme. Esses ácidos são oriundos da dieta ou do conteúdo gástrico do hospedeiro. O pH é em geral menor que o produzido pelos ácidos microbianos, mas não há um pH "crítico" fixo, pois depende das atividades dos íons relevantes na solução, como cálcio, fosfato e fluoreto. A lesão se forma quando há subsaturação tanto em relação à hidroxiapatita como em relação à fluorapatita. Consequentemente, ambas as fases minerais se dissolvem, ocasionando inicialmente um amolecimento da superfície dentária, seguido por dissolução contínua de camada por camada dos cristais do esmalte, com uma camada amolecida permanecendo na superfície do tecido remanescente.

do crítico para hidroxiapatita (pH 5,5), mas ficando acima do crítico para a fluorapatita (pH 4,5), o que gera inicialmente uma desmineralização de subsuperfície (Figura 1), caracterizada clinicamente como lesão de mancha branca (lesão não cavitada). Durante esse estágio, ainda é possível reverter o processo, evitando a cavitação e consequentemente a necessidade de restauração.[5]

Já no caso do DDE, não se espera encontrar biofilme dentário, logo o grau de saturação é determinado pelo líquido ao redor dos cristais de esmalte em associação com a saliva que os banha, de maneira que não há como determinar com exatidão o valor de pH crítico, que é variável em função da composição de cada solução erosiva diluída na saliva, isto é, do seu grau de saturação em determinado valor de pH. Dessa forma, não existe um pH crítico característico fixo para o DDE como no caso da cárie dentária.[6] Para facilitar o entendimento, pode-se usar como exemplo o refrigerante Coca-Cola, que tem um pH em torno de 2,5, sendo o pH crítico para essa bebida em torno de 5,1, já que apresenta baixo grau de saturação em relação à apatita dentária, por ter baixas concentrações de cálcio e fosfato. Em outras palavras, mesmo que a Coca-Cola tivesse um pH em torno de 4,5-5, ela seria capaz de causar desmineralização. Obviamente o seu potencial de causar desmineralização é ainda mais pronunciado em pH 2,5. Por outro lado, o iogurte tem um pH de 3,9, mas devido a seu alto teor de cálcio, o pH crítico para ele é também 3,9. Portanto, a Coca-Cola provoca DDE e o iogurte não.[6]

No DDE existe subsaturação tanto em relação à hidroxiapatita quanto em relação à fluorapatita (Figura 1). Consequentemente, ambas as fases minerais se dissolvem, ocasionando inicialmente um amolecimento da superfície dentária, que corresponde à erosão dentária. Com a incidência de forças mecânicas e/ou com o efeito cumulativo do contato com o ácido, pode ocorrer a dissolução contínua de camada por camada dos cristais do esmalte, culminando em uma perda permanente de volume, com uma camada amolecida permanecendo na superfície do tecido remanescente, caracterizando o DDE propriamente dito (Figura 2).

É importante destacar que o termo DDE tem sido utilizado em detrimento do termo erosão dentária, uma vez que ele é mais aplicável clinicamente e considera a perda dentária causada não só por fatores químicos (ácido – erosão), mas também mecânicos (abrasão, atrição). A erosão dentária é definida como a perda química de substância dentária mineralizada causada por exposição a ácidos não derivados de bactérias orais. Já o DDE é uma condição clínica caracterizada pelo desgaste dentário, ou seja, perda cumulativa de substância mineralizada superficial, tendo como fator etiológico primário a erosão dentária.[7]

Nos estágios mais avançados do DDE, a dentina acaba sendo exposta.[8] Com a exposição dentinária, devido ao maior conteúdo orgânico desse tecido, a progressão da lesão se torna diferente, já que os ácidos dissolvem o mineral, deixando uma camada de matriz orgânica desmineralizada e, ao mesmo tempo, ativando proteases que degradam essa camada.[9] Dessa maneira, como descrito no Capítulo 5 para a progressão da lesão de cárie na dentina, a progressão do DDE nesse tecido deixa de ser apenas um processo essencialmente químico de dissolução mineral por ácidos para se tornar um processo bioquímico, no qual a desmineralização expõe a matriz orgânica à degradação enzimática (Figura 3). Inibidores de proteases terão, assim, impacto positivo, reduzindo a progressão do desgaste erosivo dentinário,[10] o que será abordado mais adiante.

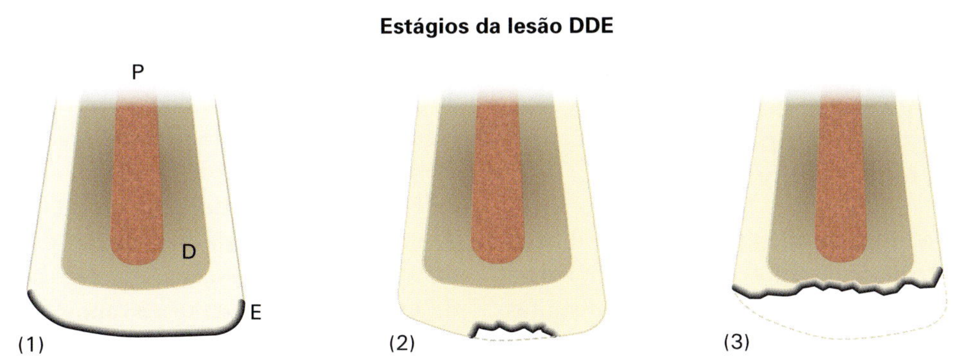

Figura 2 Diferentes estágios da formação da lesão de desgaste erosivo do esmalte. (1) Amolecimento do esmalte, sem perda de substância; (2) Perda parcial de substância (desgaste dentário erosivo), com amolecimento da superfície; (3) Perda avançada de substância.

D: dentina; E: esmalte; P: polpa.
Fonte: modificada de Lussi et al.[8]

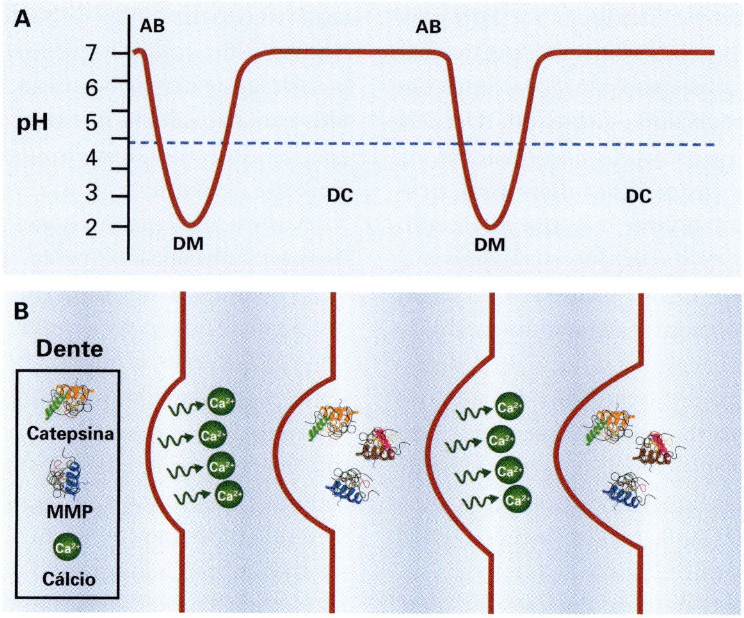

Figura 3 Apresentação esquemática das sequências alternadas de desmineralização e degradação da matriz orgânica em DDE em dentina, demonstrando as mudanças no pH (A) e mudanças correspondentes na lesão (B). Imediatamente depois da exposição a ácidos (AB), o pH diminui abaixo do nível no qual a desmineralização (DM) ocorre (pH < 5,5 para HA, linha pontilhada). Nesses valores de pH, as MMP latentes são convertidas nas formas ativas. Em função do tampão salivar, o pH aumenta lentamente, mas a desmineralização continua até o pH 5,5. Durante a desmineralização, as fibrilas de colágeno da matriz orgânica ficam expostas. Durante o pH baixo, a atividade das MMP é baixa. Com o aumento do pH, a atividade das MMP aumenta e, então, a matriz de colágeno desmineralizada é hidrolisada (DC). A sequência é repetida a cada desafio ácido.

DC: degradação das fibrilas de colágeno; DM: período de desmineralização; MMP: metaloproteinases de matriz.
Fonte: ilustração modificada de Tjäderhane et al.[9]

PREVALÊNCIA, CONSEQUÊNCIAS E DIAGNÓSTICO DO DESGASTE DENTÁRIO EROSIVO

Dados de prevalência de DDE são difíceis de serem encontrados, em nível nacional ou global, sem contar o fato de que os distintos sistemas de registro e *designs* experimentais dificultam a comparação entre os diferentes estudos. Há uma grande variação na prevalência global, variando de 0 até 100%. A prevalência média, com base nos dados existentes na literatura, foi estimada entre 30-50% para dentes decíduos e entre 20-45% para dentes permanentes.[11] Em relação à faixa etária, a prevalência é de 1-79% em crianças de 2-5 anos (dentes decíduos), de 14% nos dentes permanentes de crianças de 5-9 anos, de 7-100% em adolescentes de 9-20 anos e de 4-100% em adultos (18 a 88 anos).[12] Uma revisão sistemática estimou a prevalência de DDE em dentes permanentes de crianças e adolescentes em 30,4%.[13] Um estudo realizado no Brasil constatou a progressão das lesões e o aparecimento de novas lesões em 800 adolescentes após um período de 2,5 anos de acompanhamento, sendo que aqueles que apresentavam DDE no início do estudo tiveram um aumento de 25,4%; para aqueles sem DDE inicial, o aumento foi de 7,1%.[14]

Deve ser considerado que o desgaste dentário faz parte do envelhecimento natural dos dentes, pois o dente fica exposto aos insultos químicos e mecânicos no ambiente bucal ao longo dos anos e naturalmente haverá um desgaste. No entanto, a partir do momento em que esses insultos são excessivos, o desgaste pode ser considerado patológico por sua acelerada progressão e incompatibilidade com a idade do paciente. Nesses casos pode haver consequências como dor, perda de estética e/ou função ou ainda, em última instância, a perda do dente. Além do diagnóstico do DDE, deve-se realizar uma análise quanto a sua patogenicidade. A perda de espessura de esmalte em um indivíduo de 60 anos pode ser considerada natural, como parte do envelhecimento dentário, mas a mesma perda em um adolescente, não. Na maioria dos estudos, tem-se relatado que o DDE envolve mais esmalte, porém esses estudos têm sido realizados em adolescentes. Considerando sua natureza progressiva, se não forem instauradas medidas preventivas apropriadas em tempo, a prevalência e severidade tendem a aumentar com a idade, impedindo o dente de sobreviver em função ao longo de toda a vida do indivíduo.[12]

Logo, o ideal é realizar um diagnóstico precoce e introduzir o tratamento por meio do controle dos fatores etiológicos e do acompanhamento do paciente para evitar a progressão da condição. Quando isso não ocorre, a condição pode levar à perda de função e de estética, o que gera a necessidade de tratamento restaurador, o qual em alguns casos é bastante extenso e complexo. Em relação ao custo de tratamento de pacientes com DDE, há apenas um estudo na literatura. Nesse estudo, a reabilitação protética de pacientes com DDE grave em um hospital odontológico do NHS (National Health Service, Reino Unido) envolveu um tempo médio de tratamento de 20,8 meses, durante os quais foram feitas em média 24,3 visitas, sendo o custo médio total do tratamento de 2.370 libras no setor público (hospital odontológico do NHS). No entanto, o custo médio de tratamento em clínica privada foi estimado em 13.350 libras.[15]

O primeiro passo para analisar a presença dos fatores causais do DDE é realizar a detecção clínica do desgaste (Figura 4A, B e C). O aspecto clínico inicial da lesão de DDE é extremamente sutil, com a atenuação das irregularidades superficiais caracterizadas pela perda das periquimácias e das ondulações na incisal dos dentes anteriores (Figura 4A). Observa-se também uma superfície com aspecto acetinado pela redução no brilho do esmalte (Figura 4A). Nas bordas incisais dos dentes anteriores, a transparência pode ser um sinal característico (Figura 4B). Nesse estágio, geralmente o DDE ainda não é percebido pelo paciente. Em estágios mais avançados, observa-se amarelamento dos dentes (Figura 4A e B), como resultado da perda progressiva de esmalte, com exposição da dentina subjacente (Figura 4A e B), e da absorção de corantes de alimentos e bebidas. Pode ocorrer concavidade no esmalte, em que a largura excede sua profundidade (Figura 4A e B) e não afeta a borda cervical pelo efeito protetor do fluido gengival (Figura 4B). Nos estágios mais avançados já ocorrem alterações na morfologia dentária, com perda de tecido nas regiões incisal/oclusal e encurtamento dos incisivos superiores, além da formação dos *cuppings* na oclusal, que podem progredir para um achatamento da superfície (Figura 4C), levando à perda da dimensão vertical. Geralmente esse é o primeiro sinal que os

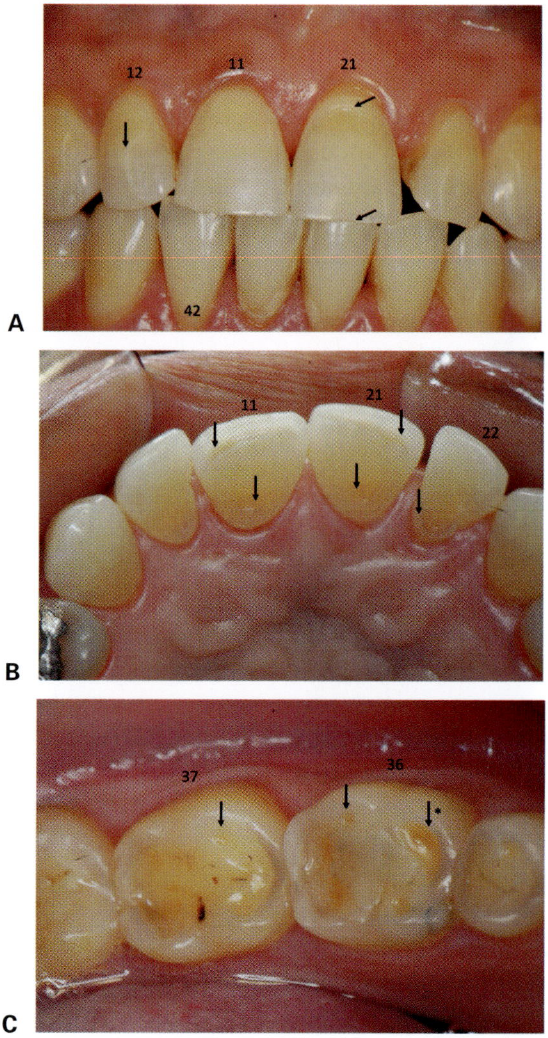

Figura 4 A) Paciente de aproximadamente 30 anos de idade com DDE devido à presença de refluxo gastroesofágico (Figuras A, B e C). Observam-se lesões de DDE em diferentes níveis de evolução, no dente 42, devido ao efeito protetor da saliva proveniente das glândulas linguais e submandibular. Observamos a perda das irregularidades superficiais (periquimáceas), mas ainda existe uma espessura de esmalte e o dente não se encontra tão amarelado quanto o dente 11. No dente 11 a perda de esmalte é ainda maior e pode-se observar um amarelamento, principalmente na região média-cervical. Já no dente 21 é possível observar um desgaste ainda maior, formando uma depressão com a largura maior que a profundidade e início de perda da borda incisal. No dente 12 são evidentes diferentes níveis de desgaste em um mesmo dente. B) Na visão palatina dos dentes 11 e 21, observa-se o estreitamento da borda incisal (maior transparência) e perda de esmalte incisal (setas). Na região cervical desses dentes já é possível observar depressões com clara exposição da dentina (setas). No dente 22, na região próxima ao sulco gengival, há manutenção do esmalte (efeito protetor do fluido gengival e/ou do biofilme dentário). C) Nos dentes posteriores observa-se a formação dos *cuppings* (pequenas depressões circulares – setas nos dentes 37 e 36). Conforme o desafio erosivo aumenta, os *cuppings* vão se alargando e se unindo (seta no dente 36 com asterisco).

pacientes percebem. Nesse estágio há um grande comprometimento estético, ocasionando uma aparência envelhecida, o que pode afetar a autoestima do paciente, além de causar problemas funcionais, impactando negativamente na sua qualidade de vida.[16]

Para planejar o tratamento do paciente, o passo seguinte é determinar se o desgaste é patológico ou fisiológico. Somente os desgastes considerados patológicos precisam de acompanhamento, estabelecimento de programas preventivos e terapêuticos (se aplicáveis).[17] A partir daí o seu acompanhamento deve ser realizado, utilizando-se um índice para avaliação clínica (como o BEWE – *basic erosive wear examination*), fotografias e modelos de gesso e deve-se considerar aspectos clínicos como coloração, luminosidade e sensibilidade, os quais são importantes para determinar se o DDE está progredindo ou não.[18,19]

FATORES DE RISCO E MEDIDAS PREVENTIVAS PARA O DESGASTE DENTÁRIO EROSIVO

Devido à elevada prevalência do DDE, a seu caráter progressivo, ao alto custo para tratamento e as suas consequências indesejáveis, a prevenção é altamente necessária. As medidas preventivas para o DDE devem ser dirigidas aos fatores causais.[20] Apesar de, em última instância, o DDE ser causado por ácidos da dieta ou do estômago, na verdade se trata de uma condição multifatorial, cuja progressão é guiada por uma complexa interação entre fatores relacionados à dieta e fatores relacionados ao paciente[6] (Figura 5). Dessa maneira, medidas preventivas apropriadas devem ser adotadas de forma a reduzir ou mesmo paralisar a progressão das lesões, o que só poderá ser feito se os sinais clínicos forem detectados precocemente e as medidas preventivas apropriadas forem instauradas em tempo.[21] Na sequência, apresentaremos os principais fatores de risco para o DDE e as estratégias preventivas recomendadas para contrabalancear seus efeitos.

Fatores relacionados à dieta

Fatores relacionados à dieta, como o consumo regular e frequente de refrigerantes, sucos de frutas, vitaminas C e balas cítricas, têm sido atribuídos ao aumento da prevalência de DDE ao longo dos anos.[13,22] De acordo com Salas et al.,[12] a razão de chance (OR) para o desenvolvimento do DDE varia conforme o agente erosivo em: OR de 1,16 para consumo de vitamina C, 1,61 para refrigerantes, 1,20 para sucos de frutas e 2,24 para balas ácidas (Figura 6). Os alimentos e bebidas potencialmente erosivos contêm um ou mais tipos de ácidos fracos em sua composição (ácido cítrico, fosfórico e/ou maleico), que determinam seu baixo pH e sua alta capacidade tampão. Além disso, as concentrações de cálcio, fosfato e fluoreto solúveis são baixas, o que os torna subsaturados tanto em relação à hidroxiapatita quanto em relação à fluorapatita. Nessa situação, ocorre a dissolução de ambas as fases minerais, levando à desmineralização superficial, conforme descrito no início deste capítulo.[2]

Em linhas gerais, entre os fatores nutricionais, o baixo pH é o mais relacionado ao maior risco para o desenvolvimento do DDE, enquanto a alta concentração de cálcio é o maior fator protetor. Vale a pena lembrar que, como já mencionado, não existe um pH "crítico" característico abaixo do qual a erosão acontece, pois isso depende do grau de saturação do agente erosivo em relação à hidroxiapatita, que, por sua vez, depende não apenas do seu pH, mas também de suas concentrações de cálcio e fosfato.

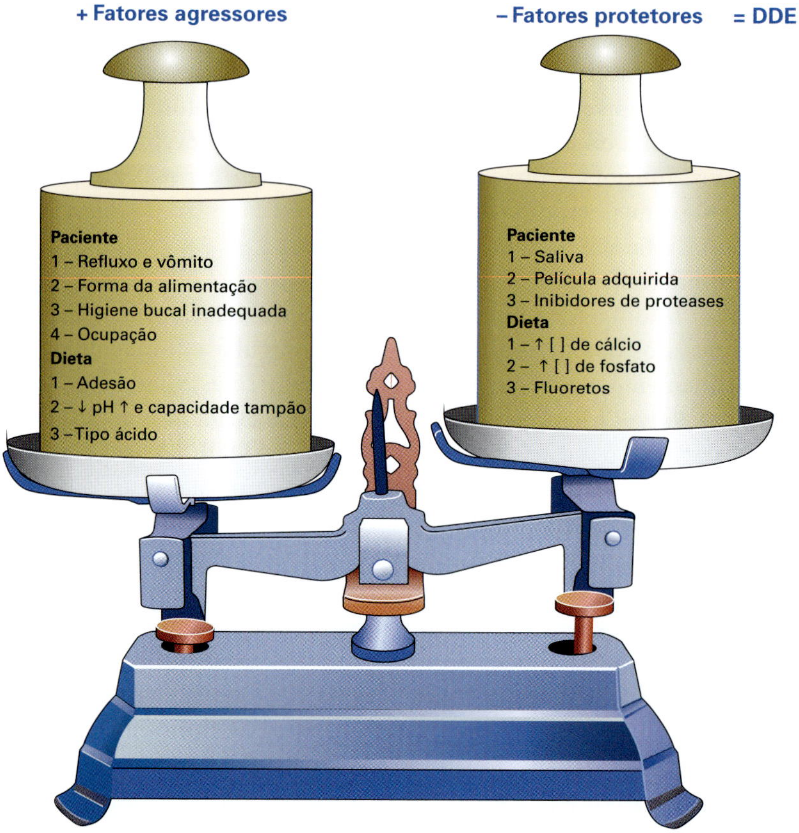

Figura 5 Fatores de risco para o desgaste dentário erosivo. Quando os fatores agressores superam os protetores, ocorre o DDE.

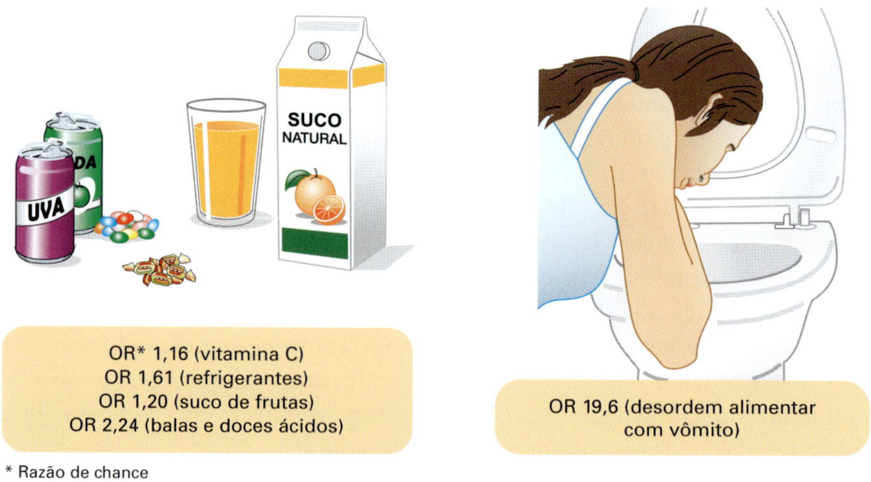

Figura 6 Fatores de risco relacionados à alimentação (extrínsecos) e a hábitos (intrínsecos) para o desenvolvimento do DDE.

Fatores relacionados ao paciente

Hábitos de alimentação

A frequência e a duração do contato dos ácidos com os dentes são variáveis importantes para o desenvolvimento do DDE.[13] Entretanto, geralmente os pacientes não têm consciência de sua ingestão de ácidos, por isso, muitas vezes, apenas com uma anamnese não conseguimos informações suficientes para uma determinação precisa dos seus hábitos alimentares.[23] Dessa maneira, o primeiro passo dentre as medidas preventivas para o DDE é identificar a frequência, quantidade e horário do dia em que produtos erosivos são consumidos, empregando recordatórios de dieta ou comportamento ao longo de 4 dias, compreendendo dias da semana e finais de semana.[23] Se houver 4 ou mais ingestões de ácidos a partir da dieta por dia em pacientes com outros fatores de risco, pode-se considerar que o paciente tem maior risco de desenvolver DDE.[24] As medidas preventivas nesses casos incluem redução na frequência de consumo e tempo de contato com a superfície dentária de alimentos e bebidas potencialmente erosivos, especialmente entre as refeições. Em adição, os pacientes devem evitar a retenção dos ácidos na boca antes de os engolir,[21] além de, ao utilizar um canudo, posicioná-lo na região posterior da boca, a fim de evitar o contato da bebida com as superfícies dentárias.[25] Outra boa medida preventiva é evitar o consumo de bebidas e alimentos ácidos na última refeição diária da noite, ingerindo aqueles sem potencial erosivo, com baixo potencial erosivo ou preferencialmente aqueles ricos em cálcio, por exemplo, derivados lácteos.[23] Para um efetivo controle dietético, é imprescindível o acompanhamento periódico do paciente.

Higiene bucal

A escovação normal com dentifrícios em conformidade com as normas da ISO (International Organization for Standardization) traz benefícios para a saúde bucal, com mínimo dano ao esmalte e dentina sadios. Porém, quando o esmalte sofre desmineralização erosiva, ocorre um amolecimento superficial (Figura 2). Essa superfície amolecida é mais suscetível a forças abrasivas (escovação), que teriam pouco ou nenhum impacto no esmalte sadio.[26,27] Já na dentina, a desmineralização erosiva remove os minerais que recobrem as fibrilas colágenas, expondo uma camada superficial de matriz orgânica, que é resistente à remoção por forças abrasivas da escovação.[28] Por outro lado, clinicamente essa matriz orgânica desmineralizada é degradada por enzimas proteolíticas, aumentando o risco de dano por efeito da abrasão.[29]

Por conta do amolecimento superficial do esmalte causado por desafios erosivos, vários estudos *in vitro* e *in situ* têm sugerido que aguardar algum tempo (entre 30-60 minutos) para escovar os dentes após um desafio erosivo aumentaria a resistência do esmalte à abrasão, devido ao efeito remineralizante da saliva.[27,30-32] Entretanto, o tema não é consenso na literatura, uma vez que não parece ocorrer remineralização adequada em lesões erosivas,[6] mas sim deposição de mineral amorfo no topo dos prismas de esmalte após 2 horas de remineralização *in vitro*,[33] em vez de haver o crescimento dos cristais parcialmente dissolvidos, o que seria desejado.[34] De fato, em nenhum dos estudos, que sugeriram aguardar um tempo após o desafio erosivo para realizar a escovação, o esmalte erodido voltou a apresentar características similares ao não erodido, após o tratamento com saliva,[27,30-32] indicando que uma remineralização clinicamente relevante provavelmente não foi atingida. Em adição, outro estudo não encontrou efeito protetor contra a erosão mesmo com períodos de espera de 2 ou 4 horas entre o desafio erosivo e a escovação.[35] Em um estudo epidemiológico realizado em 7 países europeus com 3.187 adultos jovens, o retardo da escovação após o café da manhã não afetou o grau de desgaste,[36] o que está de acordo com um estudo caso-controle, o qual mostrou que a escovação dentro de 10 minutos da ingestão de ácidos não estava associada com o DDE após o ajuste para fatores dietéticos.[37]

Dessa maneira, adiar a escovação após um ataque erosivo não parece ser uma boa medida preventiva.[6] Por outro lado, apesar da abrasividade da escovação, os agentes ativos presentes nos dentifrícios, como o fluoreto, podem contrabalancear em parte o efeito mecânico deletério pelo menos *in vitro* e *in situ*.[38] Por outro lado, a abrasividade também pode eliminar o efeito de agentes ativos, ou seja, um dentifrício muito abrasivo pode superar o efeito benéfico do fluoreto, promovendo DDE.

Outro fator importante relacionado à higiene bucal é a força empregada na escovação. Em um estudo *in vitro*, no qual foi avaliado o efeito de diferentes forças de escovação na perda de esmalte, observou-se que houve uma perda significativamente maior quando se empregaram as maiores forças.[39] A abrasão por escovação do esmalte e dentina erodidos também é influenciada pelo grau de abrasividade do dentifrício, sendo a dureza das cerdas da escova de menor importância.[40] É importante destacar que esses fatores foram avaliados principalmente em laboratório.

Ainda em relação à higiene bucal, a utilização de dentifrícios fluoretados é recomendada.[41] Entretanto, os dentifrícios com alta concentração de fluoreto (5.000 ppm) não parecem conferir proteção adicional, tanto para o esmalte[42] quanto para a dentina,[43] em relação aos dentifrícios convencionais (1.000 ppm fluoreto). Além disso, dentifrícios contendo agentes ativos com fluoretos associados a metais polivalentes (estanho e titânio) podem promover maior proteção dos tecidos dentários, mas os resultados dos estudos são contraditórios, pois especificamente para os dentifrícios, como relatado anteriormente, o efeito protetor é perdido pela alta abrasividade.[44]

De forma geral, os pacientes com DDE devem empregar pouca força na escovação, utilizar preferencialmente escovas de cerdas macias (pensando na proteção do tecido gengival), dentifrício fluoretado e de baixa abrasividade. Este último aspecto é difícil de ser controlado, uma vez que os dentifrícios não apresentam classificação em relação à abrasividade em seus rótulos. Espera-se que dentifrícios clareadores sejam mais abrasivos, pelo menos *in vitro*.[45,46] Assim, esses dentifrícios deveriam ser evitados em pacientes com DDE.

Doença do refluxo gastroesofágico

O refluxo gastroesofágico é um fenômeno fisiológico, caracterizado por breves episódios de peristalse esofágica, seguidos pelos efeitos da saliva para remover e neutralizar o conteúdo gástrico que adentrou o esôfago. Ocorre em decorrência de pressão reduzida do esfíncter do baixo esôfago, alteração na motilidade do esôfago, fluxo salivar reduzido ou aumento da pressão abdominal.[3] Já na doença do refluxo gastroesofágico (DRGE), o conteúdo gástrico que entra no esôfago leva a uma queda de pH inferior a 4 durante certo tempo.[3] Em consequência, o DDE é mais comum e mais grave em pacientes com DRGE em comparação a controles saudáveis.[47] Em uma coorte de finlandeses de meia-idade, sintomas diários de DRGE estavam inclusos entre os fatores de risco mais fortes para indicarem DDE grave,[48] assim como sintomas de refluxo foram identificados como fatores de risco para DDE em estudo conduzido em 3.187 adultos jovens de 7 países europeus.[36]

Muitas vezes, o cirurgião-dentista é o primeiro profissional da saúde a suspeitar da presença de DRGE em seus pacientes, o que ocorre durante o exame clínico da cavidade bucal, no qual é evidente DDE na superfície palatina dos dentes superiores (em especial dos anteriores) e na oclusal dos molares inferiores. Nesse caso, é importante encaminhar o paciente para um gastroenterologista para tratamento, que ocorrerá por meio de modificações do estilo de vida, terapias não medicamentosas, medicamentosas ou cirurgia.[3] Esse encaminhamento é fundamental, pois é bastante frequente a presença de refluxo gastroesofágico com sintomas reduzidos em pacientes com DDE.[49] As modificações no estilo de vida incluem evitar alimentos que provoquem refluxo (como alimentos gordurosos, cítricos ou ácidos, vinho, vinagre, tomate, café, chá-preto, refrigerantes e chocolate) e refeições antes de dormir, reduzir o consumo de álcool, estimular a perda de peso e mascar chicletes.[3,23]

Bulimia

Os indivíduos bulímicos apresentam episódios de compulsão alimentar e vômito autoinduzido (mais de 2 vezes por semana) para evitar o ganho de peso corporal.[3] Durante os episódios de vômito, o ácido presente no estômago, altamente erosivo, entra em contato com as superfícies dentárias. Por isso, pacientes com desordens alimentares têm mais risco de desenvolver DDE (OR = 12,6), sendo esse risco ainda maior naqueles que autoinduzem o vômito (OR = 19,6)[50] (Figura 6). O DDE nesses pacientes, assim como naqueles com DRGE, acomete primeiramente a superfície palatina dos dentes superiores (em especial dos anteriores) e a oclusal dos molares inferiores.

Os cirurgiões-dentistas são também frequentemente os primeiros profissionais a diagnosticarem a bulimia, ao detectarem DDE. Nesse caso, devem encaminhar o paciente para tratamento com psicólogo ou psiquiatra, a fim de eliminar a exposição ao ácido intrínseco. Em adição, imediatamente após o vômito, os pacientes devem ser aconselhados a evitarem a escovação e a realizarem bochecho com água, leite, solução de bicarbonato de sódio ou preferencialmente solução fluoretada, embora não existam estudos clínicos dando suporte a essas recomendações.[23]

Ocupação

Alguns trabalhadores, pelas características de suas atividades profissionais, são expostos a um risco maior de desenvolvimento de DDE. Isso ocorre, por exemplo, com trabalhadores de indústrias de baterias, uma vez que há emissão de ácido sulfúrico para a atmosfera. O risco e a severidade do DDE nesses trabalhadores aumentam com o aumento da concentração e do tempo de exposição ao ácido, bem como em função da duração do emprego e da distância entre o local onde o funcionário trabalha e a fonte de emissão do ácido. As medidas preventivas nesse caso envolvem o uso de equipamentos de proteção individuais (EPI), como máscaras respiratórias. Em adição, as fábricas devem respeitar os limites estabelecidos pela legislação de saúde ocupacional para a emissão de poluentes para a atmosfera.[51]

Devido ao conteúdo ácido, baixo pH e baixa concentração de íons cálcio do vinho, os *sommeliers* também têm maior risco de desenvolverem lesões erosivas, considerando a maneira como provam os vinhos, mantendo-os na boca por tempo prolongado.[47,52,53]

Risco ocupacional de ocorrência de DDE também é observado em nadadores profissionais.[54] Para diminuir esse risco, deve haver um bom controle do pH da água clorada da piscina.[47]

Inibidores de proteases

Quando a dentina é exposta, o ácido dissolve o mineral, expondo a matriz orgânica desmineralizada (MOD), constituída principalmente por colágeno tipo I, que atua como uma barreira de difusão para os próximos desafios erosivos.[55] Entretanto, ao mesmo tempo, os ácidos também ativam as proteases endógenas presentes tanto na dentina quanto na saliva. Ativadas, essas proteases degradam a MOD, permitindo que o DDE progrida.[56,57] Essas proteases pertencem a duas classes principais: as metaloproteinases da matriz (MMP) e as cisteíno-catepsinas (CC).[10] As MMP são secretadas como precursores inativos (formas pró), que são ativados em ambientes de baixo pH (em torno de 4,5), como durante os desafios erosivos. Entretanto, essas enzimas apenas exercem sua atividade quando o pH retorna à neutralidade, pela ação dos sistemas tampão salivares.[56] As MMP também podem ser ativadas por CC, que são funcionalmente ativas em pH ácido.[58] A ação conjunta das MMP e CC degrada a MOD após a desmineralização erosiva, permitindo que o desgaste progrida (Figura 3). Vale a pena ressaltar que a MOD é resistente à abrasão, de acordo com estudos *in vitro*.[28,59]

Considerando que a manutenção da MOD retarda a progressão do DDE, mas que ela é degradada pelas proteases do hospedeiro, tem sido proposta a utilização de inibidores de proteases com a finalidade de preservar essa camada e, assim, assegurar seu potencial protetor contra a erosão dentária.[10,60-62] (Figura 7). Os inibidores de proteases que vêm sendo avaliados, em diferentes veículos, como soluções ou géis, são a clorexidina,[63-65] o ferro,[65,66] o galato de epigalocatequina (EGCG),[63-65,67,68] o fluoreto de sódio,[63,65,67,69] o ácido anacárdico[70] e a proantocianidina.[71] Apesar dos resultados promissores que têm sido obtidos em estudos *in vitro* e *in situ*, ainda são necessários estudos clínicos para referendar esses achados e estabelecer os protocolos de utilização dos inibidores.

Saliva

Entre os fatores relacionados ao paciente, a saliva é o mais importante para a proteção contra o DDE, por vários motivos: (1) atua diretamente nos agentes erosivos, diluindo-os, tamponando-os e removendo-os da cavidade bucal; (2) reduz a desmineralização e aumenta a remineralização por ser supersaturada em relação aos minerais dentários, fornecendo cálcio e fosfato para o esmalte e para a dentina (no caso da erosão dentária, induzindo precipitação e não remineralização clássica); (3) é o principal contribuinte para a formação da película adquirida; (4) muitas proteínas presentes na saliva e na película modulam a progressão do DDE.[72,73]

Tanto os componentes inorgânicos quanto os orgânicos da saliva, nas proporções adequadas, são importantes para a proteção contra o DDE.[74] O melhor indicador do potencial protetor da saliva é o fluxo salivar, pois vários parâmetros salivares são modificados quando o fluxo é alterado.[75] Quando o fluxo salivar é mais alto, há uma remoção mais rápida dos ácidos da cavidade bucal, além de haver um aumento na concentração tanto de componentes orgânicos quanto inorgânicos na saliva. O bicarbonato, por exemplo, que

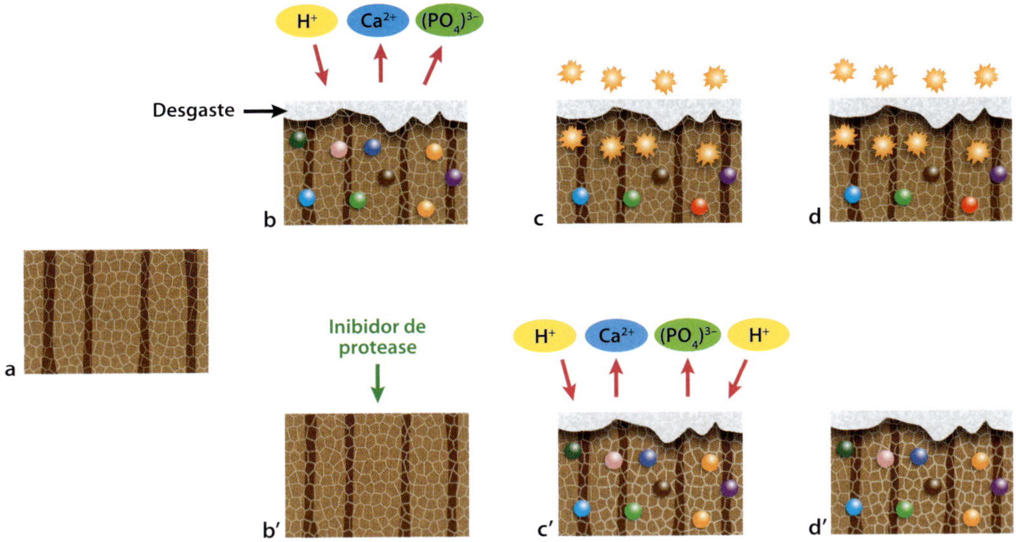

Figura 7 Dentina (a) tratada com inibidor de protease (b') mostrando a preservação da matriz orgânica desmineralizada (c') e menor progressão da erosão (d'), em comparação à dentina não tratada (b-d). As estrelas indicam as proteases do hospedeiro ativadas, e as bolinhas, as proteases ainda não ativadas.

Fonte: modificada de Buzalaf et al.[62]

constitui o mais importante tampão salivar, aumenta 12 vezes mediante a estimulação do fluxo salivar,[76] que pode ser feita tanto mecanicamente (pela mastigação)[77] quanto quimicamente (p. ex., pingando gotas de limão ou ácido cítrico na língua), sendo o último não indicado pensando na prevenção da erosão dentária.[78] O perfil proteômico da saliva também é alterado mediante estimulação do fluxo salivar por diferentes sabores.[79]

O fluxo salivar médio não estimulado é em torno de 0,3-0,4 mL/min, sendo que se considera um quadro de hipossalivação quando o fluxo não estimulado é menor que 0,1 mL/min.[80] As principais causas de hipossalivação são os medicamentos, síndrome de Sjögren e radioterapia para tratamento de câncer de cabeça e pescoço, sendo as duas últimas mais raras.[20] Devido à importância da saliva para a proteção contra o DDE, a associação entre redução do fluxo salivar e aumento na prevalência dessas lesões é evidenciada em vários estudos clínicos.[48,81-85]

As medidas preventivas para pacientes com hipossalivação e alto risco ao DDE incluem a utilização de gomas de mascar e o consumo de queijo consistente para aumentar o fluxo salivar, bem como a utilização de substitutos salivares supersaturados em relação à hidroxiapatita, com preferência àqueles de maior viscosidade, devendo-se evitar os de menor pH ou contendo ácidos. Realizar bochechos com água ou enxaguatórios comerciais contendo fluoretos/cálcio após desafios erosivos pode aumentar o pH salivar e têm potencial para reduzir o DDE. Nos casos mais severos, como em pacientes com hipossalivação causada por radioterapia de cabeça e pescoço ou patologias como a síndrome de Sjögren, a pilocarpina ainda é o sialogogo (estimulante da produção salivar) de escolha. Entretanto, o grau de evidência

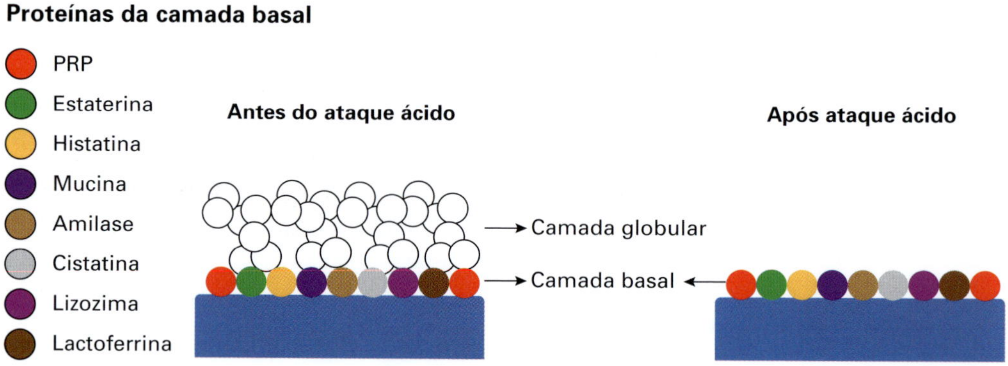

Figura 8 Formação da película adquirida com as camadas basal e globular, sendo esta última removida após ataque ácido. Algumas proteínas importantes da camada basal da película adquirida estão destacadas em diferentes cores.

para estas medidas preventivas vem de estudos *in vitro* e *in situ*, sendo, portanto, baixo. São necessários estudos clínicos antes que essas estratégias possam ser recomendadas com mais segurança.[20]

Película adquirida do esmalte

A película adquirida é um filme acelular fino, formado na superfície dentária pela adsorção seletiva principalmente de proteínas, embora contenha em menor proporção glicoproteínas e lipídios. A maioria das proteínas existentes na película adquirida são originárias da saliva, mas também há proteínas provenientes do fluido gengival, das células descamadas da mucosa oral e das bactérias presentes na cavidade oral.[86-88] Seu potencial protetor contra os ataques erosivos reside principalmente no fato de se constituir em uma barreira física que funciona como uma membrana de permeabilidade, evitando o contato direto dos ácidos com a superfície dentária, dessa maneira reduzindo a dissolução da hidroxiapatita.[89]

A película adquirida se forma em diferentes estágios. No estágio inicial, que se inicia já nos primeiros segundos após a exposição à saliva, há a adsorção seletiva à superfície dentária das proteínas precursoras, que têm alta afinidade pela hidroxiapatita, formando uma camada bastante fina, com espessura de 10-20 nm nos primeiros 30 minutos, chamada de camada basal. Entre as proteínas precursoras encontram-se a estaterina, proteínas ricas em prolina (PRP), histatinas, mucinas, amilase, cistatinas, lisozima e lactoferrina. No segundo estágio de formação da película, ocorre a adsorção de agregados proteicos às proteínas precursoras, por interação proteína-proteína, formando a camada globular (Figura 8). A espessura da película aumenta rapidamente, atingindo cerda de 100-1000 nm em 60-120 minutos. Por fim, a película sofre maturação intrínseca, por exemplo, pela ação da transglutaminase, que forma ligações cruzadas entre PRP e estaterina, aumentando a resistência química da película.[88]

A espessura da película influencia na sua capacidade de proteger contra ataques erosivos. A película é mais espessa nas superfícies linguais dos dentes inferiores[90] e mais fina nas superfícies palatinas dos dentes anteriores superiores,[91] sendo estas últimas, juntamente com as superfícies oclusais, as mais comumente acometidas pelo DDE.[12]

Dessa maneira, as superfícies dentárias mais acometidas são aquelas que possuem as películas mais finas. Em adição, o perfil proteico da película adquirida do esmalte varia de acordo com sua localização nos arcos dentários. As cistatinas, por exemplo, não são encontradas na película coletada na região posterior, enquanto as hemoglobinas só são encontradas nessa região. Isso também pode estar relacionado com a sítio-especificidade do DDE.[92]

Um dado interessante é que o grau de proteção conferido por películas adquiridas formadas *in situ* por 3 minutos ou por 2 horas é similar.[93] Em adição, após o consumo de suco de laranja, há a remoção da camada externa, globular da película adquirida, enquanto a camada basal não é afetada.[94] Esses achados indicam que o maior grau de proteção contra desafios erosivos é conferido pelas proteínas da camada basal da película adquirida (Figura 8).

Sabendo que parte da película adquirida permanece adsorvida à superfície dentária mesmo após desafios erosivos graves,[94] têm-se utilizado ferramentas proteômicas para identificar quais são as proteínas da película resistentes à remoção por ácidos. Uma vez identificadas, o enriquecimento da película com essas proteínas, procedimento chamado "engenharia de película adquirida", poderia ter um bom potencial para proteger contra o DDE. Para tanto, tratou-se a película adquirida formada *in vivo* por 2 horas com um ácido que simula desafio erosivo extrínseco (ácido cítrico 1%, pH 2,5) por 10 segundos. A película adquirida remanescente foi coletada e as proteínas ácido-resistentes foram identificadas por espectrometria de massas. A cistatina-B, a lisozima C e a fosfoproteína rica em prolina salivar 1/2 foram encontradas 20,7, 2,8 e 2,5 vezes mais concentradas na película, respectivamente, após o tratamento com ácido cítrico, em comparação à água deionizada, indicando que essas proteínas, em especial a cistatina B, são potencialmente protetoras contra o DDE.[95] Devido ao alto custo da cistatina B recombinante humana, foi clonada e expressa uma cistatina derivada da cana-de-açúcar, denominada CaneCPI-5. Nesse sentido, vários estudos têm sido conduzidos, mostrando alta força de ligação ao esmalte, potencial para reduzir a erosão inicial do esmalte *in vitro*[96] e do desgaste erosivo *in vitro* e *in situ* da CaneCPI-5 a 0,1 mg/mL (dados não publicados). Em um estudo *in vivo* de prova de conceito, quando os voluntários fizeram bochecho por 1 minuto com solução contendo CaneCPI-5 a 0,1 mg/mL antes da formação da película adquirida do esmalte, foi observado um aumento nas proteínas ácido-resistentes nesta película e uma redução significativa na desmineralização erosiva inicial, avaliada por microbiópsia de esmalte.[97] Assim, a incorporação de CaneCPI-5 a produtos odontológicos parece ser uma alternativa promissora para a proteção contra o DDE. São necessários estudos adicionais para estabelecer os protocolos de utilização clínica.

A busca por proteínas da película adquirida resistentes à remoção por ácido intrínseco é de grande importância, uma vez que o pH do ácido gástrico é mais baixo e sua capacidade tamponante é mais alta que a dos ácidos da dieta, levando a uma destruição do tecido dentário geralmente mais grave.[3] Por meio de ferramentas proteômicas foi demonstrado que a estaterina permanece na película adquirida do esmalte *in vivo* após desafios com HCl 0,01 M (pH 2) e HCl 0,1 M (pH 1), mesmo nos casos das películas adquiridas formadas em curto prazo (por apenas 3 minutos).[98] A estaterina é uma proteína salivar fosforilada, com 43 resíduos de aminoácidos, com capacidade de ligação ao cálcio, cuja concentração é 35% menor em pacientes que têm erosão dentária em comparação a pacientes controle.[99] Redução na concentração de estaterina também foi observada na película adquirida do esmalte coletada *in vivo* de regiões com desgaste dentário, quando comparadas a regiões sem desgaste no mesmo paciente.[100] Esses dados em conjunto indicam que a estaterina é uma proteína da película adquirida resistente à remoção por ácidos intrínsecos e, portanto, com grande potencial para ser incorporada a produtos odontológicos como soluções para bochecho, para prevenção do DDE, o que foi confirmado em um estudo *in vitro* utilizando um peptídeo derivado da estaterina (StN15pSpS) na concentração de 1,88 X 10^{-5}M.[101] Esse peptídeo foi então avaliado em um estudo *in vivo* de prova de conceito. Quando os voluntários fizeram bochecho por 1 minuto com solução contendo o StN15pSpS a 1,88 X 10^{-5} M, foi observado um aumento nas proteínas ácido-resistentes nessa película e uma redução significativa na desmineralização erosiva inicial, avaliada por microbiópsias de esmalte.[97] Desse modo, a incorporação de StN15pSpS a produtos odontológicos parece ser uma alternativa promissora para proteção contra o DDE, porém são necessários mais estudos avaliando a *performance* desse peptídeo empregando desafios erosivos prolongados, associados a desafios abrasivos, bem como protocolos mais próximos da situação clínica, como estudos *in situ*. Também são necessários estudos adicionais para estabelecer os protocolos de utilização clínica.

Uma importante condição associada à erosão intrínseca, a DRGE, acomete cerca de 10-20% da população,[102] o que torna fundamental o desenvolvimento de medidas preventivas e terapêuticas. Nesse sentido foi avaliado o perfil proteico da película adquirida do esmalte, com o objetivo principal de encontrar proteínas da película adquirida capazes de explicar a maior resistência ao desenvolvimento de lesões erosivas nos voluntários portadores de DGRE e sem DDE, em comparação aos com DDE. Dentre essas proteínas com expressão diferencial, várias subunidades de hemoglobina se encontravam com uma expressão mais de 3 vezes superior no grupo de pacientes portadores de DGRE e sem DDE, quando comparados aos portadores da mesma doença, mas apresentando DDE.[103] Até então, as hemoglobinas não eram classicamente incluídas entre os componentes proteicos da película adquirida. O primeiro estudo que relatou sua presença na película foi conduzido em 2017, sendo essa proteína identificada exclusivamente na região posterior dos arcos dentários.[92] A afinidade da hemoglobina pela hidroxiapatita é conhecida de longa data, já que colunas de hidroxiapatita apresentam excelente *performance* para purificação da hemoglobina.[104] De maneira interessante, a adsorção da hemoglobina à hidroxiapatita aumenta conforme o pH diminui.[105] Os pacientes portadores de DRGE têm um pH na cavidade bucal tipicamente mais baixo que aquele encontrado em pacientes saudáveis, tendo sido encontrada uma relação entre pH < 4 no esôfago distal e pH < 5,5 na cavidade bucal.[106] Assim, o pH mais baixo na cavidade bucal em pacientes portadores de DRGE pode aumentar a chance de adsorção da hemoglobina sobre as superfícies dentárias, uma vez que confere carga positiva a essa proteína. Dessa maneira, o fato de a hemoglobina estar presente em níveis maiores em pacientes portadores da DRGE e sem DDE sugere que essa proteína possa ter um papel protetor contra a erosão intrínseca. Essa hipótese foi reforçada em outro estudo que mostrou várias subunidades de hemoglobina aumentadas em até 22 vezes na saliva dos pacientes portadores de DRGE sem DDE em comparação àqueles com DRGE e DDE. Na mesma publicação, o tratamento da superfície do esmalte com hemoglobina a 1 mg/mL previamente à formação da película adquirida reduziu a erosão inicial *in vitro.*[107] A hemoglobina foi então avaliada em um estudo *in vivo* de prova de conceito, no qual se observou um aumento nas proteínas ácido-resistentes nessa película e uma redução significativa na desmineralização erosiva inicial com o bochecho contendo hemoglobina a 1 mg/mL.[97] Desse modo, a incorporação de hemoglobina a produtos odontológicos, como mencionado para a CaneCPI-5 e para o StN15pSpS, parece ser uma boa alternativa para proteção contra o DDE. No entanto, são necessários mais estudos avaliando a *performance* dessa proteína empregando desafios erosivos prolongados, associados a desafios abrasivos, bem como protocolos mais próximos da situação clínica, como estudos *in situ*. Também são necessários estudos adicionais para estabelecer os protocolos de utilização clínica.

Os procedimentos de "engenharia de película adquirida" parecem ser promissores para a prevenção do DDE. Várias proteínas e peptídeos têm sido avaliados, mas ainda são necessários mais estudos para que possam vir a ser empregados clinicamente.

Fluoretos

Apesar do trabalho importante que deve ser feito para reduzir exposição ao ácido, nem sempre o dentista tem sucesso no controle do paciente apenas trabalhando com mudanças comportamentais. Dessa forma, estratégias para melhorar a resistência ácida da estrutura dentária, como foi citado no item "Engenharia da película adquirida", são desejáveis. Nesse sentido, o fluoreto tem sido o agente mais estudado e utilizado por diferentes pesquisadores e clínicos. O mecanismo de ação do fluoreto no controle do DDE é completamente diferente do aplicável às lesões cariosas, conforme abordado no Capítulo 7, e se baseia basicamente em proteção mecânica por precipitação de diferentes compostos.

Os fluoretos podem ser divididos em convencionais, como o NaF e o AmF, e fluoretos associados a metais polivalentes, como o TiF_4 e o SnF_2 (AmF/NaF + $SnCl_2$). No caso dos fluoretos convencionais, o mecanismo de ação se dá pela precipitação de glóbulos de CaF_2, cuja quantidade é dependente da frequência de aplicação, concentração de fluoreto e pH do veículo utilizado (que pode ser dentifrício, solução, gel ou verniz), assim como da presença ou não da saliva humana para cobrir esses glóbulos com proteínas. Já os fluoretos contendo metais polivalentes têm o efeito adicional dos cátions (Ti^{4+} e Sn^{2+}) que interagem com a apatita formando outros compostos (fosfato de titânio hidratado, óxido de titânio; $Ca(SnF_3)_2$, $SnOHPO_4$, $Sn_3F_3PO_4$) que tornam essa camada mais ácido-resistente e têm inclusive melhor interação com a dentina, independentemente da preservação da matriz orgânica desmineralizada.[38,108]

Dessa forma, os fluoretos contendo metais polivalentes incorporados a dentifrícios, soluções e vernizes têm mostrado efeito superior ao dos fluoretos convencionais adicionados aos mesmos veículos na prevenção do DDE *in vitro* e *in situ*.[38,108] No entanto, são necessários estudos clínicos para estabelecer os protocolos de utilização clínica, especialmente no que se refere aos produtos de aplicação profissional. Na Europa, já estão disponíveis produtos para aplicação caseira como soluções e dentifrícios contendo AmF/NaF e $SnCl_2$ e quitosana (no caso do dentifrício) (Erosion Protection, GABA) para uso diário por pacientes com alto risco ao DDE.[109]

CONSIDERAÇÕES FINAIS

Considerando que o DDE também faz parte do envelhecimento natural dos dentes, o desgaste excessivo patológico deve ser diferenciado. Uma vez que a progressão do DDE é guiada por uma complexa interação entre fatores relacionados à dieta e fatores relacionados ao paciente, sua prevenção é complexa e depende do reconhecimento precoce dos primeiros sinais das lesões e dos hábitos do paciente, a fim de que as estratégias apropriadas para combater os fatores de risco possam ser implementadas no tempo devido, evitando assim a necessidade de reabilitação extensa do paciente. As estratégias preventivas devem se basear no conhecimento profundo sobre a composição dos agentes erosivos em conjunto com o reconhecimento dos fatores de risco do paciente e seu acompanhamento. Quando os pacientes apresentarem condições médicas, como DRGE ou bulimia, estes devem ser encaminhados ao médico para o tratamento da causa primária conjuntamente às estratégias aplicadas pelo cirurgião-dentista. Assim como estratégias efetivas devem ser elaboradas para trabalhadores expostos a ácidos. O entendimento do papel da saliva e da película adquirida parece ser promissor para estratégias futuras na prevenção do DDE, assim como o uso dos inibidores de proteases visando à redução do desgaste dentinário. O fluoreto, não abordado em profundidade neste capítulo, também é importante no contexto de controle do DDE, devendo ser utilizado não somente em dentifrícios com baixa abrasividade pensando em reduzir a associação entre erosão e abrasão, mas em soluções para bochecho e produtos para aplicação profissional, como abordado no Capítulo 7.

REFERÊNCIAS

1. Takahashi N, Nyvad B. The role of bacteria in the caries process: ecological perspectives. J Dent Res. 2011;90(3):294-303.
2. Barbour ME, Lussi A. Erosion in relation to nutrition and the environment. Monogr Oral Sci. 2014;25:143-54.
3. Moazzez R, Bartlett D. Intrinsic causes of erosion. Monogr Oral Sci. 2014;25:180-96.
4. Honorio HM, Rios D, Santos CF, Buzalaf MA, Machado MA. Influence of dental plaque on human enamel erosion: in situ/ex vivo study. Oral Health Prev Dent. 2010;8(2):179-84.
5. Ten Cate JM, Buzalaf MAR. Fluoride mode of action: once there was an observant dentist. J Dent Res. 2019;98(7):725-30.
6. Lussi A, Carvalho TS. Erosive tooth wear: a multifactorial condition of growing concern and increasing knowledge. Monogr Oral Sci. 2014; 25:1-15.
7. Schlueter N, Amaechi BT, Bartlett D, Buzalaf MAR, Ganss C, Hara AT, et al. Erosive tooth wear: consensus recommendations on terminology. Caries Res. 2020;54(1):2-6.
8. Lussi A, Schlueter N, Rakhmatullina E, Ganss C. Dental erosion: an overview with emphasis on chemical and histopathological aspects. Caries Res. 2011;45(Suppl 1):2-12.
9. Tjäderhane L, Larjava H, Sorsa T, Uitto VJ, Larmas M, Salo T. The activation and function of host matrix metalloproteinases in dentin matrix breakdown in caries lesions. J Dent Res. 1998;77(8):1622-9.
10. Buzalaf MA, Charone S, Tjaderhane L. Role of host-derived proteinases in dentine caries and erosion. Caries Res. 2015;49(Suppl 1):30-7.
11. Schlueter N, Luka B. Erosive tooth wear: a review on global prevalence and on its prevalence in risk groups. Brit Dent J. 2018;224(5):364-70.
12. Jaeggi T, Lussi A. Prevalence, incidence and distribution of erosion. Monogr Oral Sci. 2014;25:55-73.
13. Salas MMS, Nascimento GG, Huysmans MC, Demarco FF. Estimated prevalence of erosive tooth wear in permanent teeth of children and adolescents: an epidemiological systematic review and meta-regression analysis. J Dent. 2015;43(1):42-50.
14. Brusius CD, Alves LS, Susin C, Maltz M. Dental erosion among South Brazilian adolescents: a 2.5-year longitudinal study. Community Dent Oral Epidemiol. 2018;46(1):17-23.
15. O'Toole S, Pennington M, Varma S, Bartlett DW. The treatment need and associated cost of

erosive tooth wear rehabilitation: a service evaluation within an NHS dental hospital. Brit Dent J. 2018;224(12):957-61.
16. Mehta SB, Loomans BAC, Banerji S, Bronkhorst EM, Bartlett D. An investigation into the impact of tooth wear on the oral health related quality of life amongst adult dental patients in the United Kingdom, Malta and Australia. J Dent. 2020;99:103409.
17. Loomans B, Opdam N. A guide to managing tooth wear: the Radboud philosophy. Brit Dent J. 2018;224(5):348-56.
18. Bartlett D, Ganss C, Lussi A. Basic Erosive Wear Examination (BEWE): a new scoring system for scientific and clinical needs. Clin Oral Investig. 2008;12(Suppl 1):S65-8.
19. Ganss C, Lussi A. Diagnosis of erosive tooth wear. Monogr Oral Sci. 2014;25:22-31.
20. Buzalaf MAR, Magalhaes AC, Rios D. Prevention of erosive tooth wear: targeting nutritional and patient-related risks factors. Brit Dent J. 2018;224(5):371-8.
21. Carvalho TS, Colon P, Ganss C, Huysmans MC, Lussi A, Schlueter N, et al. Consensus report of the European Federation of Conservative Dentistry: erosive tooth wear: diagnosis and management. Clin Oral Investig. 2015;19(7):1557-61.
22. Tschammler C, Muller-Pflanz C, Attin T, Muller J, Wiegand A. Prevalence and risk factors of erosive tooth wear in 3-6 year old German kindergarten children: a comparison between 2004/05 and 2014/15. J Dent. 2016;52:45-9.
23. Lussi A, Hellwig E. Risk assessment and causal preventive measures. Monogr Oral Sci. 2014;25:220-9.
24. Lussi A, Schaffner M. Progression of and risk factors for dental erosion and wedge-shaped defects over a 6-year period. Caries Res. 2000;34(2):182-7.
25. Edwards M, Ashwood RA, Littlewood SJ, Brocklebank LM, Fung DE. A videofluoroscopic comparison of straw and cup drinking: the potential influence on dental erosion. Brit Dent J. 1998;185(5):244-9.
26. Magalhaes AC, Wiegand A, Buzalaf MA. Use of dentifrices to prevent erosive tooth wear: harmful or helpful? Braz Oral Res. 2014;28 Spec No:1-6.
27. Rios D, Honorio HM, Magalhaes AC, Delbem AC, Machado MA, Silva SM, et al. Effect of salivary stimulation on erosion of human and bovine enamel subjected or not to subsequent abrasion: an in situ/ex vivo study. Caries Res. 2006;40(3):218-23.
28. Ganss C, Hardt M, Blazek D, Klimek J, Schlueter N. Effects of toothbrushing force on the mineral content and demineralized organic matrix of eroded dentine. Eur J Oral Sci. 2009;117(3):255-60.
29. Shellis RP, Addy M. The interactions between attrition, abrasion and erosion in tooth wear. Monogr Oral Sci. 2014;25:32-45.
30. Jaeggi T, Lussi A. Toothbrush abrasion of erosively altered enamel after intraoral exposure to saliva: an in situ study. Caries Res. 1999;33(6):455-61.
31. Attin T, Buchalla W, Putz B. In vitro evaluation of different remineralization periods in improving the resistance of previously eroded bovine dentine against tooth-brushing abrasion. Arch Oral Biol. 2001;46(9):871-4.
32. Attin T, Knofel S, Buchalla W, Tutuncu R. In situ evaluation of different remineralization periods to decrease brushing abrasion of demineralized enamel. Caries Res. 2001;35(3):216-22.
33. Eisenburger M, Addy M, Hughes JA, Shellis RP. Effect of time on the remineralisation of enamel by synthetic saliva after citric acid erosion. Caries Res. 2001;35(3):211-5.
34. Shellis RP, Featherstone JD, Lussi A. Understanding the chemistry of dental erosion. Monogr Oral Sci. 2014;25:163-79.
35. Lussi A, Lussi J, Carvalho TS, Cvikl B. Toothbrushing after an erosive attack: will waiting avoid tooth wear? Eur J Oral Sci. 2014;122(5):353-9.
36. Bartlett DW, Lussi A, West NX, Bouchard P, Sanz M, Bourgeois D. Prevalence of tooth wear on buccal and lingual surfaces and possible risk factors in young European adults. J Dent. 2013;41(11):1007-13.
37. O'Toole S, Bernabe E, Moazzez R, Bartlett D. Timing of dietary acid intake and erosive tooth wear: a case-control study. J Dent. 2017;56:99-104.
38. Huysmans MC, Young A, Ganss C. The role of fluoride in erosion therapy. Monogr Oral Sci. 2014;25:230-43.
39. Wiegand A, Kowing L, Attin T. Impact of brushing force on abrasion of acid-softened and sound enamel. Arch Oral Biol. 2007;52(11):1043-7.
40. Wiegand A, Schwerzmann M, Sener B, Magalhaes AC, Roos M, Ziebolz D, et al. Impact of toothpaste slurry abrasivity and toothbrush filament stiffness on abrasion of eroded enamel: an in vitro study. Acta Odontol Scand. 2008;66(4):231-5.
41. Magalhaes AC, Rios D, Delbem AC, Buzalaf MA, Machado MA. Influence of fluoride dentifrice on brushing abrasion of eroded human enamel: an in situ/ex vivo study. Caries Res. 2007;41(1):77-9.
42. Rios D, Magalhaes AC, Polo RO, Wiegand A, Attin T, Buzalaf MA. The efficacy of a highly concentrated fluoride dentifrice on bovine enamel subjected to erosion and abrasion. J Am Dent Assoc. 2008;139(12):1652-6.
43. Magalhães AC, Rios D, Moino AL, Wiegand A, Attin T, Buzalaf MA. Effect of different concentrations of fluoride in dentifrices on dentin erosion subjected or not to abrasion in situ/ex vivo. Caries Res. 2008;42(2):112-6.

44. Ganss C, Schulze K, Schlueter N. Toothpaste and erosion. Monogr Oral Sci. 2013;23:88-99.
45. Mosquim V, Martines Souza B, Foratori Junior GA, Wang L, Magalhaes AC. The abrasive effect of commercial whitening toothpastes on eroded enamel. Am J Dent. 2017;30(3):142-6.
46. Vertuan M, de Souza BM, Machado PF, Mosquim V, Magalhaes AC. The effect of commercial whitening toothpastes on erosive dentin wear in vitro. Arch Oral Biol. 2020;109:104580.
47. Schlueter N, Tveit AB. Prevalence of erosive tooth wear in risk groups. Monographs Oral Sci. 2014;25:74-98.
48. Alaraudanjoki V, Laitala ML, Tjaderhane L, Pesonen P, Lussi A, Ronkainen J, et al. Influence of intrinsic factors on erosive tooth wear in a large-scale epidemiological study. Caries Res. 2016; 50(5):508-16.
49. Wilder-Smith CH, Materna A, Martig L, Lussi A. Gastro-oesophageal reflux is common in oligosymptomatic patients with dental erosion: a pH-impedance and endoscopic study. United European Gastroenterol J. 2015;3(2):174-81.
50. Hermont AP, Oliveira PA, Martins CC, Paiva SM, Pordeus IA, Auad SM. Tooth erosion and eating disorders: a systematic review and meta-analysis. PloS one. 2014;9(11):e111123.
51. Wiegand A, Attin T. Occupational dental erosion from exposure to acids: a review. Occup Med (Lond). 2007;57(3):169-76.
52. Mulic A, Tveit AB, Hove LH, Skaare AB. Dental erosive wear among Norwegian wine tasters. Acta Odontol Scand. 2011;69(1):21-6.
53. George R, Chell A, Chen B, Undery R, Ahmed H. Dental erosion and dentinal sensitivity amongst professional wine tasters in South East Queensland, Australia. Sci World J. 2014;2014:516975.
54. Buczkowska-Radlinska J, Lagocka R, Kaczmarek W, Gorski M, Nowicka A. Prevalence of dental erosion in adolescent competitive swimmers exposed to gas-chlorinated swimming pool water. Clin Oral Investig. 2013;17(2):579-83.
55. Kleter GA, Damen JJ, Everts V, Niehof J, Ten Cate JM. The influence of the organic matrix on demineralization of bovine root dentin in vitro. J Dent Res. 1994;73(9):1523-9.
56. Tjäderhane L, Larjava H, Sorsa T, Uitto VJ, Larmas M, Salo T. The activation and function of host matrix metalloproteinases in dentin matrix breakdown in caries lesions. J Dent Res. 1998;77(8):1622-9.
57. van Strijp AJ, Jansen DC, DeGroot J, ten Cate JM, Everts V. Host-derived proteinases and degradation of dentine collagen in situ. Caries Res. 2003;37(1):58-65.
58. Nagase H. Activation mechanisms of matrix metalloproteinases. Biological Chem. 1997;378(3-4):151-60.
59. Ganss C, Schlueter N, Hardt M, von Hinckeldey J, Klimek J. Effects of toothbrushing on eroded dentine. Eur J Oral Sci. 2007;115(5):390-6.
60. Tjäderhane L, Buzalaf MA, Carrilho M, Chaussain C. Matrix Metalloproteinases (MMPs) and other matrix proteinases in relation to cariology: the Era of "Dentine Degradomics". Caries Res. 2015; 49(3):193-8.
61. Buzalaf MA, Kato MT, Hannas AR. The role of matrix metalloproteinases in dental erosion. Adv Dent Res. 2012;24(2):72-6.
62. Buzalaf MA, Magalhães AC, Wiegand A. Alternatives to fluoride in the prevention and treatment of dental erosion. Monogr Oral Sci. 2014;25:244-52.
63. Kato MT, Leite AL, Hannas AR, Buzalaf MA. Gels containing MMP inhibitors prevent dental erosion in situ. J Dent Res. 2010;89(5):468-72.
64. Magalhães AC, Wiegand A, Rios D, Hannas A, Attin T, Buzalaf MA. Chlorhexidine and green tea extract reduce dentin erosion and abrasion in situ. J Dent. 2009;37(12):994-8.
65. Kato MT, Hannas AR, Cardoso CAB, Cassiano LPS, Naves PA, Magalhães AC, et al. Dentifrices or gels containing MMP inhibitors prevent dentine loss: in situ studies. Clin Oral Investig. 2021 Apr;25(4):2183-90.
66. Kato MT, Leite AL, Hannas AR, Oliveira RC, Pereira JC, Tjäderhane L, et al. Effect of iron on matrix metalloproteinase inhibition and on the prevention of dentine erosion. Caries Res. 2010; 44(3):309-16.
67. Kato MT, Leite AL, Hannas AR, Calabria MP, Magalhães AC, Pereira JC, et al. Impact of protease inhibitors on dentin matrix degradation by collagenase. J Dent Res. 2012;91(12):1119-23.
68. Kato MT, Magalhães AC, Rios D, Hannas AR, Attin T, Buzalaf MA. Protective effect of green tea on dentin erosion and abrasion. J Appl Oral Sci. 2009;17(6):560-4.
69. Kato MT, Bolanho A, Zarella BL, Salo T, Tjäderhane L, Buzalaf MA. Sodium fluoride inhibits MMP-2 and MMP-9. J Dent Res. 2014;93(1):74-7.
70. Silveira C, Oliveira F, Dos Santos ML, de Freitas T, Imparato JC, Magalhães AC. Anacardic acid from Brazilian cashew nut trees reduces dentine erosion. Caries Res. 2014;48(6):549-56.
71. Cardoso F, Boteon AP, Silva T, Prakki A, Wang L, Honorio HM. In situ effect of a proanthocyanidin mouthrinse on dentin subjected to erosion. J Appl Oral Sci. 2020;28:e20200051.
72. Buzalaf MAR, Hannas AR, Kato MT. Saliva and dental erosion. J Appl Oral Sci. 2012;20(5):493-502.
73. Hara AT, Zero DT. The caries environment: saliva, pellicle, diet, and hard tissue ultrastructure. Dent Clin North America. 2010;54(3):455-67.
74. Baumann T, Kozik J, Lussi A, Carvalho TS. Erosion protection conferred by whole human

saliva, dialysed saliva, and artificial saliva. Sci Rep. 2016;6:34760.
75. Tenovuo J. Salivary parameters of relevance for assessing caries activity in individuals and populations. Community Dent Oral Epidemiol. 1997;25(1):82-6.
76. Hara AT, Zero DT. The potential of saliva in protecting against dental erosion. Monogr Oral Sci. 2014;25:197-205.
77. Yeh CK, Johnson DA, Dodds MW, Sakai S, Rugh JD, Hatch JP. Association of salivary flow rates with maximal bite force. J Dent Res. 2000;79(8):1560-5.
78. Engelen L, de Wijk RA, Prinz JF, van der Bilt A, Bosman F. The relation between saliva flow after different stimulations and the perception of flavor and texture attributes in custard desserts. Physiol Behav. 2003;78(1):165-9.
79. Neyraud E, Sayd T, Morzel M, Dransfield E. Proteomic analysis of human whole and parotid saliva following stimulation by different tastes. J Proteome Res. 2006;5(9):2474-80.
80. Dawes C. Salivary flow patterns and the health of hard and soft oral tissues. J Am Dent Assoc. 2008;139(Suppl):18S-24S.
81. Frese C, Frese F, Kuhlmann S, Saure D, Reljic D, Staehle HJ, et al. Effect of endurance training on dental erosion, caries, and saliva. Scand J Med Sci Sports. 2015;25(3):e319-26.
82. Mulic A, Tveit AB, Songe D, Sivertsen H, Skaare AB. Dental erosive wear and salivary flow rate in physically active young adults. BMC Oral Health. 2012;12:8.
83. Yoshikawa H, Furuta K, Ueno M, Egawa M, Yoshino A, Kondo S, et al. Oral symptoms including dental erosion in gastroesophageal reflux disease are associated with decreased salivary flow volume and swallowing function. J Gastroenterol. 2012;47(4):412-20.
84. Dynesen AW, Bardow A, Petersson B, Nielsen LR, Nauntofte B. Salivary changes and dental erosion in bulimia nervosa. Oral Surg Oral Med Oral Pathol Oral Radiol Endod. 2008;106(5):696-707.
85. Zwier N, Huysmans MC, Jager DH, Ruben J, Bronkhorst EM, Truin GJ. Saliva parameters and erosive wear in adolescents. Caries Res. 2013;47(6): 548-52.
86. Dawes C, Jenkins GN, Tonge CH. The nomenclature of the integuments of the enamel surface of the teeth. Brit Dent J. 1963;115:65-8.
87. Hannig M, Joiner A. The structure, function and properties of the acquired pellicle. Monogr Oral Sci. 2006;19:29-64.
88. Siqueira WL, Custodio W, McDonald EE. New insights into the composition and functions of the acquired enamel pellicle. J Dent Res. 2012;91(12):1110-8.
89. Vukosavljevic D, Custodio W, Buzalaf MAR, Hara AT, Siqueira WL. Acquired pellicle as a modulator for dental erosion. Arch Oral Biol. 2014;59(6):631-8.
90. Carlen A, Borjesson AC, Nikdel K, Olsson J. Composition of pellicles formed in vivo on tooth surfaces in different parts of the dentition, and in vitro on hydroxyapatite. Caries Res. 1998;32(6):447-55.
91. Amaechi BT, Higham SM, Edgar WM, Milosevic A. Thickness of acquired salivary pellicle as a determinant of the sites of dental erosion. J Dent Res. 1999;78(12):1821-8.
92. Ventura TMS, Cassiano LPS, Silva CMS, Taira EA, Leite AL, Rios D, et al. The proteomic profile of the acquired enamel pellicle changes according to its location in the dental arches. Arch Oral Biol. 2017;79:20-9.
93. Hannig M, Fiebiger M, Guntzer M, Dobert A, Zimehl R, Nekrashevych Y. Protective effect of the in situ formed short-term salivary pellicle. Arch Oral Biol. 2004;49(11):903-10.
94. Hannig C, Berndt D, Hoth-Hannig W, Hannig M. The effect of acidic beverages on the ultrastructure of the acquired pellicle: an in situ study. Arch Oral Biol. 2009;54(6):518-26.
95. Delecrode TR, Siqueira WL, Zaidan FC, Bellini MR, Moffa EB, Mussi MC, et al. Identification of acid-resistant proteins in acquired enamel pellicle. J Dent. 2015;43(12):1470-5.
96. Santiago AC, Khan ZN, Miguel MC, Gironda CC, Soares-Costa A, Pela VT, et al. A new sugarcane cystatin strongly binds to dental enamel and reduces erosion. J Dent Res. 2017;96(9):1051-7.
97. Carvalho TS, Araújo TT, Ventura TM, Dionizio A, Câmara JVF, Moraes SM, et al. Acquired pellicle protein-based engineering protects against erosive demineralization. J Dent. 2020; 102:103478.
98. Taira EA, Ventura TMS, Cassiano LPS, Silva CMS, Martini T, Leite AL, et al. Changes in the proteomic profile of acquired enamel pellicles as a function of their time of formation and hydrochloric acid exposure. Caries Res. 2018;52(5):367-77.
99. Carpenter G, Cotroneo E, Moazzez R, Rojas-Serrano M, Donaldson N, Austin R, et al. Composition of enamel pellicle from dental erosion patients. Caries Res. 2014;48(5):361-7.
100. Mutahar M, O'Toole S, Carpenter G, Bartlett D, Andiappan M, Moazzez R. Reduced statherin in acquired enamel pellicle on eroded teeth compared to healthy teeth in the same subjects: an in-vivo study. PloS one. 2017;12(8):e0183660.
101. Taira EA, Carvalho G, Ferrari CR, Martini T, Pelá VT, Ventura TM, et al. Statherin-derived peptide protects against intrinsic erosion. Arch Oral Biol. 2020;119:104890.
102. Dent J, El-Serag HB, Wallander MA, Johansson S. Epidemiology of gastroesophageal reflux disease: a systematic review. Gut. 2005;54(5): 710-7.

103. Martini T, Rios D, Cassiano LPS, Silva CMS, Taira EA, Ventura TMS, et al. Proteomics of acquired pellicle in gastroesophageal reflux disease patients with or without erosive tooth wear. J Dent. 2019;81:64-9.
104. Kawasaki T, Takahashi S, Ikeda K. Hydroxyapatite high-performance liquid chromatography: column performance for proteins. Eur J Biochem. 1985;152(2):361-71.
105. Yu YD, Zhu YJ, Qi C, Jiang YY, Li H, Wu J. Hydroxyapatite nanorod-assembled porous hollow polyhedra as drug/protein carriers. J Colloid Interf Sci. 2017;496:416-24.
106. Bartlett DW, Evans DF, Anggiansah A, Smith BG. A study of the association between gastro-oesophageal reflux and palatal dental erosion. Brit Dent J. 1996;181(4):125-31.
107. Martini T, Rios D, Dionizio A, Cassiano LP, Pela VT, Silva CMS, et al. Salivary hemoglobin protects against erosive tooth wear in gastric reflux patients. Caries Res. 2020;54(5-6):466-74.
108. Magalhães AC, Wiegand A, Rios D, Buzalaf MAR, Lussi A. Fluoride in dental erosion. Monogr Oral Sci. 2011;22:158-70.
109. Lussi A, Buzalaf MAR, Duangthip D, Anttonen V, Ganss C, Joao-Souza SH, et al. The use of fluoride for the prevention of dental erosion and erosive tooth wear in children and adolescents. Eur Arch Paediatr Dent. 2019;20(6):517-27.

Fluoretos: ingestão, metabolismo, toxicidade e mecanismos de ação no controle da cárie e da erosão dentária

Marília Afonso Rabelo Buzalaf
Aline Dionizio Valle
Heloísa Aparecida Barbosa da Silva Pereira
Juliano Pelim Pessan

INTRODUÇÃO

O flúor (F) é o elemento químico mais eletronegativo e reativo da tabela periódica, pertence à família dos halogênios e, em sua forma natural e à temperatura ambiente, é um gás de cor amarelo-pálida (F_2). Por ser demasiadamente eletronegativo, encontra-se ligado a outros elementos em sua forma iônica (fluoreto; F^-), a qual está presente nos organismos. Esse íon pode ser encontrado naturalmente na água e no solo, e está presente nos fluidos e tecidos biológicos na forma de elemento traço. Neste caso, pode ser uma fração inorgânica, que é dominante e acumulada nos tecidos duros, ou uma fração orgânica, menos comumente encontrada.

É largamente conhecido o efeito benéfico do F^- na odontologia. O primeiro caso do uso desse íon no controle da cárie dentária ocorreu de forma inesperada, nas primeiras décadas do século XX, quando habitantes de determinadas áreas dos EUA apresentaram manchas nos dentes e estas estavam relacionadas às diferentes concentrações de F^- na água de beber. Esse curioso fato desencadeou várias investigações científicas, sendo a pioneira e mais relevante o "Estudo das 21 cidades", que constituiu o marco para o início da fluoretação das águas de abastecimento público como medida para o controle da cárie dentária. Foi observado que a concentração de 1 mg/F de na água acarretava uma máxima redução no índice de dentes cariados, perdidos ou obturados (CPOD). Entretanto, quando a dose ultrapassava 1,5 mg/L, não se encontravam resultados significativos de melhora da cárie dentária, mas sim, um aumento na prevalência e severidade fluorose dentária.[1,2]

Dessa época até a década de 1980 se acreditava que a melhor maneira de controlar a cárie dentária era pela ação "sistêmica" do F^-, ou seja, este deveria ser ingerido e, após sua absorção, seria incorporado aos cristais de apatita dos dentes em formação, tornando-os mais resistentes.[3] De acordo com esse conceito, para haver proteção contra a cárie, considerava-se inevitável a ingestão de F^-, sendo a fluorose dentária considerada um risco necessário para que os efeitos caristáticos do F^- fossem atingidos.

A partir do final da década de 1980, houve uma mudança no conceito do mecanismo de ação do F^- no controle da cárie dentária.[4]

Observou-se que a quantidade de F^- que poderia ser incorporada à apatita não era suficiente para conferir uma proteção adequada contra a dissolução por ácidos.[5] Por outro lado, a presença de baixos níveis desse íon nos fluidos orais circundando o esmalte era efetiva para diminuir a desmineralização e acelerar a remineralização.

Dessa forma, o conceito de que o F^- interfere na dinâmica da formação da cárie dentária principalmente quando está presente, ainda que em baixas concentrações, nas fases fluidas do ambiente bucal, tornou-se amplamente aceito (ação "tópica").[6,7] Com o estabelecimento desse conceito, ficou claro que não era necessário ingerir F^- para ter proteção contra a cárie. Por outro lado, a fluorose dentária só acontece quando há ingestão excessiva de F^- durante o período de formação dos dentes.[8] Assim, seria possível obter proteção contra a cárie dentária mesmo com baixos níveis de ingestão de F^-, enfatizando a importância do controle da ingestão diária de F^-.[9] Até o momento, tem-se utilizado como dose "ótima" de ingestão diária, ou seja, aquela que previne a cárie e reduz o risco de fluorose dentária, entre 0,05-0,07 mg/kg de peso corporal/dia.[10] Adequar a melhor dose diária de fluoreto não é uma atividade fácil, uma vez que existem várias causas que alteram o metabolismo desse íon.[11]

Neste capítulo serão abordadas (1) as principais fontes de ingestão de F^-, (2) o metabolismo desse íon no organismo e os fatores que o afetam, (3) de que maneira a ingestão excessiva de fluoretos é tóxica para o organismo e como evitar essa toxicidade, e (4) os mecanismos pelos quais os fluoretos são capazes de controlar a cárie e a erosão dentária.

FONTES DE INGESTÃO DE FLUORETOS

A dose "ótima" de ingestão diária de F^- que ainda hoje é aceita para prevenir tanto cárie como fluorose dentária em crianças (0,05-0,07 mg/kg peso corporal/dia) foi, na verdade, determinada empiricamente.[10] Alguns estudos prospectivos, dentre os quais o estudo de coorte de Iowa é o mais abrangente, tentaram, sem sucesso, validar esse parâmetro. Os autores concluíram que, "Dada a sobreposição entre os grupos com cárie e fluorose na ingestão média de fluoreto e à variabilidade extrema nas ingestões individuais deste íon, recomendar firmemente uma ingestão 'ótima' de fluoreto é problemático".[12] Assim, a dose de 0,05-0,07 mg/kg peso corporal/dia permanece como dose "ótima" de ingestão diária de F^- para crianças.

Quando se pretende avaliar a ingestão diária de F^- de uma criança, deve-se monitorar sua ingestão de F^- a partir de todas as fontes durante o período crítico para a ocorrência de fluorose dentária. A janela de suscetibilidade para a ocorrência de fluorose dentária na dentição permanente (com exceção dos terceiros molares) se dá nos primeiros 6-8 anos de vida.[13-15] Entretanto, considerando os incisivos centrais superiores, que são mais importantes do ponto de vista estético, os 3 primeiros anos de vida parecem ser os mais importantes.[9] Assim, o risco de ocorrência de fluorose dentária está diretamente relacionado à quantidade total de F^- ingerida a partir de todas as fontes, durante o desenvolvimento dos dentes. Quatro principais fontes/fatores de risco têm sido identificados:[9,16] água fluoretada,[17-20] suplementos fluoretados,[21,22] dentifrícios fluoretados[23-25] e fórmulas infantis.[17,26] Alguns alimentos e bebidas também têm concentrações mais altas de F^-, que podem impactar na ingestão diária das crianças. A seguir será feita uma descrição dessas fontes, bem como recomendações para reduzir a ingestão de F^- a partir delas.

Água fluoretada

A fluoretação da água de abastecimento público é reconhecida entre as 10 melhores medidas de saúde pública do mundo no século passado.[27] Ainda que atualmente diversos produtos contendo F^- sejam utilizados, a fluoretação da água é ainda a medida mais abrangente e custo-efetiva de utilização do F^-, já que o benefício econômico excede o custo da intervenção. Estima-se que a fluoretação da água de abastecimento leve a uma redução na prevalência de cárie da ordem de 26-35%,[18] com um custo de 0,11-4,92 dólares por pessoa/ano e um benefício de 5,49-93,19 dólares por pessoa/ano, dependendo do tamanho da comunidade.[28]

No Brasil, a fluoretação da água de abastecimento público passou a ser obrigatória nas cidades onde existe estação de tratamento de água a partir de 1974, sendo regulamentada por meio de legislação (Brasil. Ministério da Saúde. Decreto n. 76.872/75; Brasil. Ministério da Saúde. Lei federal n. 6.050/74). A concentração de F^- a ser adicionada à água depende da temperatura média máxima anual, a qual influencia o consumo de água da população. No Brasil, estas variam entre 0,6-0,9 mg/L.[29]

Desde os clássicos estudos epidemiológicos de Dean, da década de 1940, sabia-se que cerca de 10% das crianças residentes em áreas otimamente fluoretadas apresentam fluorose suave ou muito suave nos dentes permanentes, que sendo menor que 1% em áreas não fluoretadas.[30] As revisões sistemáticas, entretanto, têm estimado que, para água contendo 0,7-1 mg/L F^-, a prevalência de fluorose dentária de qualquer grau é de 40-48% e a de fluorose de preocupação estética é de 12%.[18,19] Com isso em mente, alguns países, como os EUA, reduziram os níveis de F^- na água. Esses níveis, que antes variavam entre 0,7-1,2 mg/L, dependendo da temperatura, foram fixados em 0,7 mg/L para todo o país, independentemente da temperatura. As justificativas para essa mudança foram:

1. Várias fontes de ingestão de F^-.
2. Padrões de prevalência e severidade de fluorose dentária.
3. Falta de associação entre a quantidade de ingestão de líquidos por crianças e a temperatura ambiente devido a alterações no estilo de vida.[31]

Entretanto, deve ser considerado que o aumento na prevalência de fluorose dentária em todo o mundo sugere que outras fontes, e não a água isoladamente, têm maior impacto na ingestão total de F^- por crianças pequenas. De fato, uma revisão compilando resultados de ingestão de F^- por crianças pequenas de diferentes países revelou que a maioria da ingestão provém do dentifrício fluoretado.[32] Em adição, deve ser considerado que a maioria dessa fluorose é leve, não sendo considerada um problema de saúde pública. Pelo contrário, algumas pessoas tendem a reagir positivamente à fluorose suave, devido ao desejo por dentes mais brancos, bastante disseminado entre os jovens.[33] É importante ainda destacar que nenhum outro efeito colateral além da fluorose dentária é decorrente do consumo da água de abastecimento otimamente fluoretada.[19]

A fim de minimizar o impacto da fluoretação da água sobre a fluorose dentária, algumas medidas devem ser tomadas. Uma delas é o monitoramento externo da fluoretação da água por um avaliador independente, conhecido como heterocontrole. Essa medida tem tido sucesso em melhorar a consistência da fluoretação[34] e, idealmente, deveria ser implementada em todas as comunidades nas quais há fluoretação artificial, ou ao menos naquelas onde se têm detectado flutuações nos níveis de F na água.[35] Outra importante medida é reconstituir as fórmulas infantis de bebês e crianças pequenas com água contendo menos que 0,5 mg/L F^-.[9] Uma metanálise mostrou que cada 1 mg/L de aumento nos níveis de F^- na água de abastecimento está associado com 67% no risco de ocorrência de fluorose dentária associada com fórmulas infantis.[17] Uma alternativa seria a utilização de água engarrafada de baixa concentração de F^- para a reconstituição da fórmula.[36] Entretanto, nem sempre as informações presentes nos rótulos das águas engarrafadas são corretas em relação à concentração de F^-, podendo ser encontradas concentrações elevadas a despeito de serem relatadas baixas concentrações nos rótulos.[37] Isso sugere a necessidade de maior fiscalização por parte das autoridades competentes em relação a esse aspecto.[9]

Dentifrício fluoretado

O uso de dentifrícios fluoretados em idade em que os dentes permanentes estão em formação está associado ao desenvolvimento de fluorose dentária nestes, especialmente para concentrações acima de 1.000 ppm F^-,[23] o que possivelmente está associado à ingestão de F^- durante a escovação. Quanto mais nova a criança, menos desenvolvidos são seus reflexos de deglutição e expectoração, de forma que a ingestão de dentifrício durante a escovação é inversamente relacionada com a idade da criança e diretamente relacionada com a quantidade de produto colocada na escova.[38]

Em consequência, a ingestão diária de F^- é grandemente influenciada pelo uso de dentifrício fluoretado em crianças na idade de risco para o desenvolvimento de fluorose dentária (abaixo de 7 anos de idade).[16] Em crianças na faixa de risco para fluorose nos incisivos permanentes (abaixo de 3 anos de idade), que são os dentes com maior acometimento estético, o dentifrício sozinho pode chegar a contribuir, em média, com 80% da ingestão total de F^-.[39] Nesse sentido, formulações especialmente desenvolvidas para crianças (com cor, sabor e embalagens diferenciados) merecem maior atenção, visto que podem estimular a deglutição em virtude de seu sabor mais agradável em comparação a produtos convencionais.[38] Além disso, embalagens de dentifrícios muito semelhantes, de um mesmo fabricante, frequentemente contêm concentrações variáveis de F^-, dificultando a escolha do melhor produto por parte dos pais/responsáveis pelas crianças.

Apesar de o uso de dentifrícios fluoretados acarretar graus leves/moderados de fluorose dentária, sem grande comprometimento estético e sem afetar a qualidade de vida do paciente, há uma preocupação crescente quanto à exposição sistêmica ao F^-, o que tem motivado o uso crescente de formulações com concentração reduzida de F^- por crianças na idade de risco para o desenvolvimento de fluorose dentária. Dados da revisão atualizada da Colaboração Cochrane endossam essa prática,[40] cujos achados principais são sumarizados na Figura 1.

Os dados da Figura 1, entretanto, devem ser interpretados com cautela, visto que o número de estudos avaliando formulações com concentrações reduzidas de F^- é muito menor que o de formulações convencionais, o que compromete o grau de certeza dessas evidências. Assim, a análise do risco e da atividade de cárie, bem como da expectativa em relação à prevenção da fluorose dentária, pode fornecer dados importantes na determinação da melhor terapia para o paciente.

Considerando as janelas de risco de cárie (durante toda a vida) e de fluorose (primeiros 6-8 anos de vida para a dentição permanente toda e primeiros 3 anos para os incisivos permanentes), dentifrícios contendo

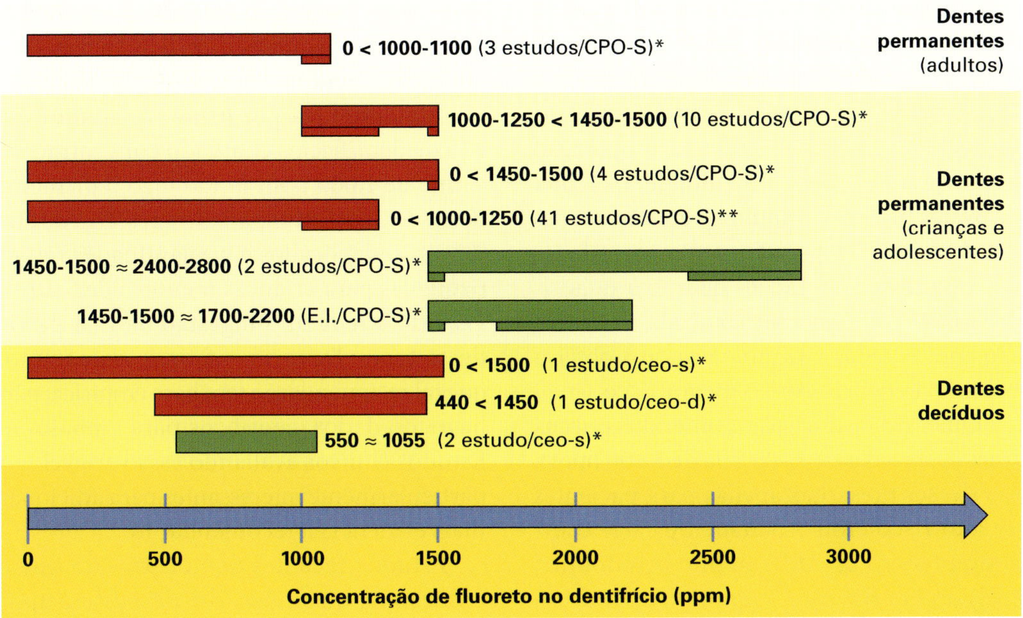

Figura 1 Principais comparações entre dentifrícios contendo diferentes concentrações de fluoreto na prevenção de lesões de cárie dentária em dentes decíduos e permanentes, a partir da revisão sistemática de Walsh et al.[40] Os dados apresentados incluem apenas as comparações com grau de evidência considerado moderado (*) ou alto (**), excluindo-se as 17 comparações com grau de evidência considerado baixo ou muito baixo. Barras verdes indicam ausência de diferença significativa; barras vermelhas indicam diferença significativa. Informações entre parênteses indicam número de estudos incluídos em cada comparação e o índice de cárie empregado.

ceo-s: índice de superfícies cariadas, perdidas ou obturadas em dentes decíduos; CPO-S: índice de superfícies cariadas, perdidas ou obturadas; EI: evidência indireta.
Fonte: Magalhães AC, et al. Cariologia: da base à clínica. Santana de Parnaíba: Manole; 2021 (adaptada).

550 ppm F^- podem ser recomendados para crianças menores de 3 anos de idade, desde que apresentem baixo risco e/ou atividade de cárie. Essa recomendação tem por base dados clínicos atestando equivalência entre dentifrícios contendo 550 ou 1.100 ppm F^- em crianças sem lesões ativas,[41,42] além de acarretar menor ingestão de F^- durante a escovação. Essa recomendação é especialmente válida no âmbito individual, uma vez que possibilita a discussão de riscos e benefícios com os pais/responsáveis, além do monitoramento frequente do paciente, o que permite mudanças no protocolo em função de alterações no risco/atividade de cárie.

Para crianças menores de 3 anos cárie-ativas, entretanto, dentifrícios contendo 550 ppm F^- apresentam efeito anticárie inferior, comparado a produtos convencionais,[41,42] de forma que a recomendação de formulações contendo 1.000-1.100 ppm F^- é mais adequada. Apesar do maior risco de fluorose, cabe ressaltar que a experiência de cárie na dentição decídua tem impacto direto sobre o desenvolvimento de lesões em dentes permanentes,[43] de forma que o risco/atividade de cárie nesta situação particular terão peso maior na decisão da concentração de F^- no dentifrício do que o risco de fluorose.

Para crianças acima de 3 anos, independentemente do risco e atividade de cárie, formulações contendo 1.000-1.100 ppm F^- devem ser recomendadas, por conferirem proteção adicional nos casos de lesões ativas (*vide* Figura 1), além do maior controle dos reflexos de deglutição/expectoração em comparação a crianças mais novas. Para indivíduos acima de 6 anos (incluindo adultos), concentrações entre 1.000-1.500 ppm F^- são recomendadas de rotina. Considerações quanto à quantidade de dentifrício a ser colocada na escova são apresentadas a seguir, visando a obter o máximo benefício com o menor risco.

Quanto a formulações contendo concentrações elevadas de F^- (acima de 1.500 ppm), devem ser prescritas apenas para pacientes de alto risco e/ou atividade de cárie transitória (como uso de aparelho ortodôntico fixo) ou permanente (com hipossalivação), desde que o paciente seja capaz de expectorar adequadamente o dentifrício após a escovação. Portanto, esses produtos estão contraindicados para crianças e pacientes com necessidades especiais. Há forte evidência de que dentifrícios contendo 5.000 ppm F^- são eficazes no controle de lesões de cárie radiculares, razão pela qual sua recomendação foi recentemente endossada pela Associação Dentária Americana.[44]

No âmbito coletivo, considerando que estratégias preventivas geralmente abrangem toda a família (e não somente a criança), parece ser mais sensato recomendar, como regra, dentifrícios contendo concentração de F^- acima de 1.000 ppm. Considerações sobre aspectos socioeconômicos e epidemiológicos poderão auxiliar na determinação da terapia mais efetiva em nível coletivo. O Quadro 1 sumariza as recomendações referentes à concentração de F^- no dentifrício de acordo com a faixa etária e o risco de cárie e fluorose.

Apesar das evidências favoráveis à utilização de dentifrícios contendo concentrações reduzidas de F^- (550 ppm F^-), várias sociedades científicas, no Brasil e no exterior, não endossam essa prática, mesmo em âmbito individual. A recomendação mais comumente feita por essas sociedades é o uso de dentifrícios contendo concentrações acima de 1.000 ppm F^- tão logo o primeiro dente decíduo irrompa, com a ressalva de que devem ser aplicados em quantidades muito pequenas para crianças menores de 3 anos, visando a reduzir a ingestão de F^- a partir dessa fonte. Deve-se enfatizar, no entanto, que tal recomendação tem base empírica, não havendo dados científicos para embasá-la. Estudos clínicos avaliando essa variável são particularmente interessantes para adicionar mais evidência à recomendação.

Estudos recentes demonstraram que a redução na quantidade de dentifrício aplicada na escova reduz significativamente os níveis de F^- na saliva,[45-48] biofilme dental e fluido de biofilme,[49] com efeito direto sobre o desenvolvimento de lesões de cárie em um modelo *in situ*,[45,49] Mais importante ainda, o uso de quantidades adequadas de um dentifrício contendo 550 ppm de F^- (como o obtido pela técnica transversal) pode levar a um efeito superior ao obtido após o uso de uma formulação convencional (1.100 ppm de F^-) aplicado em uma quantidade reduzida.[45,49] Embora esses estudos sejam de curta duração, portanto não tendo avaliado o controle da doença ao longo do tempo, eles indicam a necessidade de revisar as recomendações acima à luz de estudos com protocolos científicos apropriados. Assim, parece sensato indicar que quantidades muito reduzidas (como um "borrão" ou "grão de arroz") devem ser utilizadas a partir da irrupção dos primeiros dentes, aumentando progressivamente com a irrupção dos demais dentes decíduos, sem exceder o tamanho de um grão de ervilha até os 6 anos de idade, independentemente da concentração de F^- no dentifrício.

Quadro 1 Concentrações de fluoreto em dentifrícios indicadas de acordo com faixa etária, ingestão de dentifrício durante escovação, risco de fluorose e risco de cárie

Idade	< 3 anos		3-6 anos		6-8 anos		> 8 anos	
Ingestão de F pelo dentifrício[1]	Alta		Moderada		Baixa		Baixa	
Risco de fluorose[2]	Alto		Moderado		Baixo		Não se aplica	
Risco de cárie[3]	Baixo	Alto	Baixo	Alto	Baixo	Alto	Baixo	Alto
Concentração de fluoreto no dentifrício (ppm)	550	1.000-1.100*	1.000-1.100*	1.000-1.100*	> 1.000**	> 1.000**	> 1.000**	> 1.000**

1. Inversamente relacionada à idade.[38]
2. O risco diminui com a idade em virtude do aumento da massa corporal e do controle sobre reflexos de deglutição e expectoração do dentifrício durante a escovação.[16]
3. Variável durante toda a vida do indivíduo.[16]

* Não exceder 1.100 ppm F nesta faixa etária devido ao risco de fluorose.

** Concentrações até 1.500 ppm F podem ser recomendadas para uso regular; concentrações superiores indicadas em caso de maior risco e para controle de lesões de cárie radicular.[44]

Suplementos fluoretados

Suplementos fluoretados foram introduzidos no final da década de 1940 como alternativa à água fluoretada, em áreas nas quais a fluoretação artificial da água de abastecimento não era disponível ou viável. Com a introdução de modalidades de administração de F^- que não pressupunham ingestão, o uso de suplementos fluoretados diminuiu gradativamente no mundo inteiro, ficando restrito a situações pontuais, como veremos a seguir.

As formas de administração de suplementos incluem soluções (gotas), comprimidos (consumidos inteiros ou mastigados) e pastilhas (para dissolução na boca), utilizando flúor fosfato acidulado e fluoreto de sódio como as principais fontes de F^-. Diferentes protocolos quanto à posologia estão disponíveis, variando em função do risco de cárie, idade e país. De forma geral, considerando faixas etárias de 6-36 meses, 3-6 anos e 6-16 anos, as doses correspondentes são de 0,25, 0,5 e 1 mg F^-/dia (áreas com < 0,3 mg/L F^- na água) e 0, 0,25 e 0,5 mg F^-/dia (áreas com 0,3-0,6 mg/L F^- na água). Suplementos não devem ser indicados para menores de 6 meses ou para indivíduos de qualquer idade residentes em áreas com > 0,6 mg/L F^- na água.[50]

Quanto aos benefícios dessa medida, revisões sistemáticas indicam que o consumo de suplementos por crianças promove efeito preventivo de 24% para dentes permanentes, com evidência conflitante acerca da dentição decídua.[22] Além disso, a exposição pré-natal a suplementos não mostrou ter efeito preventivo sobre dentes decíduos.[51] Quanto aos riscos, é consenso na literatura que o uso de suplementos é um importante fator de risco para o desenvolvimento de fluorose dentária. Uma revisão sistemática relatou que o risco de ocorrência de fluorose aumenta em 84% para cada ano de utilização dos suplementos entre 6 meses e 7 anos de vida, sendo os 3 primeiros anos mais importantes.[21]

Assim, considerando conjuntamente riscos e benefícios, suplementos devem ser prescritos apenas para indivíduos/comunidades isolados sem acesso a outras fontes coletivas de exposição ao F^-, especialmente quando apresentam alto risco de cárie.[50]

Fórmulas infantis

As fórmulas infantis são utilizadas quando não é possível realizar o aleitamento materno, antes de ser iniciada a alimentação sólida, em geral nos primeiros 4-6 meses de vida. No mercado brasileiro as fórmulas infantis estão disponíveis principalmente na forma de pós, com concentrações variadas de F^-, sendo maiores nas fórmulas à base de soja, uma vez que o extrato dessa planta concentra o F^-. As demais fórmulas têm, em geral, uma concentração intrínseca de F^- baixa. Porém, quando preparadas com água otimamente fluoretada (0,6-0,8 mg/L F^-) podem fornecer uma quantidade diária de F^- que excede o limite superior de ingestão diária para bebês (0,1 mg/kg peso corporal/dia).[36] Por conta disso, o consumo de fórmulas infantis, especialmente quando reconstituídas com água fluoretada, tem sido considerado um potencial fator de risco para a fluorose dentária.

Uma revisão sistemática compilou os dados de 19 estudos incluindo 17.429 bebês, nos quais foi avaliada a associação entre o uso de fórmulas infantis entre 0-2 anos de idade e a ocorrência de fluorose. O *odds-ratio* global para fluorose aumentou em 80% mediante o consumo de fórmulas infantis entre 0-2 anos de idade, mas houve grande heterogeneidade entre os estudos, de forma que os resultados têm que ser interpretados com cautela. Foi observada uma evidência fraca de que o F^- presente na fórmula aumenta o risco de fluorose. Porém, observou-se que o risco depende dos níveis de F^- presentes na água de abastecimento, sendo que o *odds-ratio* aumenta 5% para cada aumento de 0,1 mg/L de F^- na água. A utilização de água contendo 1 mg/L F^-, portanto, aumentaria o *odds-ratio* em 67%.[17]

Um grupo de *experts* da ADA (American Dental Association) foi convocado para elaborar recomendações clínicas baseadas em evidências sobre a ingestão de F^- a partir de fórmulas infantis até os 12 meses de idade e sua relação com a fluorose dentária na dentição permanente. Os *experts* concluíram que o cirurgião-dentista pode recomendar aos pais e cuidadores de bebês que consomem fórmulas infantis como a principal fonte de nutrição que as reconstituam com água fluoretada, desde que os informem sobre o risco de desenvolvimento de fluorose dentária. Se os pais manifestarem preocupação com a ocorrência de fluorose dentária, uma alternativa seria a utilização de água contendo menos que 0,5 mg/L F^- para a reconstituição das fórmulas.[26] Poderiam então ser indicadas nesse caso águas engarrafadas, que têm, em geral, baixa concentração de F^-, embora, como mencionado, nem sempre essas concentrações estejam corretamente descritas nos rótulos.[37]

Alimentos e bebidas infantis

A concentração de F^- em alimentos e bebidas é variável, dependendo da concentração de F^- presente na água utilizada em sua preparação ou no processo de industrialização. Em geral, a concentração é pequena na maioria dos alimentos e bebidas.[52-54] Porém, a maior dificuldade quando se pretende estimar a ingestão de F^- a partir de alimentos e bebidas é que o teor de F^- não está presente nos rótulos dos produtos industrializados. Dessa maneira, para orientar adequadamente os pacientes o cirurgião-dentista deve se basear em informações presentes em publicações científicas. No Brasil, há vários trabalhos mostrando níveis elevados de F^- em alimentos e bebidas bastante apreciados pelo público infantil (Tabela 1). O consumo excessivo desses produtos na idade de risco para fluorose dentária deve ser evitado. Entretanto, deve ser levado em consideração que, muitas vezes, nem todo o F^- presente nos alimentos e bebidas está na forma solúvel (biodisponível). Sendo o F^- altamente eletronegativo, ele tem alta afinidade por cátions, como Ca^{+2} e Al^{+3}. Portanto, quando esses cátions estão presentes, o F^- formará complexos insolúveis com eles, os quais não serão absorvidos e serão

Tabela 1 Concentração de fluoreto em alimentos e bebidas disponíveis no mercado brasileiro consumidos por crianças pequenas e relação de seu consumo com o limite superior de ingestão diária de fluoreto (0,07 mg/kg peso corporal) para uma criança de 2 anos de idade (peso médio 12 kg)

Alimento/bebida	Concentração F^-	Porção	% dose diária
Mucilon (Nestlé)	2,4 mg/kg	6 colheres sopa	25%
Neston (Nestlé)	6,2 mg/kg	6 colheres sopa	25%
Toddynho (Quaker)	1,2 mg/mL	200 mL	25%
Chá-preto (Apichá)	3,99 mg/mL	200 mL	100%
Bolacha Danyt's (Danone)	7,10 mg/kg	3 unidades	40%

Fonte: Buzalaf et al., 2002a,[56] Buzalaf et al., 2002b[57], Buzalaf et al., 2003.[58]

eliminados pelas fezes,[55] o que reduz o risco de fluorose dentária.

METABOLISMO DO FLUORETO

Uma vez ingerido, o F^- é metabolizado, ou seja, ele é absorvido, distribuído pelo organismo, incorporado aos tecidos e o que não é utilizado pelo organismo é excretado. A absorção do F^- ocorre no trato gastrointestinal, sendo o pico plasmático atingido rapidamente (em cerca de 20-60 minutos) após a ingestão. O F^- que não é absorvido segue pelo trato gastrointestinal, sendo eliminado pelas fezes. A parte que é absorvida circula pelo organismo, sendo incorporada principalmente aos tecidos duros (especialmente no tecido ósseo e nos dentes durante o período de formação). A incorporação aos tecidos moles é muito pequena[55] e não é influenciada pelo tempo de exposição.[59] O F^- remanescente é então excretado pela urina[55] (Figuras 2 e 3).

Vários aspectos do metabolismo do F^-, incluindo a absorção gástrica, a distribuição pelo organismo e a excreção renal, são

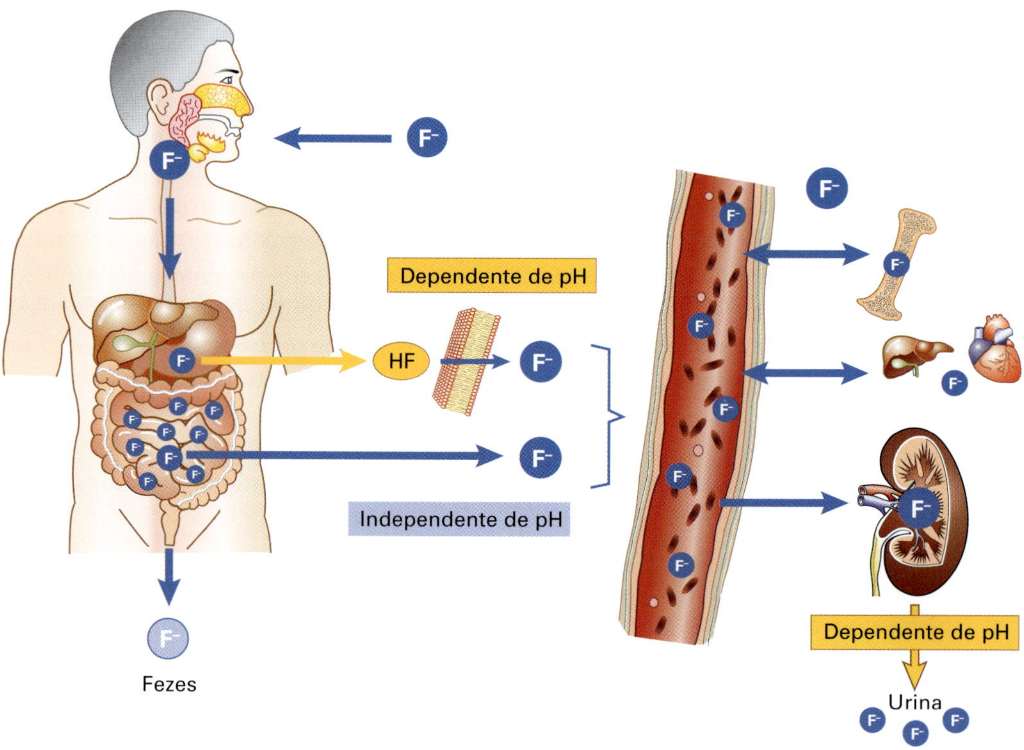

Figura 2 Características gerais do metabolismo do F^-. A absorção ocorre primeiramente no estômago, de forma dependente do pH (20-25%). No intestino, que é responsável pela maior parte da absorção (70-75%), o F^- atravessa o espaço entre as células da mucosa intestinal, de maneira independente do pH. O F^- que não é absorvido é eliminado pelas fezes. No estômago, ambiente ácido, o F^- forma HF, que consegue atravessar a membrana para o sentido do meio mais alcalino. Na circulação sanguínea, o F^- é distribuído aos tecidos e o tecido ósseo incorpora mais que os tecidos moles. O F^- não incorporado é excretado pelo rim dependente do pH da urina.

dependentes do pH. Isso ocorre porque o coeficiente de permeabilidade das membranas constituídas por bicamadas lipídicas ao ácido fluorídrico (HF) é 1 milhão de vezes maior que ao F^-.[60] O HF é um ácido fraco, com pK_a de 3,4. Assim, nesse pH, as concentrações de HF e F^- são iguais (50% de cada). Em valores de pH maiores que 3,4 aumenta a forma dissociada (F^-), ao passo que em valores de pH menores que 3,4, aumenta-se a proporção de HF, o qual atravessa as membranas em resposta a um gradiente de pH, indo sempre do compartimento com pH mais ácido para o compartimento com pH mais alcalino.[55] Dessa maneira, a absorção do F, sua distribuição pelos tecidos moles, bem como sua excreção, são guiadas por esse mecanismo pH-dependente. O tratamento da toxicidade aguda pelo F^-, que será abordado mais adiante neste capítulo, tem como base a alcalinização dos fluidos corporais, a fim de que o F^- saia das células e vá para a corrente sanguínea, para que posteriormente seja excretado.

Os principais eventos envolvidos no metabolismo do F^- serão detalhados a seguir.

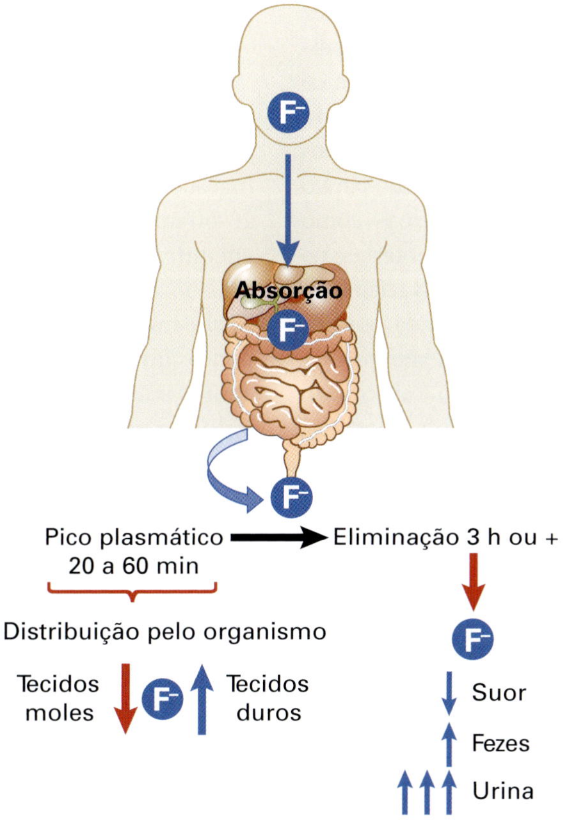

Figura 3 Distribuição do F^- no organismo. Após ser ingerido, o F^- absorvido rapidamente atinge o pico no plasma em 20 a 60 minutos. O plasma distribui o F^- para os tecidos, sendo incorporado em maior extensão nos tecidos duros. A eliminação e retorno ao período da pré-ingestão pode levar de 3 h até 11 h, dependendo do quanto de F^- foi ingerido.

Absorção do fluoreto

Na ausência de grandes quantidades de cátions bi e trivalentes, como Ca^{2+} e Al^{3+}, que complexam o F^-, formando compostos insolúveis, cerca de 80-90% do F^- é absorvido a partir do trato gastrointestinal.

O estômago é o primeiro destino do F^- após a ingestão. Nesse ambiente ácido, há a formação de grandes quantidades de HF, que atravessa a mucosa gástrica e é rapidamente absorvido, levando a um pico plasmático em torno de 20-60 minutos após a ingestão. Cerca de 20-25% do fluoreto é absorvido no estômago, de maneira inversamente proporcional ao pH[61] (Figura 2), ou seja, quanto maior for a acidez do conteúdo gástrico, mais rápida será a absorção. Consequentemente, o pico plasmático será atingido mais rapidamente e será maior. A extensão da absorção do F^- a partir do estômago tem uma importante implicação para o tratamento da intoxicação aguda pelo F^-, como será visto adiante. Outro fator que interfere na absorção gástrica do F^- é a taxa de esvaziamento gástrico. Quando essa taxa é retardada, os picos de F^- no plasma são mais lentos e menores.[62]

A maior parte do F^- que não é absorvido no estômago será absorvida no intestino, responsável pela absorção de 70-75% do F^-. Diferentemente do que acontece no estômago, a absorção intestinal independe do pH, ocorrendo quando o fluoreto iônico (F^-) atravessa os espaços frouxos entre as células da mucosa intestinal ou os canais paracelulares[63] (Figura 2). O restante que não foi absorvido é excretado pelas fezes.

Além do pH, a absorção é influenciada pela composição da dieta e pela ingestão juntamente com alimentos, em especial aqueles contendo cátions bi e trivalentes que podem complexá-lo, formando compostos insolúveis. Nesse caso, a absorção é reduzida.[64-67] Essa é a razão para se utilizarem soluções à base de cálcio para fazer lavagem estomacal em casos de intoxicação aguda por F^-, como será visto adiante.

Em relação ao tipo de composto fluoretado, a quantidade total de F absorvido a partir do monofluorfosfato dissódico (MFP) é similar àquela absorvida a partir do NaF, embora a absorção ocorra mais lentamente no primeiro caso, por conta da necessidade de hidrólise prévia por fosfatases, levando a picos plasmáticos menores.[64,65,68] Também, a absorção do F^- a partir da água naturalmente e artificialmente fluoretada, que contêm compostos fluoretados diferentes, é similar.[69,70]

Distribuição do fluoreto no organismo

O F^- é rapidamente distribuído pelo organismo após a absorção. Os níveis plasmáticos já começam a aumentar 10 minutos após a ingestão de F^-, sendo o pico alcançado entre 20-60 minutos, retornando ao mesmo nível encontrado antes da ingestão por volta de 3-11 horas (Figura 3), dependendo da quantidade ingerida. Tem sido relatado um ritmo para os níveis plasmáticos de F^- em humanos, com as maiores concentrações ocorrendo ao redor do meio-dia e as menores, ao final da tarde.[71] O plasma é o compartimento central para a distribuição do F^-. A partir dele, o íon é distribuído para os tecidos e excretado (Figura 3). Não há regulação homeostática dos níveis plasmáticos de F^-, os quais dependem primariamente da quantidade ingerida, da quantidade incorporada aos tecidos duros e da quantidade excretada pela urina.[72]

Em relação à distribuição do F^- nos tecidos moles, as concentrações no plasma e no fluido intersticial são similares, sendo porém cerca de 10-50% mais baixas no fluido intracelular. Isso é classicamente atribuído ao fato de o citosol ter um pH mais ácido que o fluido extracelular, o que faz com que o F^- passe do meio intra para o extracelular (Figura 4). Em consequência disso, as razões entre as concentrações de F nos tecidos moles em relação ao plasma são tipicamente menores que 1, exceto para os rins, que acumulam F^- para ser excretado.[55]

Aproximadamente 99% do F^- presente no organismo humano é encontrado nos tecidos duros, principalmente no osso, mas também uma pequena parte no esmalte e na dentina. O *clearance* plasmático do F^- pelos tecidos calcificados é elevado. Aproximadamente 36% do F^- que é absorvido é removido do plasma pelo osso. O restante é excretado pela urina. Em crianças, a incorporação de F^- ao osso é maior (cerca de 55%),[73] devido ao maior suprimento sanguíneo e à maior área superficial dos cristalitos ósseos, que são menores, mais desorganizados e mais numerosos que aqueles do osso maduro.[74]

A incorporação de F^- pelo osso ocorre em diferentes estágios. Existe uma relação de estado estacionário entre as concentrações de F^- presentes no plasma e na camada de hidratação dos cristalitos ósseos. Quando os níveis plasmáticos de F^- aumentam, o íon passa do plasma para a camada de hidratação e vice-versa. Em estágios posteriores, o F^- se incorpora em precursores da flúor-hidroxiapatita e finalmente na estrutura da apatita.[75]

As concentrações de F^- na dentina são similares às concentrações ósseas, tendendo a aumentar com a idade, ou seja, são proporcionais à ingestão de F^- ao longo do tempo. Os níveis de F^- na dentina são mais altos próximo à polpa e reduzem progressivamente em direção à junção amelodentinária.[76] Já as concentrações de F^- no esmalte tendem a diminuir com a idade em áreas sujeitas ao desgaste, mas aumentam em áreas que acumulam biofilme dentário.[77] As concentrações de F^- do esmalte refletem a exposição ao F^- durante sua formação.[76]

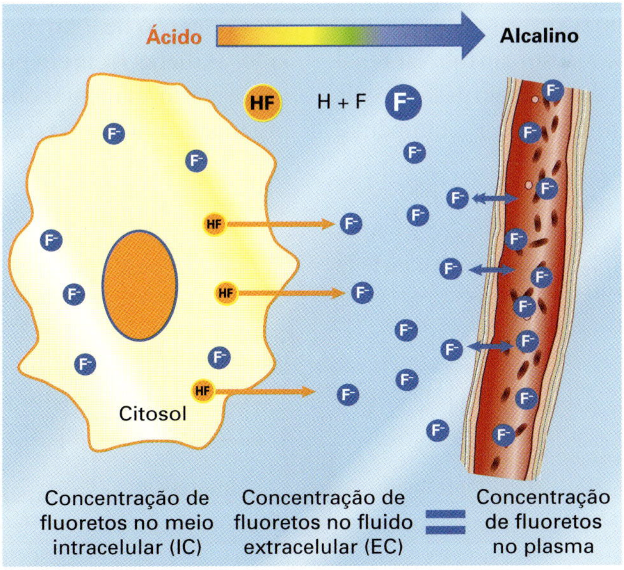

Figura 4 Distribuição do F^- nos meios intra e extracelular. O citosol tem característica ácida, havendo tendência para maior formação de HF, que migra para o fluido extracelular, que é mais alcalino, assim como o plasma. Dessa forma, as concentrações de F^- são maiores no fluido extracelular e no plasma, em comparação ao meio intracelular.

Excreção renal do fluoreto

Os rins são a maior rota de eliminação de F^- do organismo. Em condições normais, cerca de 60% do F^- absorvido diariamente por adultos e 45% por crianças é excretado pela urina.[73]

A concentração do F^- no filtrado glomerular é similar à concentração plasmática. Após entrar nos túbulos renais, uma quantidade variável do íon é reabsorvida (10-90%), retornando à circulação sistêmica, enquanto o restante é excretado na urina. Esse processo de reabsorção, juntamente com a taxa de filtração glomerular, são os principais determinantes da quantidade de F^- excretada na urina.[78]

O *clearance* renal do F^- (cerca de 35 mL/min em adultos saudáveis) é bastante elevado em comparação ao de outros halógenos, que geralmente é inferior a 1-2 mL/min. Há, entretanto, uma grande variação individual, atribuída à taxa de filtração glomerular, pH urinário e fluxo urinário.[74]

O mecanismo de reabsorção tubular renal do F^-, à semelhança da absorção gástrica e da migração transmembrana do F^-, também é dependente do pH e ocorre por difusão do HF.[79] Dessa maneira, quando o pH do fluido tubular é alcalino, a proporção de fluoreto na forma de HF é baixa, enquanto a proporção de F^- é mais alta. Portanto, apenas uma pequena quantidade de HF atravessa o epitélio do túbulo renal para ser reabsorvido, enquanto a maior quantidade permanece no interior do túbulo renal, sendo excretada na urina na forma de F^-. Por outro lado, quando o pH do fluido tubular é mais baixo, quantidades maiores de HF atravessam o epitélio tubular em direção ao fluido intersticial, onde o pH é relativamente alto (em torno de 7), promovendo a dissociação do HF. O F^- é então liberado e se difunde para os capilares peritubulares, retornando à circulação sistêmica, ou seja, a retenção de F^- é maior e sua excreção é menor (Figura 5).

Todas as condições que alteram o pH urinário podem afetar o balanço metabólico e as concentrações teciduais de F^-. Entre elas está a composição da dieta. As dietas ricas em vegetais aumentam o pH urinário, diminuindo a retenção de F no organismo. Por outro lado, as dietas ricas em proteínas reduzem o pH urinário, aumentando a retenção de F^- no organismo.[55] Há um estudo epidemiológico

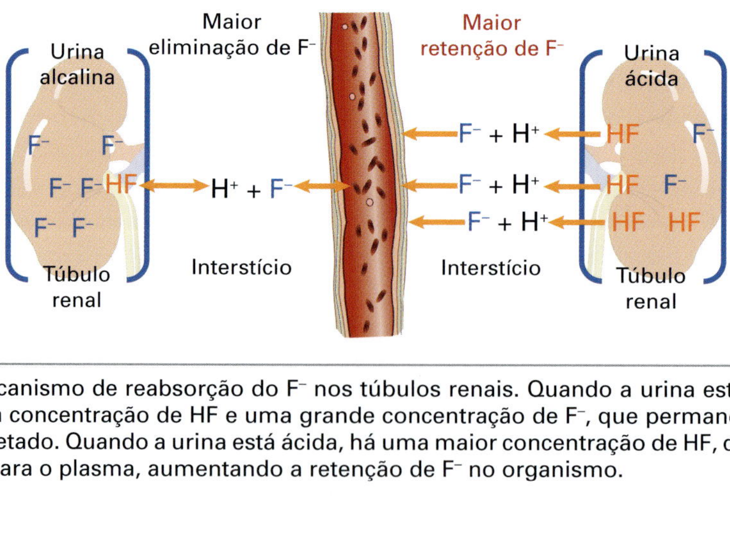

Figura 5 Mecanismo de reabsorção do F^- nos túbulos renais. Quando a urina está alcalina, há uma pequena concentração de HF e uma grande concentração de F^-, que permanece no túbulo renal e é excretado. Quando a urina está ácida, há uma maior concentração de HF, que é reabsorvido e volta para o plasma, aumentando a retenção de F^- no organismo.

mostrando que indivíduos vegetarianos têm menor prevalência e gravidade de fluorose dentária quando comparados aos indivíduos não vegetarianos.[80] Outra condição que afeta o pH urinário é a altitude de residência. A hipóxia que ocorre em áreas de alta altitude leva a uma redução no pH urinário, o que reduz a excreção renal do F^-, portanto aumentando a retenção desse íon no organismo e, consequentemente, o risco de fluorose dentária. Há alguns estudos em humanos, residentes em diferentes localidades do mundo, mostrando um aumento na prevalência e gravidade da fluorose em áreas de alta altitude quando comparadas àquelas de baixa altitude, com exposição aparentemente similar ao F^-.[81-84]

O conhecimento acerca do metabolismo do F^- é de extrema importância para os profissionais da saúde, em especial para os cirurgiões-dentistas, com vistas a minimizar o risco de toxidade e potencializar a efetividade desse íon no controle da cárie dentária.

TOXICIDADE CRÔNICA DO FLUORETO

Efeitos tóxicos da administração crônica de fluoreto

A toxicidade crônica do F^- foi observada antes mesmo do conhecimento dos efeitos benéficos desse íon para o controle da cárie dentária, quando se observou uma alteração do esmalte associada ao consumo de uma dose excessiva de F^- por um período prolongado durante a fase de desenvolvimento dos dentes, denominada fluorose dentária. Acredita-se que denominada fluorose dentária aconteça quando há ingestão média diária de F^- acima de 0,07 mg/kg de peso corporal durante o período de formação dos dentes, embora haja relatos de ocorrência de fluorose dentária com doses menores. Uma ingestão crônica de doses maiores pode levar à fluorose esquelética, comum em regiões endêmicas nas quais a concentração natural de F^- na água de beber é superior a 5 mg/L.[11]

O F^- é um clássico inibidor de enzimas da via glicolítica, como a enolase.[85] Dessa maneira, alterações no metabolismo energético têm sido descritas em diferentes órgãos e tecidos em estudos com animais expostos cronicamente a altas doses desse íon, simulando doses consumidas por humanos residentes em áreas de fluorose endêmica. Entre esses órgãos encontram-se fígado,[59,86-88] rins,[89,90] músculo[91] e intestino.[92,93] Alterações no metabolismo energético podem levar ao estresse oxidativo, também relatado nesses casos.[94,95] Entretanto, os efeitos do F^- são dose- e tempo-dependentes,[59,86,96] de forma que o organismo parece se adaptar aos efeitos do F^- ao longo do tempo, ativando vias que irão reduzir a toxicidade desse íon.[97]

Assim, os únicos efeitos adversos relacionados à ingestão crônica do F^- cientificamente comprovados em humanos são a fluorose dentária e a fluorose esquelética.[27] Como já mencionado, a fluorose dentária acontece quando há uma ingestão excessiva de F^- durante o período de formação dentária. Já a fluorose esquelética não tem um período específico de suscetibilidade. Além disso, para que esta ocorra, são necessários níveis de F^- na água de beber bem mais elevados, o que a torna bem menos prevalente que a fluorose dentária. Portanto, sendo a fluorose dentária mais prevalente e de maior interesse para a odontologia, será abordada com mais profundidade a seguir.

Etiologia, características histopatológicas e clínicas da fluorose dentária

A fluorose dentária é uma alteração de desenvolvimento do esmalte causada por uma ingestão excessiva e prolongada de F^- durante o período de formação dos dentes. Dessa maneira, há um período de suscetibilidade à fluorose dentária, que para a dentição permanente toda (exceto os terceiros molares) vai desde o nascimento até os 6-8 anos de idade. Considerando os incisivos centrais superiores, que são os dentes com maior acometimento estético, o período crítico compreende os primeiros 3 anos de vida.[98]

Os níveis "ótimos" de ingestão de F^- para prevenção de cárie e para evitar a fluorose, como já mencionado, não são precisamente conhecidos. As razões para isso são a dificuldade em estimar a ingestão diária total de F^- das crianças a partir de todas as fontes, bem como os vários fatores que interferem no metabolismo do F^-, afetando sua retenção no organismo.[16] Alguns autores consideram 0,1 mgF^-/kg peso corporal/dia como limite de ingestão acima do qual a fluorose dentária ocorre,[99] enquanto outros relatam a ocorrência de fluorose dentária com ingestões diárias de F^- da ordem de apenas 0,03 mg/kg de peso corporal.[100] Considerando a ausência de evidências mais robustas, ainda se utiliza a dose de 0,07 mg/kg peso corporal[101] como sendo o limite superior de ingestão diária de F, a partir do qual se estima que haja maior risco de ocorrência de fluorose dentária em crianças na faixa etária de risco. Um dos grandes problemas em relação à fluorose dentária é que a alteração dentária acontece enquanto o dente está sendo formado de maneira que sua detecção clínica só ocorrerá anos depois, quando o dente irrompe na cavidade bucal. Em adição, a lesão é irreversível. Sua aparência clínica pode ser amenizada por microabrasão, por exemplo, ou então, em casos de grande comprometimento estético, é necessário restaurar o dente. Por isso, a prevenção da fluorose dentária é tão importante. Ela deve ser feita pelo monitoramento da ingestão diária total de F^- em crianças na idade de risco (até os 7 anos, considerando toda a dentição permanente, mas principalmente nos primeiros 3 anos, quando se pensa nos incisivos centrais superiores).

A severidade da lesão fluorótica aumenta de acordo com a quantidade de F^- ingerida e o tempo de exposição a esse íon. Assim, têm-se desde linhas brancas finas na superfície dentária, nos casos mais suaves (Figura 6A), até toda a superfície dentária esbranquiçada, severamente opaca, com aspecto calcáreo, que se quebra quando o dente irrompe, devido às forças da mastigação. Nesse caso, ocorre impregnação de corantes dos alimentos, surgindo manchas amarronzadas, que são pós-irruptivas (Figura 6B). A dentina também pode ser afetada pela fluorose, com redução na permeabilidade dentinária em função do aumento da severidade.[102]

Histologicamente, o esmalte fluorótico tem a superfície hipermineralizada e a subsuperfície hipomineralizada, devido à elevada porosidade que pode ser constatada microscopicamente, por conta da retenção de amelogenina e do atraso no crescimento do cristal. Devido ao aumento da porosidade subsuperficial, há alteração no índice de refração da luz, o que clinicamente se traduz no aspecto de mancha branca. No caso de maior acometimento pela fluorose, o dente irrompe com toda a superfície severamente opaca e calcárea. Após a irrupção, ocorrem fraturas pelo fato de esse esmalte ser frágil, bem como impregnação de corantes dos alimentos, surgindo as manchas amarronzadas.[103]

Alguns dentes podem ser mais afetados que outros pela fluorose, devido ao tempo de duração da amelogênese e à maior exposição

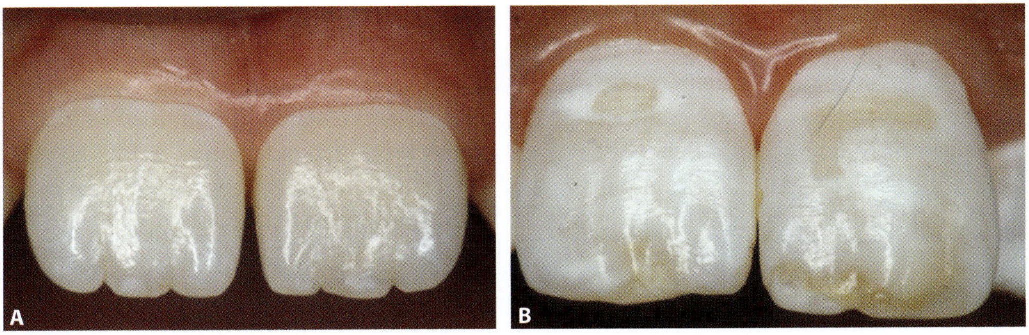

Figura 6 A) Incisivos centrais permanentes superiores com fluorose suave, caracterizada por linhas brancas finas (TF 1). B) Incisivos centrais permanentes superiores esbranquiçados com regiões amareladas (manchas pós-irruptivas), com perda estrutural (pós-irruptiva) apenas na borda incisal (TF 3).

ao F^-. A fluorose afeta dentes homólogos, uma vez que são formados ao mesmo tempo. A sequência de acometimento dos dentes permanentes pela fluorose é:

1. Pré-molares.
2. Segundos molares.
3. Incisivos superiores.
4. Caninos.
5. Primeiros molares.
6. Incisivos inferiores.

Esse padrão pode ser alterado, sendo muitas vezes os incisivos os mais afetados. Mediante exposição prolongada ao F^-, toda a face de um mesmo dente é afetada. Podem ocorrer também lesões restritas aos terços incisais ou cervicais, quando há períodos de não exposição ao F^-. A fluorose dentária também afeta a dentição decídua, sendo os molares mais afetados que os incisivos. Porém, as formas mais suaves nessa dentição são mais difíceis de serem diagnosticadas, uma vez que os dentes decíduos são naturalmente mais leitosos. Ressalta-se que a fluorose na dentição decídua é menos grave para o paciente, pelo pequeno tempo de permanência na cavidade bucal dos dentes decíduos.[104]

Mecanismos envolvidos na patogênese da fluorose dentária

O esmalte fluorótico é caracterizado por uma hipomineralização subsuperficial, devido à retenção de amelogeninas. Entretanto, apesar do vasto conhecimento sobre os efeitos do F^- na amelogênese, ainda não se conhecem precisamente os mecanismos envolvidos na formação da lesão fluorótica. Há vários possíveis sítios de ação do F^-:

1. Ameloblastos: age na proliferação, diferenciação e morfologia. No estágio de maturação, o F^- reduz o tamanho dos ameloblastos, sua atividade lisossomal e induz a expressão de proteínas de estresse do retículo endoplasmático, além de provocar redução dos ameloblastos de borda lisa e aumento dos ameloblastos de borda rugosa.
2. Matriz extracelular: processamento e degradação. Não há alterações na composição ou na qualidade das proteínas da matriz, mas sim em sua degradação.
3. Fase mineral: iniciação, crescimento do cristal e propriedades químicas. O F^- reduz a concentração de Ca^{2+} no fluido do

esmalte e a atividade das metaloproteases e serinoproteases.

4. Interação na interface matriz extracelular – fase mineral: na presença de alta concentração de F^-, as proteínas ligam-se fortemente à hidroxiapatita e, dessa maneira, ficam menos acessíveis às proteases.[103]

A ação do F^- ocorre principalmente no estágio de maturação do esmalte, resultando em um esmalte hipomineralizado subsuperficialmente, devido à retenção da matriz orgânica. Vários mecanismos têm sido propostos para esse efeito do F^- na redução da degradação das proteínas da matriz, com consequente inibição do crescimento dos cristais:

1. Redução da produção de proteases pelos ameloblastos.
2. Atuação direta na atividade das proteases da matriz extracelular.
3. Alteração das características de adsorção, área superficial ou propriedades de superfície dos cristais do esmalte aos quais as proteínas da matriz se aderem.
4. Redução da concentração de Ca^{2+} no fluido do esmalte, requerido para a ação das proteases.
5. Modulação dos ameloblastos, com prejuízo da endocitose e degradação intracelular da matriz.
6. Aumento da apoptose dos ameloblastos.

Ainda não se sabe qual ou quais desses mecanismos de fato ocorrem.[105] Em adição, o F^- pode levar ao aprisionamento da matriz, pois a superfície hipermineralizada que se forma em sua presença pode atuar como uma barreira física, prejudicando a entrada de minerais e proteases nas camadas mais profundas do esmalte, bem como a saída de proteínas. Esses efeitos do F^- na amelogênese são modulados pelo Ca^{2+}, pois se observa que, na presença de F^-, a suplementação com Ca^{2+}:

1. Permite que a matriz fluorótica recentemente sintetizada se mineralize.
2. Reduz ou suprime as alterações morfológicas dos ameloblastos induzidas pelo F^-.
3. Aumenta a secreção de amelogenina, o que faz com que a matriz se mineralize, mesmo na presença de F^-, além de regular o pH no sítio onde o F^- aumenta a mineralização.

Assim, a relação entre Ca^{2+}, F^- e amelogenina parece ter um papel-chave na patogênese da fluorose dentária.[105]

Diagnóstico e tratamento da fluorose

Sem dúvida o maior problema para o diagnóstico da fluorose é o fato de essas alterações só poderem ser detectadas clinicamente após a irrupção dos dentes. Dessa maneira, se uma criança tem uma ingestão excessiva de F^- nos primeiros 3 anos de vida, a fluorose só será diagnosticada nos dentes 11 e 21 provavelmente por volta dos 7 anos de idade. Esse grande intervalo entre a causa e o efeito dificulta o diagnóstico diferencial da fluorose.

O índice mais utilizado para o diagnóstico da fluorose é o de Thylstrup & Fejerskov,[106] também chamado de índice TF. É um índice bastante interessante, pois relaciona as características histopatológicas do esmalte fluorótico com a aparência clínica da fluorose. De acordo com esse critério é possível identificar 10 graus de severidade diferentes de fluorose:

- **TF grau 0:** Após limpeza e secagem da superfície, a translucidez normal do esmalte permanece;

- **TF grau 1:** Linhas brancas opacas estreitas são observadas na superfície do esmalte, correspondendo à posição das periquimácias. Em alguns casos, a presença de áreas brancas tipo "cobertura de neve" nas incisais ou pontas de cúspide podem ser observadas;
- **TF grau 2:** As linhas brancas são mais pronunciadas e podem se fundir formando pequenas áreas nebulosas. A "cobertura em neve" nas incisais e pontas de cúspide é frequente;
- **TF grau 3:** Linhas brancas fundidas formam áreas em formato de nuvens opacas que se espalham por toda a superfície. Entre as áreas de nuvens, linhas brancas ainda podem ser visualizadas;
- **TF grau 4:** Toda a superfície de esmalte se apresenta branca e opaca. Locais sujeitos a atrição são menos afetados;
- **TF grau 5:** Toda a superfície de esmalte está branca e opaca e pequenas áreas de perda de esmalte podem ser observadas. Essas falhas (menores que 2 mm de diâmetro) são também conhecidas como depressões;
- **TF grau 6:** As falhas de esmalte ou depressões tendem a formar depressões maiores ou se alinham em faixas horizontais. Nesses casos, as depressões são menores que 2 mm na dimensão vertical;
- **TF grau 7:** Perda do esmalte externo de forma irregular, mas com comprometimento de menos da metade da área da superfície. O esmalte remanescente é opaco;
- **TF grau 8:** A perda de esmalte envolve mais da metade da superfície com o restante do esmalte opaco;
- **TF grau 9:** Perda da maior parte do esmalte, alterando a anatomia dentária.

A margem cervical do esmalte pode permanecer intacta e opaca. Convém ressaltar que o grau 4 corresponde ao máximo de severidade que o dente pode apresentar ao irromper, já que as depressões e manchas são pós-irruptivas.

De modo geral, os casos mais difíceis de serem diagnosticados são as formas mais brandas de fluorose. Para um adequado diagnóstico da fluorose é importante uma boa iluminação e que a superfície do esmalte esteja limpa e seca. Quando a superfície do esmalte é seca (por jato de ar), a água retida nas porosidades do esmalte é substituída por ar e revela os defeitos do esmalte com mais facilidade.

O diagnóstico compreende, além da observação dos padrões de opacidade do esmalte e sua simetria, a realização de um levantamento histórico de ingestão de F^- durante o período de formação dos dentes. Podem ser observados casos de fluorose moderada e até mesmo em indivíduos residentes em cidades sem fluoretação de águas, mas com história de ingestão de dentifrício fluoretado.

É fundamental o diagnóstico diferencial com outras lesões do esmalte, por exemplo, as hipoplasias, que são defeitos resultantes da deposição insuficiente de matriz orgânica durante a amelogênese. As hipoplasias podem ser opacidades ou não, e são lesões de esmalte de forma arredondada ou ovalada, algumas vezes irregulares, mas em geral de bordas definidas. Outro aspecto importante para o diagnóstico diferencial é que as hipoplasias e opacidades podem afetar um elemento dentário apenas, enquanto a fluorose geralmente afeta dentes homólogos. Esses aspectos são úteis no diagnóstico diferencial.[104]

Embora a percepção estética da mancha de esmalte seja variável entre os pacientes, pode ter efeitos psicossociais consideráveis em muitos indivíduos e afetar sua qualidade de vida.[107] Assim, o tratamento para as manchas fluoróticas é escolhido de acordo com a gravidade da lesão, podendo incluir: clareamento, microabrasão, uso de infiltrantes resinosos, facetas dentais ou coroas, ou uma combinação de métodos.[107] Como os pacientes com manchas de esmalte são bastante jovens, com uma expectativa de vida longa, as abordagens restauradoras minimamente invasivas como microabrasão, clareamento ou infiltração de resina são as mais usadas.[107] De acordo com as evidências de ensaios clínicos randomizados, a infiltração de resina parece ser mais eficaz no tratamento estético de manchas de esmalte fluorótico leve a moderado do que o clareamento e a microabrasão.[107] Além disso, não foram encontrados ganhos adicionais em comparação à infiltração de resina convencional pelo aumento do tempo de aplicação do condicionador no esmalte ou na combinação com branqueamento.[107] Contudo, em grande parte dos casos não é realizado nenhum tratamento.[104]

Outros efeitos da administração crônica de fluoreto

Atualmente, em estudos conduzidos principalmente em animais, o efeito do F^- administrado cronicamente vem sendo associado a outros sistemas, como renal, hepático, muscular, digestivo, nervoso e cardiovascular.[88,90,91,108,109] Esses efeitos se devem, principalmente, aos efeitos do F^- no metabolismo energético e estresse oxidativo, interferindo em vias metabólicas e, consequentemente, influenciando funções importantes no organismo.

Uma série de estudos em roedores demonstrou que o tratamento com água contendo 10 mgF^-/L (que equivale a 1-2 mg/L para humanos) pode ter efeitos benéficos na profilaxia do diabetes. Em um desses estudos, ratos machos com diabetes previamente induzido por estreptozotocina e tratados com água fluoretada por 22 dias tiveram aumento da sensibilidade à insulina.[87] Os estudos subsequentes foram feitos com camundongos não obesos diabéticos (NOD), que são um bom modelo para o estudo do diabetes tipo 1. No primeiro deles, camundongos NOD machos receberam água fluoretada por 21 dias e tiveram redução dos níveis de glicose plasmática e aumento na porcentagem de função das células beta.[110] No segundo estudo, camundongos NOD fêmeas foram tratadas por 14 semanas com água fluoretada e apresentaram redução dos níveis de glicose plasmática, o que foi atribuído à redução da fosfoenolpiruvato carboxiquinase (PEPCK) hepática. Essa enzima é um regulador positivo da gliconeogênese e aumenta a captação de glicose pelas células, o que pode ser um provável mecanismo para explicar os efeitos antidiabéticos da administração crônica de baixas doses de F^- por meio da água.[111] Esses achados, se confirmados em humanos, são muito importantes do ponto de vista de saúde pública, pois abrem uma nova perspectiva para a utilização da água fluoretada na profilaxia do diabetes, considerado uma pandemia que causa 1,6 milhão de mortes diretas anualmente.[112]

TOXICIDADE AGUDA DO FLUORETO

A toxicidade aguda ocorre quando há ingestão de uma dose alta de F^- de uma única vez, podendo acarretar prejuízos para a saúde, incluindo a morte, dependendo da dose. Foi mais relatada na primeira metade do século XX, já que o F^- era utilizado como pesticida e veneno para roedores, e, por conta disso, muitos envenenamentos acidentais aconteceram pela adição de fluoreto de sódio (NaF) a alimentos. Atualmente casos de intoxicação aguda pelo F^- são bem mais raros.

Quando se pensa em intoxicação aguda por alguma substância, é interessante ter conhecimento acerca da dose certamente letal (DCL), também chamada DL_{100}, que é a dose que, uma vez ingerida, invariavelmente levará à morte. O valor mais aceito para a DCL no caso do F^- é de 32-64 mg/kg de peso corporal.[113] Para um indivíduo adulto, com peso médio de 70 kg, isso equivale a 5-10 g de NaF. Entretanto, na literatura há relatos de mortes de crianças mediante a ingestão de doses de F^- bem menores que a DCL, variando entre 3,1-35 mg/kg de peso corporal.[11]

Por conta da possiblidade de ocorrência de mortes com ingestão de doses de F^- inferiores à DCL, tem sido adotado outro parâmetro para monitoramento da toxicidade aguda do F^-, a dose tóxica provável (DTP). Trata-se da dose mínima que poderia causar sinais e sintomas sérios ou ameaçadores à vida, requerendo intervenção terapêutica e hospitalização imediatas. Essa dose é de 5 mgF^-/kg de peso corporal.[114] O termo "dose tóxica provável" tem um significado clínico mais útil que "dose certamente letal", pois não significa que uma pessoa que ingeriu uma dose igual ou superior à DTP inevitavelmente virá a óbito ou que uma dose menor seria inócua. Porém, se há suspeita de que houve ingestão de uma dose igual ou superior à DTP, isso indica que existe uma situação de emergência que requer intervenção e hospitalização imediatas, pois há risco potencial de morte.

Produtos odontológicos fluoretados

Via de regra, os produtos odontológicos fluoretados não acarretam risco de toxicidade aguda, desde que sejam seguidas as orientações do fabricante para sua utilização. Entretanto, é importante ter em mente que a quantidade de F^- existente na embalagem dos produtos odontológicos em muitos casos excede a DTP para crianças pequenas, que têm baixo peso corporal. Por exemplo, a DTP para crianças de 2 anos, que pesam em média 11,3 kg, é 57 mg F^-. Essa quantidade de F^- pode ser encontrada em:

- 57 g de dentifrício contendo 1.000 ppm F^-.
- 38 g dentifrício contendo 1.500 ppm F^-.
- 248 mL de enxaguatório contendo 0,05% F^-.
- 57 comprimidos contendo 1 mg F^-.
- 4,6 mL de gel de flúor fosfato acidulado (APF) 1,23%.

Dessa maneira, algumas precauções devem ser seguidas quando se utilizam produtos odontológicos fluoretados. Os produtos de uso caseiro, como dentifrícios, enxaguatórios e comprimidos, devem ser mantidos fora do alcance das crianças e sempre devem ser utilizados sob a supervisão de um adulto. Em relação a produtos com concentrações de F^- elevadas, são aplicados por profissionais, que não devem se ausentar da presença do paciente durante a aplicação e devem aplicar quantidades reduzidas. Para evitar problemas ao aplicar um gel fluoretado, o paciente deve estar sentado, o encosto da cadeira posicionado verticalmente, a cabeça do paciente inclinada para a frente, fazendo uso do sugador e sendo solicitado que o paciente expectore repetidas vezes após a aplicação. Para crianças com idade inferior a 6 anos, é recomendado utilizar verniz em vez de gel.[104]

Fatores que afetam a toxicidade aguda do fluoreto

Tipo de composto fluoretado

A solubilidade dos compostos fluoretados varia bastante, sendo o fluoreto de cálcio, a flúor-hidroxiapatita e a fluorapatita insolúveis e pobremente absorvidos a partir do

Quadro 2 Fatores que influenciam na toxicidade aguda do fluoreto

Fatores		Potencial tóxico	Por quê?
Idade	Criança	Menor	Maior incorporação de F^- nos ossos
	Adulto	Maior	Menor incorporação de F^- nos ossos
Pico da concentração de fluoreto plasmática	Solução ou gel fluoretado com pH ácido	Possibilidade de ir a óbito rapidamente	Pico de F^- no plasma maior e mais rápido
	Solução ou gel fluoretado com pH neutro	Possibilidade reduzida de óbito	Pico de F^- no plasma menor e mais lento
Estado acidobásico	pH do estômago normal	Menor	Menor absorção do íon fluoreto
	Acidez gástrica	Maior	Maior absorção do íon fluoreto

trato gastrointestinal. O F^- presente nesses compostos é menos tóxico, portanto, que o F^- presente no NaF e no MFP (utilizados em dentifrícios), no ácido fluorossilícico e no fluorossilicato (adicionados à água de abastecimento público), que são mais solúveis.

Sabe-se que no MFP o F^- está covalentemente ligado ao fosfato. Antes de ser absorvido, deve ser hidrolisado por fosfatases existentes no organismo, o que faz com que os picos plasmáticos sejam menores e mais demorados, mas a quantidade total de F^- absorvido é similar àquela absorvida a partir do NaF.[64,65,68]

Idade

A idade é um importante fator que afeta a toxicidade do F^-. Os animais jovens são mais resistentes aos efeitos da toxicidade aguda do F^- que os adultos (Quadro 2). Em ratos, a DL_{50} em 24 horas foi de 50 mgF^-/kg para animais de 20 dias, enquanto para animais de 90 dias foi de apenas 20 mgF^-/kg.[115] Já em um estudo realizado com cães de 4 semanas, de 6 meses e de anos de vida, que receberam infusão de F^- (5 mg/kg) por 20 minutos, observou-se que no animal adulto o pico plasmático foi 4,5 vezes maior e a área da curva da concentração plasmática de F^- em função do tempo foi 10 vezes menor em comparação ao animal de 4 semanas.[72] A maior resistência dos animais jovens aos efeitos tóxicos do F^- acontece porque há maior incorporação de F^- no esqueleto, pois os cristalitos ósseos são menores, mais desorganizados e com maior área superficial de contato nos animais jovens. Havendo maior incorporação de F^- no esqueleto, há uma redução nos níveis plasmáticos, bem como nos níveis presentes nos tecidos moles, o que reduz a toxicidade.

Pico de concentração plasmática de fluoreto e estado acidobásico

Uma vez que o grau de absorção gástrica do F^- é inversamente relacionado ao pH, quando esse íon é administrado em meio ácido sua absorção é mais rápida, o que gera picos plasmáticos e áreas sob a curva maiores.[61]

Um estudo bastante interessante avaliou a morte de ratos ao longo do tempo após a administração de 55 mgF^-/kg na forma de NaF. Sendo a dose alta, ao longo do tempo todos os animais morreram, mas a intenção dos autores era ver qual a porcentagem de animais de cada um dos grupos que morria ao longo do tempo, ou seja, qual dos tratamentos levava a uma morte mais rápida e qual levava a uma morte mais lenta. Um grupo recebeu a dose em HCl (pH 1,8), um em solução salina (pH 7) e o outro tinha sido pré-medicado com cimetidina antes de receber a dose em solução salina (pH 7), para inibir a secreção gástrica de HCl. Foi avaliado o percentual de mortes ao longo do tempo nos 3 grupos, bem como a concentração plasmática de F^- ao longo do tempo. Observou-se que no grupo que recebeu o NaF em HCl, o pico plasmático de F foi maior e mais rápido. Em adição, menos de 8 horas após a administração do NaF, 75% dos animais nesse grupo já tinham morrido, contra menos de 25% dos animais no grupo da solução salina e menos de 10% dos animais no grupo da solução salina associada à cimetidina.[72] Assim, a magnitude dos picos plasmáticos não afetou a letalidade aguda do F^-, pois, ao longo do tempo, 100% dos animais morreram em todos os grupos. Entretanto, afetou o tempo entre a administração de F^- e a morte dos animais, ou seja, quando o F^- foi administrado em pH ácido, a morte aconteceu mais rapidamente.

Dessa maneira, nos casos de intoxicação aguda pelo F^-, o tempo disponível para intervenção terapêutica é inversamente proporcional à magnitude do pico plasmático de F^- (Quadro 2). É sempre importante ter em mente que o F^- atravessa membranas na forma de HF, em resposta a um gradiente de pH (ele vai do meio mais ácido para o mais alcalino). Portanto, quando ocorre a ingestão aguda de F^-, deve-se procurar saber qual o pH da solução administrada, bem como quais as condições gástricas do paciente. Assim, por exemplo, um gel contendo F^- acidulado, quando ingerido, é potencialmente mais tóxico que um gel neutro. Da mesma maneira, um paciente com histórico de acidez gástrica tem potencialmente mais chances de ter um prognóstico ruim mediante uma intoxicação aguda por F^- que um paciente com pH gástrico normal (Quadro 2).

O tratamento da intoxicação aguda pelo F^- é baseado, em grande parte, no conceito de que esse íon migra do meio mais ácido para o mais alcalino. Assim, com a alcalinização dos fluidos corporais, promove-se a saída do F^- das células e se evita sua reabsorção nos túbulos renais, promovendo a excreção urinária.

Sinais e sintomas

Após a intoxicação aguda pelo F^-, os sinais e sintomas aparecem rapidamente. Os mais comumente relatados são náusea, vômito e dores abdominais, minutos após a ingestão. Alguns sintomas inespecíficos, como salivação excessiva, diarreia, dores de cabeça, sudorese e convulsão, podem ou não estar presentes.[114]

Com o agravamento do quadro, há fraqueza generalizada, espasmos nas extremidades e tetania, indicando sinais miopatológicos, em função da hipocalcemia e da hiperpotassemia. O pulso pode ficar fraco ou não detectável, há queda da pressão arterial e acidose respiratória. Nesse estágio o paciente já fica extremamente desorientado e pode entrar em coma. Quando há morte, comumente ocorre logo nas primeiras horas após a ingestão do F^-.[114]

Uma vez que o intestino é a principal rota de absorção do F^-, estudos vêm sendo conduzidos para avaliar as alterações proteômicas e morfológicas no jejuno e íleo de ratos intoxicados com dose aguda de 25 mgF$^-$/kg de peso corporal (DTP, considerando que em roedores o metabolismo do F$^-$ é 5 vezes mais rápido que o de humanos). Proteínas envolvidas no metabolismo energético, citoesqueleto e apoptose encontravam-se alteradas. Foram ainda observadas alterações morfológicas, comprometimento da motilidade intestinal, bem como uma possível perda de energia que o organismo não pode reparar. Essas alterações podem ajudar a explicar sinais e sintomas gastrointestinais, bem como a fraqueza generalizada, observados em casos de intoxicação aguda pelo F$^-$.[116] Outros órgãos, como o rim e o coração, também vêm sendo alvo de pesquisas em animais, uma vez que a excreção renal é um fator importante em casos de intoxicação. Pesquisas relatam que a intoxicação aguda pode provocar insuficiência cardíaca súbita, alterando a expressão de proteínas do citoesqueleto e moléculas de sinalização AMPK (proteína quinase ativada por monofosfato de 5'adenosina),[117] além de desencadear uma resposta inflamatória e esgotar as moléculas de sinalização redox no miocárdio de ratos. Isso pode estar associado com a indução da disfunção cardíaca pelo F$^-$.[118] Um estudo interessante com pacientes com queimaduras por ácido fluorídrico (HF) concluiu que o nível de F$^-$ na urina pode ser usado para o diagnóstico precoce de queimaduras por HF e para determinar a gravidade do envenenamento por esse íon, o que é crucial para o tratamento precoce.[119] Outro estudo demonstra que mesmo exposições agudas a baixas concentrações de NaF (concentração plasmática 0,625 mg F$^-$/L) podem induzir danos renais e confirma que, após a exposição, o rim participa diretamente das deficiências de cálcio e fosfato observadas em populações expostas ao F$^-$.[120]

Tratamento

Como visto anteriormente, o principal caminho de tratamento diante da intoxicação aguda pelo F$^-$ deve ser reduzir sua absorção pelo trato gastrointestinal, aumentar sua excreção pela urina e preservar os parâmetros essenciais compatíveis com a vida.[113] O tratamento pode ser dividido em dois estágios: o tratamento imediato (pré-hospitalar), que pode ser feito em casa, ou no consultório, caso a ingestão acidental tenha acontecido durante uma consulta odontológica, e o tratamento hospitalar propriamente dito. É de suma importância que os primeiros socorros (tratamento imediato) sejam realizados corretamente, pois assim aumentam as chances de sobrevivência do paciente.

O tratamento imediato (pré-hospitalar) é o mais importante do ponto de vista prático no contexto deste capítulo, pois deve ser realizado pelo cirurgião-dentista, caso a ingestão acidental de F$^-$ aconteça no consultório odontológico. As ações são baseadas nos conceitos do metabolismo do F$^-$. O objetivo principal desse tratamento imediato é reduzir a quantidade de F$^-$ disponível para absorção. Isso pode ser feito induzindo-se o vômito, com a administração de um medicamento emético ou então administrando, por via oral, $CaCl_2$ 1% ou gluconato de Ca. Se essas soluções não estiverem disponíveis, pode-se dar leite para o paciente (tanto quanto ele conseguir ingerir). Ao mesmo tempo, o setor de emergência do hospital mais próximo já deve ser informado de que um paciente com intoxicação aguda por F$^-$ está a caminho, a fim de que, quando ele chegar ao hospital, já esteja tudo preparado para atendê-lo. O paciente deve ser transportado para o hospital o mais rápido possível. Se o indivíduo estiver inconsciente ou em convulsão, não se deve induzir o vômito, pois há risco de aspiração.[104]

A título de informação, o tratamento hospitalar depende da gravidade dos sinais e sintomas. Este compreende: indução do vômito, estabelecimento de uma via respiratória e uma via intravenosa, monitoramento e manutenção da circulação cardiovascular, lavagem gástrica, coleta a cada hora de sangue para análise de F^- no plasma, substituição de fluidos ($NaHCO_3$ ou solução de Ringer), contínua avaliação dos níveis de Ca e K no sangue, substituição intravenosa de Ca, administração de glicose, oxigenioterapia, respiração artificial, hemodiálise e outras terapias de suporte, se necessário. Se o paciente mostra sinais de resposta favorável ao tratamento, o monitoramento clínico e a terapia de suporte devem continuar até que os sinais vitais, perfil químico do soro e estado de alerta mental estejam dentro de parâmetros de normalidade.[104]

MECANISMOS DE AÇÃO DO FLUORETO NO CONTROLE DA CÁRIE DENTÁRIA

A cárie dentária é considerada um problema de saúde pública ao redor de todo o mundo, principalmente em países industrializados. É uma doença multifatorial, biofilme-sacarose-dependente, decorrente da interação entre microrganismos do biofilme dentário e dieta rica em carboidratos fermentáveis. Essa interação resulta na produção de ácidos, os quais promovem a dissolução dos cristais do esmalte dentário (desmineralização) de forma lenta e progressiva, podendo atingir a dentina e o tecido pulpar se o processo não for interrompido.[18] Os processos de desmineralização, entretanto, são alternados por períodos de precipitação mineral (remineralização) das estruturas dentais mineralizadas pela ação da saliva no ambiente bucal, considerando seus efeitos de lavagem (*clearance*) e tamponamento dos ácidos (neutralização), bem como sua supersaturação de íons cálcio e fosfato em comparação ao esmalte.[121]

A lesão de cárie em esmalte, por definição, é uma lesão de subsuperfície. Isso porque as camadas mais superficiais do esmalte apresentam maior grau de mineralização em comparação às camadas mais profundas, de forma que os processos de desmineralização das estruturas desmineralizadas ocorrem predominantemente abaixo da camada superficial. É importante ressaltar que a remineralização das estruturas desmineralizadas ocorre apenas enquanto estas se encontrarem íntegras (ou seja, não cavitadas), visto que os cristalitos parcialmente desmineralizados na subsuperfície atuam como núcleos para deposição de fosfato de cálcio, resultando na reestruturação dos cristais de hidroxiapatita, o que ocorre em pH acima de 5,5 (para o esmalte) ou 6,5 (para a dentina). Logo, a fronteira entre dissolução e precipitação é determinada pelo pH crítico de dissolução da estrutura dental, abaixo do qual esta sofrerá processos de desmineralização, e acima do qual processos de remineralização irão ocorrer, conforme visto no Capítulo 5.

Os ciclos de desmineralização/remineralização ocorridos no fluido do biofilme são fortemente influenciados pela presença de F^- nesse microambiente. Assim, a ação do F^- se dá tanto pela redução da desmineralização do coprecipitado de íons cálcio e fosfato (abaixo do pH crítico) como pelo aumento da precipitação da apatita fluoretada (acima do pH crítico). Tais efeitos são decorrentes de um arranjo cristalino muito mais coeso da fluorapatita (ou apatita fluoretada) em comparação à hidroxiapatita, visto que os íons F^- se "encaixam" melhor na estrutura de um cristal de hidroxiapatita, devido a seu menor raio em comparação ao íon OH^-. Como consequência, o pH crítico para dissolução do esmalte reduz substancialmente (pH 4,5). Ressalta-se que tais efeitos, embora relativamente pequenos quando considerados isoladamente, têm caráter cumulativo durante os muitos ciclos de pH ao longo de dias, meses ou anos, promovendo efeitos marcantes ao longo da vida do indivíduo.[121]

Para melhor compreensão sobre os mecanismos de ação do F^- sobre a dinâmica da cárie dentária, os eventos associados à desmineralização, remineralização, deposição de CaF_2 e efeitos sobre os microrganismos presentes no biofilme dentário serão apresentados isoladamente, com finalidade exclusivamente didática, visto que os mesmos eventos podem ocorrer de maneira simultânea ou alternada, dependendo de aspectos relacionados à complexa etiologia da cárie dentária.

Ação sistêmica *versus* ação local

Conforme descrito anteriormente, durante muito tempo, acreditou-se que o F^- deveria, obrigatoriamente, ser ingerido durante a fase de formação do esmalte dentário, com o objetivo de incorporar o íon aos cristais de apatita em formação, resultando em um mineral mais resistente à desmineralização. Esse conceito perdurou por muitas décadas, sedimentando o conceito de que o F^- exercia seu papel preventivo tanto por um mecanismo *sistêmico* (ingestão seguida de absorção) como *tópico* (ação local). No entanto, há mais de 7 décadas já se supunha que a ação local seria preponderante. Por exemplo, um estudo clínico conduzido em crianças e adolescentes observou que os participantes que utilizavam pastilhas fluoretadas (dissolvidas na cavidade bucal previamente à deglutição do F^- sem dissolução prévia na cavidade bucal) desenvolviam menor número de lesões de cárie em comparação aos que utilizavam comprimidos (ingestão direta do F^- sem dissolução prévia na cavidade bucal).[122] Esse fato foi considerado um indicativo de que a redução de cárie era resultante do F^- atuando localmente nas superfícies externas dos dentes.

No final da década de 1980 e início da década de 1990, estudos conduzidos na Escandinávia[123,124] demonstraram que mesmo o esmalte de tubarão, constituído principalmente de fluorapatita (cerca de 30.000 ppm), não era completamente resistente à desmineralização, enquanto a aplicação de baixas concentrações de F^- no esmalte humano resultou em um efeito protetor superior ao observado para o esmalte de tubarão. Ou seja, ainda que fosse possível substituir toda a hidroxiapatita do esmalte humano por fluorapatita (o que é biologicamente impossível), a proteção resultante do consumo de água fluoretada ou o uso de bochechos contendo F^- resultariam em maior proteção. Esses dados deram suporte ao conceito de que o F^- disponível no ambiente é mais efetivo na inibição da desmineralização que o F^- incorporado ao esmalte dentário.

Assim, atualmente é consenso na comunidade científica que o F^- tem ação predominantemente tópica, de forma que até mesmo os veículos tradicionalmente classificados como "sistêmicos" têm ação tópica. Tal ação ocorre tanto quando os veículos passam pela cavidade bucal como quando retornam a esse ambiente via glândulas salivares (após serem absorvidos pelo trato gastrointestinal). Sendo assim, a classificação dos veículos fluoretados passou a levar em conta as três formas possíveis de administração, sendo:

- **Veículos comunitários:** destinados ao uso coletivo, em nível populacional.

Incluem água, sal, leite e açúcar fluoretados, além de suplementos. Por envolverem a ingestão do F^-, as concentrações utilizadas são muito menores que as utilizadas nas demais modalidades.

- **Veículos para autoaplicação:** são aplicados pelo próprio paciente (ou seu responsável) em casa, em concentrações mais altas que as de veículos comunitários, por pressuporem a aplicação exclusivamente tópica (sem ingestão) e a alta frequência (várias vezes ao dia). Os veículos mais conhecidos dessa categoria são os dentifrícios e as soluções para bochechos, mas podem incluir géis fluoretados (para programas escolares, sob supervisão) e suplementos prescritos pelo cirurgião-dentista em situações específicas.
- **Veículos para aplicação profissional:** a alta concentração de F^- desses produtos e a menor frequência de uso caracterizam essa categoria, que inclui géis, vernizes, espumas e soluções. Tais produtos são de uso exclusivo em consultório, aplicados pelo dentista, considerando o risco de toxicidade aguda, conforme visto anteriormente.

Efeitos do fluoreto na dinâmica de desmineralização e remineralização do esmalte

Ação sobre a desmineralização

Os experimentos com esmalte de tubarão mencionados anteriormente comprovaram que a manutenção de concentrações reduzidas de fluoretos na cavidade bucal é a forma mais efetiva de minimizar a desmineralização do esmalte. Para melhor assimilação desse conceito, é importante compreender que o F^- pode estar presente em várias regiões do esmalte e meio circunjacente, conhecidas como *pools*, variando desde o interior dos cristalitos de apatita (FS – fluoreto na fase sólida do esmalte), adsorvido aos cristalitos (FA – fluoreto adsorvido), ou ainda presente no fluido que circunda os cristalitos (FL – fluoreto na fase líquida). Há ainda o F^- presente externamente ao esmalte, no fluido do biofilme ou na saliva (FE – fluoreto externo) (Figura 7). Dessas frações, a mais importante na proteção do esmalte contra a desmineralização é o FA, visto que o recobrimento total dos cristalitos evita ou retarda sua dissolução (Figura 8). O FS (incorporado à apatita durante a amelogênese), embora também importante, assume papel secundário nessa dinâmica.[25,104]

Assim, estratégias preventivas contra a desmineralização devem focar o aumento de FA, o que somente ocorre quando se aumenta FL. Para aumentar esse *pool*, a única alternativa é elevar as concentrações de F^- externamente ao esmalte (FE), o que ocorre sempre que o ambiente bucal é exposto a fontes de F^-. Estas incluem tanto os veículos tradicionalmente conhecidos como *sistêmicos* (p. ex., água, sal, leite, açúcar e suplementos fluoretados) como os *tópicos* (p. ex., dentifrícios, géis, vernizes, espumas e soluções para bochecho fluoretadas). Dessa forma, uma vez que existe um estado de equilíbrio entre o FA e FE, a manutenção do FE "alimenta" o FL, o que assegura a manutenção do FA. Também quando há desmineralização e ocorre dissolução da apatita fluoretada, liberando FS, este passa a fazer parte do *pool* de FL e pode vir a se tornar FA.[104,125]

Ação sobre a remineralização

O desequilíbrio entre fatores etiológicos e protetores contra a cárie dentária, somado à disponibilidade limitada de F^- no ambiente bucal, pode resultar em processos de

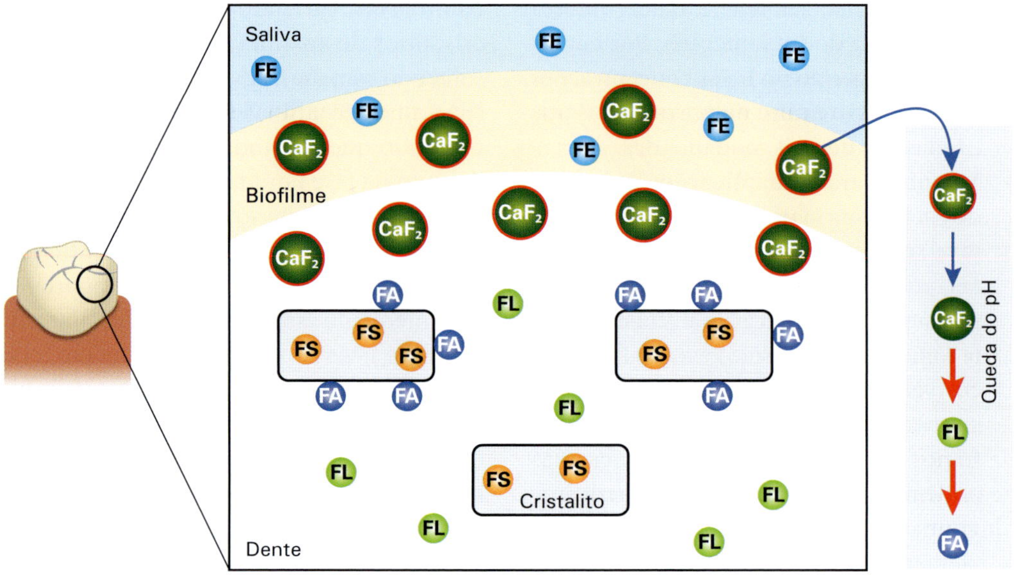

Figura 7 Tipos de fluoreto encontrados no ambiente bucal.

FA: fluoreto adsorvido aos cristalitos de apatita do esmalte; FE: fluoreto encontrado externamente ao esmalte; FL: fluoreto encontrado no fluido do esmalte; FS: fluoreto no interior dos cristalitos do esmalte, na fase sólida; CaF_2: fluoreto de cálcio, presente na superfície do esmalte ou no biofilme, que funciona como um reservatório de Ca^{2+} e F^-, liberando estes íons quando o pH diminui.
Fonte: modificada de Buzalaf et al.[104]

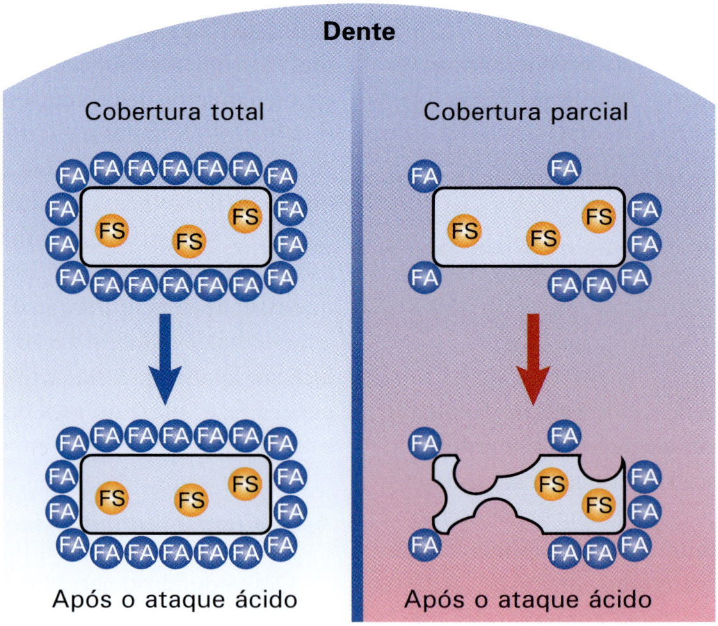

Figura 8 Papel protetor do FA contra a desmineralização dos cristalitos do esmalte.
Fonte: modificada de Buzalaf et al.[104]

desmineralização do esmalte, o que leva à dissolução parcial dos cristais da apatita (clinicamente conhecido como lesão de mancha branca ou lesão de cárie não cavitada). Ao se restabelecerem condições de equilíbrio (retorno do pH à neutralidade), eventos relacionados à remineralização são iniciados pela deposição de íons cálcio e fosfato oriundos da saliva. Assim, pode-se seguramente concluir que a remineralização é, essencialmente, dependente da ação salivar, o que pode ser observado clinicamente em crianças durante o processo de irrupção dentária. Por exemplo, uma lesão de mancha branca formada na região cervical de um dente (decorrente do acúmulo de biofilme neste local) é naturalmente paralisada quando a lesão "se desloca" para o terço médio (movimento irruptivo), visto que o biofilme é mais facilmente desorganizado nessa região, facilitando o acesso dos íons e tampões salivares ao esmalte desmineralizado.

O conceito acima poderia sugerir que a remoção ou desorganização mecânica do biofilme seria suficiente para manter os indivíduos livres de cárie. Embora isso seja teoricamente possível, sabe-se que, na prática, os processos de desmineralização ocorrem em maior intensidade que os de remineralização, resultando em um aumento progressivo no número de lesões. É exatamente nesse contexto que o F^- age, potencializando os efeitos remineralizadores da saliva. Quimicamente, o F^- catalisa as reações de reprecipitação mineral devido a sua alta reatividade, visto que é o elemento mais reativo dentre todos os halogênios. Assim, após a desmineralização parcial de um cristalito de apatita, o F^- acelera a reprecipitação desses íons parcialmente dissolvidos, com a vantagem de incorporar F^- à nova estrutura formada, que vai assim se tornar mais resistente a futuras desmineralizações.

Além disso, o processo de remineralização permite a eliminação de íons "contaminantes" naturalmente presentes na apatita biológica (p. ex., íon carbonato), os quais reduzem consideravelmente a resistência do esmalte à desmineralização. Isso é bastante comum em dentes recém-irrompidos, os quais se tornam mais resistentes a desafios cariogênicos conforme são expostos a sucessivos ciclos de des- e remineralização, especialmente na presença de F^-, em um processo conhecido como "maturação pós-irruptiva do esmalte". Assim, por gerar um mineral mais resistente, o efeito do F^- sobre a remineralização do esmalte também resulta em um efeito protetor contra a desmineralização futura, de forma que a separação entre efeitos sobre a des- e a remineralização da estrutura dentária ocorre de forma meramente didática, uma vez que se trata de um processo extremamente dinâmico.[125,126]

Formação de depósitos de fluoreto de cálcio (CaF_2)

Além dos efeitos do F^-, em baixas concentrações, sobre os processos de des e remineralização do esmalte, a aplicação de altas concentrações de F^- sobre as superfícies dentárias leva à deposição de grandes quantidades de CaF_2, o qual serve como uma barreira físico-química contra futuros episódios de desmineralização. Esse mineral, embora altamente solúvel em meio aquoso, é estabilizado por uma fina camada de proteínas e fosfatos salivares em condições de neutralidade. Entretanto, quando o pH intrabucal torna-se ácido (em decorrência do metabolismo de carboidratos fermentáveis no biofilme dentário), a estabilização é perdida, o que promove a dissolução de CaF_2.

Dessa forma, a liberação de íons F^- e Ca^{2+} para o ambiente bucal decorrente da dissolução de CaF_2 tanto contribui para a reposição de FA (o que protege o esmalte contra a desmineralização) como catalisa as reações de remineralização de cristalitos previamente dissolvidos.[121] Assim, o CaF_2 depositado sobre a superfície dentária pode ser considerado um reservatório de íons F^- e Ca^{2+} controlado pelo pH, de modo que a aplicação de veículos fluoretados concentrados é uma estratégia muito eficaz no controle da cárie dentária, especialmente em indivíduos ou populações de maior risco de doença.

O mecanismo de ação do F^- no controle da cárie dentária envolvendo a dissolução do CaF_2 mediante um desafio cariogênico está ilustrado na Figura 9.[121]

Ação do fluoreto sobre o metabolismo bacteriano

O conceito de que o F^- pode interferir no metabolismo bacteriano de *S. mutans*

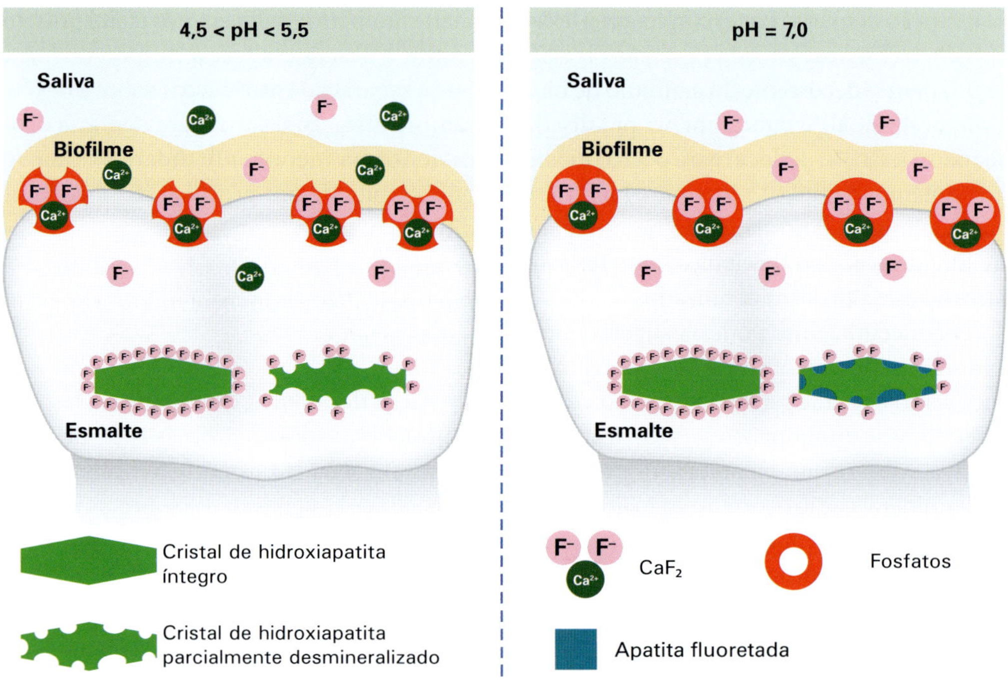

Figura 9 Mecanismo de ação do fluoreto no controle da cárie dentária. Mediante um desafio cariogênico (esquerda), os íons fosfato que envolvem a camada de CaF_2 recobrindo o esmalte deixam de estabilizar o CaF_2, que se dissolve, liberando tanto o cálcio como o fluoreto. Este então se adsorve aos cristais de hidroxiapatita, que, quando totalmente recobertos pelo fluoreto, têm sua superfície comportando-se como a fluorapatita e não se dissolvem pelos ácidos bacterianos, ou seja, a desmineralização é inibida. Entretanto, quando os cristais de hidroxiapatita estão parcialmente recobertos por fluoreto, as regiões descobertas são dissolvidas (desmineralização). Após o desafio cariogênico (direita), o pH gradualmente retorna aos níveis basais pela ação dos tampões salivares e os fosfatos voltam a estabilizar o CaF_2. Quando o pH estiver acima de 5,5, a remineralização ocorre naturalmente, pois o meio fica supersaturado em relação ao mineral dentário. Na presença de níveis baixos de fluoreto, os fluidos se tornam supersaturados em relação à fluorapatita, o que leva à precipitação de apatita fluoretada sobre os cristais parcialmente desmineralizados. Esse novo mineral formado, rico em fluoreto, é mais resistente aos desafios ácidos futuros.

e Lactobacilos já é bastante antigo na literatura[127] e envolve complexos eventos bioquímicos que promovem a inativação de importantes vias metabólicas desses microrganismos.[125] Em resumo, quando há queda do pH do fluido do biofilme, uma concentração maior de F^- ligado ao biofilme é liberada, o que resulta na formação de ácido fluorídrico (HF) em decorrência do pH ácido. O HF, então, entra na bactéria em resposta ao gradiente de pH, e, no citoplasma, que se encontra mais alcalino, o HF se dissocia, liberando íons H^+ e F^-. Isso leva ao acúmulo de F^- dentro da bactéria e à acidificação de seu citoplasma. O F^-, então, complexa-se com o Mg^{2+}, o qual é um cofator da enolase, uma importante enzima da via glicolítica, inibindo-a. Dessa maneira, há redução na capacidade de produção de energia pelas bactérias.

A enolase converte o 2-fosfoglicerato em fosfoenolpiruvato (PEP), que, por sua vez, faz parte do sistema fosfotransferase, por meio do qual o fosfato é transferido para uma molécula de glicose, que, na forma de glicose-6-fosfato, consegue entrar na bactéria para ser metabolizada. Dessa maneira, por inibir a enolase, e, consequentemente a produção de PEP, o F^- também reduz a captação de glicose pela bactéria.

Outra ação direta do F no metabolismo bacteriano se dá na inibição da bomba de prótons (H^+/ATPase), responsável pela remoção de íons H^+ gerados pela produção de ácido láctico, o que é um mecanismo homeostático de sobrevivência bacteriana, fazendo com que o pH intracelular fique maior que o extracelular. Com isso, há uma tendência de o H^+ retornar para o meio intracelular, que tem menor concentração de H^+, e, quando isso acontece, o H^+ carrega consigo uma molécula de glicose para o interior da bactéria. Com a inibição da bomba de prótons, a captação de glicose associada ao H^+ também fica prejudicada, além do prejuízo anteriormente mencionado da captação da glicose via sistema fosfotransferase.

Em linhas gerais, portanto, o F^- causa uma grande perturbação no metabolismo de carboidratos das bactérias, uma vez que perturba a via glicolítica (por inibir a enolase), reduzindo a obtenção da energia a partir da glicose que já está no interior da bactéria. O F^- também afeta duas vias de captação de novas moléculas de glicose pela bactéria (sistema fosfotransferase e bomba de prótons).

Apesar de esses efeitos bioquímicos estarem bem estabelecidos na literatura, atualmente se considera que estes ocorrem apenas quando se têm níveis de F^- que excedem aqueles que prevalecem na cavidade bucal na maioria das situações clínicas. Entretanto, ressalta-se que alguns estudos clínicos demonstraram menor acúmulo de biofilme dentário em indivíduos utilizando dentifrícios contendo 5.000 ppm F^- em comparação a menores concentrações, sugerindo efeitos bactericidas e bacteriostáticos.[125]

De qualquer forma, as evidências clínicas dos efeitos supracitados ainda são muito mais escassas que os resultados de estudos laboratoriais, de forma que os efeitos do F^- nos processos de des- e remineralização, que ocorrem mesmo em níveis abaixo de 1 ppm, são mais importantes do ponto de vista clínico.[125]

Efeito pré-irruptivo do fluoreto

Apesar do consenso acerca dos efeitos predominantemente tópicos do F^- sobre os processos de des e remineralização, estudos epidemiológicos atestam que a exposição pré-irruptiva a esse íon durante a formação do esmalte dos primeiros molares permanentes reduz a incidência de cárie oclusal nesses dentes.[128-130] Tais efeitos podem estar relacionados à incorporação do F^- na estrutura cristalina do esmalte em desenvolvimento

(FS), bem como a sua adsorção à superfície do cristal (FA) ou a sua presença no fluido intercristalino (FL). Quanto ao FS, a exposição do esmalte a ácidos bacterianos provenientes do biofilme dentário promove a dissolução dos cristalitos do esmalte, liberando o F^- contido na estrutura do cristal (FS) para o fluido do esmalte (FL), o qual reduz a desmineralização e potencializa a remineralização do esmalte, conforme apresentado anteriormente. Além disso, acredita-se que a complexa superfície oclusal dos molares (devido à presença de fossas e fissuras) seja menos acessível a veículos fluoretados aplicados topicamente, de forma que o F^- incorporado durante a amelogênese assume papel importante na resistência à desmineralização.[128-130]

MECANISMOS DE AÇÃO DOS FLUORETOS NO CONTROLE DA EROSÃO DENTÁRIA

Apesar de existirem algumas semelhanças entre cárie e erosão dentária, especialmente pelo fato de ambas serem decorrentes, em última instância, de dissolução da apatita dentária pela exposição a ácidos, diferenças entre elas devem ser enfatizadas, a fim de melhor compreender os efeitos do F^- em ambas as condições. Conforme visto anteriormente, a cárie dentária é uma doença resultante da metabolização de carboidratos fermentáveis por microrganismos do biofilme dentário, cujo subproduto principal é o ácido láctico. Os sucessivos ciclos de pH no fluido do biofilme dentário resultam em episódios alternados de desmineralização e remineralização da estrutura dentária, os quais são determinados pelo pH crítico de dissolução do mineral em questão (hidroxiapatita ou fluorapatita). De forma geral, a perda mineral decorrente da exposição ao ácido láctico ocorre de forma lenta e *predominantemente na subsuperfície*, o que possibilita a reversão de lesões em estágios não cavitados (ver Capítulo 5). Para esse tipo de lesão, o F^- tem ação comprovadamente eficaz, conforme visto.

Em contrapartida, a erosão dentária resulta da exposição a ácidos de origem intrínseca (p. ex., suco gástrico) ou extrínseca (p. ex., alimentos e bebidas ácidas), sem o envolvimento de microrganismos do biofilme dentário e sem a participação de carboidratos fermentáveis (ver Capítulo 6). O pH desses ácidos é muito mais baixo que o valor crítico para a dissolução tanto da hidroxiapatita (5,5) como da fluorapatita (4,5), o que resulta em uma *perda mineral irreversível na superfície dentária*, seguida do amolecimento da estrutura remanescente, o que a torna mais suscetível a futuros desafios químico-mecânicos. Para esse tipo de lesão, a aplicação de veículos fluoretados convencionais, especialmente de concentração reduzida (como os de uso comunitário ou para autoaplicação), tem efeito limitado.

Os fluoretos convencionais, como o NaF e o fluoreto de amina (AmF), previnem a desmineralização erosiva por meio da formação de uma camada de CaF_2, que atua como uma barreira física contra os ácidos erosivos e como um reservatório de íons Ca^{2+} e F^-, os quais são liberados mediante os desafios erosivos, aumentando o grau de saturação em relação à apatita. Nesse contexto, veículos mais concentrados (para aplicação profissional) são associados a efeitos mais pronunciados tanto sobre a proteção da estrutura sadia como sobre o reendurecimento (deposição mineral) da estrutura erodida remanescente. Isso se deve à deposição de CaF_2, o qual também atua como uma barreira físico-química contra ácidos erosivos. Entretanto, a frequência de aplicação desses veículos deve ser maior que a recomendada para o controle da cárie dentária, visto que os reservatórios de CaF_2 são rapidamente consumidos pela ação dos ácidos erosivos.[131]

Um aspecto interessante é que o efeito protetor do F^- na erosão parece ser maior para a dentina do que para o esmalte, o que pode ser devido ao potencial do F^- para inibir as metaloproteinases da matriz (MMP) dentinárias,[132,133] o que, consequentemente, diminui a progressão da erosão.[134]

Compostos fluoretados como fluoreto de sódio (NaF) ou fluoreto de amina (AmF) parecem ter um efeito restrito contra a erosão dentária. Diante desse cenário, seria necessário aumentar a concentração de F^- no produto e a frequência de uso, embora tal prática não seja adequada para as crianças.[135] Entretanto, resultados promissores têm sido reportados para fluoretos associados a íons metálicos, como o tetrafluoreto de titânio (TiF_4) e o fluoreto estanhoso (SnF_2). Após a aplicação desses compostos, a presença de F^- e seu contrametal leva à formação de uma cobertura superficial rica em metal, com maior incorporação de F^- e maior resistência a ácidos.[131,135,136] No caso de formulações contendo Sn/F, o Sn^{2+} não é somente depositado sobre o esmalte e dentina, mas é também incorporado no interior desses substratos.[137,138] A resistência dessa camada é superior àquelas que contêm apenas CaF_2. Além disso, o efeito desses compostos sobre a dentina não depende da preservação da camada orgânica desmineralizada,[139] o que pode ser clinicamente benéfico. Assim, os fluoretos metálicos são mais promissores que os convencionais, com a combinação Sn/F apresentando as melhores evidências de eficácia.[140] Seu efeito está mais associado à redução da perda de esmalte superficial que ao reendurecimento do esmalte amolecido.[141]

Diferentes veículos fluoretados têm sido avaliados para a prevenção da erosão dentária e do desgaste dentário erosivo, como dentifrícios, enxaguatórios, géis e vernizes.[140,141] O grau de proteção conferido pelos dentifrícios é menor que o observado para os enxaguatórios e para os produtos contendo alta concentração de F^-, como géis e vernizes.[140,141]

Entre os enxaguatórios, aqueles contendo a combinação Sn/F têm mostrado melhor eficácia, levando a uma redução na erosão/desgaste erosivo entre 65-73% em estudos *in situ* em comparação ao controle negativo,[137,142,143] enquanto o enxaguatório à base de NaF levou a uma redução de apenas 19%.[144] Bons resultados também têm sido demonstrados para uma solução contendo a combinação TiF_4/NaF (500 ppm F, pH 4,4), que reduziu a erosão do esmalte em 68% em comparação ao controle negativo, em um modelo de ciclagem de pH de 14 dias *in vitro*, com ação melhor que a dos vernizes de NaF e TiF_4.[145]

Os géis e vernizes fluoretados, devido ao maior tempo de contato com a superfície dentária e à maior concentração de F^-, levam à formação de maior quantidade de CaF_2. Entretanto, apesar disso, a proteção conferida contra a desmineralização erosiva é limitada no caso dos produtos à base de fluoretos convencionais, sendo, no caso dos vernizes, devida principalmente à barreira mecânica formada pelo verniz remanescente sobre a superfície dentária, que tem curta duração.[146] Por conta disso, vernizes à base de TiF_4 têm sido testados, mostrando bons resultados contra a erosão, não devido ao F^- em si, mas devido à ação do Ti. O TiF_4 forma uma camada tipo *glaze* ácido-resistente na superfície dentária, que atua como uma barreira contra a difusão de ácidos.[131]

Apesar dos estudos promissores com vernizes e soluções contendo TiF_4 [139] e do fato de demonstrarem potencial de proteção semelhante ao do verniz comercialmente disponível (NaF) e à solução comercial (Elmex®) no esmalte hígido e erodido, estudos clínicos adicionais devem ser realizados previamente ao uso desses produtos em larga escala pela população.[135]

REFERÊNCIAS

1. Dean H, Arnold F, Elvove E. Additional studies of the relation of fluoride domestic waters to dental caries experience in 4,425 white children, aged 12 to 14 years, of 13 cities in 4 states. Public Hlth Rep. 1942;57(32):1155-79.
2. Dean HT, Jay P, Arnold FA, Elvove E. Domestic water and dental caries. II. A study of 2,832 white children aged 12-14 years, of eight suburban Chicago communities, including L. acidophilus studies of 1,761 children. Public Hlth Rep. 1941;56:761-92.
3. Buzalaf MAR, Pessan JP, Honorio HM, Ten Cate JM. Mechanisms of action of fluoride for caries control. Monogr Oral Sci. 2011;22:97-114.
4. Fejerskov O, Thylstrup A, Larsen MJ. Rational use of fluorides in caries prevention: a concept based on possible cariostatic mechanisms. Acta Odontol Scand. 1981;39(4):241-9.
5. Weatherell JA, Deutsch D, Robinson C, Hallsworth AS. Assimilation of fluoride by enamel throughout the life of the tooth. Caries Res. 1977;11(Suppl. 1):85-115.
6. Featherstone JD. The science and practice of caries prevention. J Am Dent Assoc. 2000;131(7):887-99.
7. ten Cate JM, Featherstone JD. Mechanistic aspects of the interactions between fluoride and dental enamel. Crit Rev Oral Biol Med. 1991;2(3):283-96.
8. Aoba T, Fejerskov O. Dental fluorosis: chemistry and biology. Crit Rev Oral Biol Med. 2002;13(2):155-70.
9. Buzalaf MAR, Levy SM. Fluoride intake of children: considerations for dental caries and dental fluorosis. Monogr Oral Sci. 2011;22:1-19.
10. Burt BA. The changing patterns of systemic fluoride intake. J Dent Res. 1992;71(5):1228-37.
11. Buzalaf MAR, Whitford GM. Fluoride metabolism. Monogr Oral Sci. 2011;22:20-36.
12. Warren JJ, Levy SM, Broffitt B, Cavanaugh JE, Kanellis MJ, Weber-Gasparoni K. Considerations on optimal fluoride intake using dental fluorosis and dental caries outcomes: a longitudinal study. J Public Hlth Dent. 2009;69(2):111-5.
13. Bhagavatula P, Levy SM, Broffitt B, Weber-Gasparoni K, Warren JJ. Timing of fluoride intake and dental fluorosis on late-erupting permanent teeth. Community Dent Oral Epidemiol. 2016;44(1):32-45.
14. Pendrys DG. The fluorosis risk index: a method for investigating risk factors. J Public Hlth Dent. 1990;50(5):291-8.
15. Pendrys DG. Analytical studies of enamel fluorosis: methodological considerations. Epidemiologic Rev. 1999;21(2):233-46.
16. Buzalaf MAR. Review of fluoride intake and appropriateness of current guidelines. Adv Dent Res. 2018;29(2):157-66.
17. Hujoel PP, Zina LG, Moimaz SA, Cunha-Cruz J. Infant formula and enamel fluorosis: a systematic review. J Am Dent Assoc. 2009;140(7):841-54.
18. Iheozor-Ejiofor Z, Worthington HV, Walsh T, O'Malley L, Clarkson JE, Macey R, et al. Water fluoridation for the prevention of dental caries. Cochrane Database Syst Rev. 2015(6):CD010856.
19. McDonagh MS, Whiting PF, Wilson PM, Sutton AJ, Chestnutt I, Cooper J, et al. Systematic review of water fluoridation. BMJ. 2000;321(7265):855-9.
20. Parnell C, Whelton H, O'Mullane D. Water fluoridation. Eur Arch Paed Dent. 2009;10(3):141-8.
21. Ismail AI, Hasson H. Fluoride supplements, dental caries and fluorosis: a systematic review. J Am Dent Assoc. 2008;139(11):1457-68.
22. Tubert-Jeannin S, Auclair C, Amsallem E, Tramini P, Gerbaud L, Ruffieux C, et al. Fluoride supplements (tablets, drops, lozenges or chewing gums) for preventing dental caries in children. Cochrane Database Syst Rev. 2011(12):CD007592.
23. Wong MC, Clarkson J, Glenny AM, Lo EC, Marinho VC, Tsang BW, et al. Cochrane reviews on the benefits/risks of fluoride toothpastes. J Dent Res. 2011;90(5):573-9.
24. Wong MC, Glenny AM, Tsang BW, Lo EC, Worthington HV, Marinho VC. Topical fluoride as a cause of dental fluorosis in children. Cochrane Database Syst Rev. 2010(1):CD007693.
25. Wright JT, Hanson N, Ristic H, Whall CW, Estrich CG, Zentz RR. Fluoride toothpaste efficacy and safety in children younger than 6 years: a systematic review. J Am Dent Assoc. 2014;145(2):182-9.
26. Berg J, Gerweck C, Hujoel PP, King R, Krol DM, Kumar J, et al. Evidence-based clinical recommendations regarding fluoride intake from reconstituted infant formula and enamel fluorosis: a report of the American Dental Association Council on Scientific Affairs. J Am Dent Assoc. 2011; 142(1):79-87.
27. CDC. Achievements in public health. 1900-1999: fluoridation of drinking water to prevent dental caries. Morb Mort Wkly Rep. 1999;48(41):933-40.
28. Ran T, Chattopadhyay SK, Community Preventive Services Task F. Economic evaluation of community water fluoridation: a community guide systematic review. Amer J Prev Med. 2016;50(6):790-6.
29. Galagan DJ, Vermillion JR. Determining optimum fluoride concentrations. Public Hlth Rep. 1957;72(6):491-3.
30. Dean HT, Arnold FA, Elvove E. Domestic water and dental caries. V. Additional studies of the relation of fluoride domestic waters to dental caries experience

in 4,425 white children aged 12-14 years of 13 cities in 4 states. Public Hlth Rep. 1942;57:1155-79.
31. Health USDo, Human Services Federal Panel on Community Water F. U.S. Public Health Service Recommendation for Fluoride Concentration in Drinking Water for the Prevention of Dental Caries. Public Hlth Rep. 2015;130(4):318-31.
32. Clarkson J, Watt RG, Rugg-Gunn AJ, Pitiphat W, Ettinger RL, Horowitz AM, et al. Proceedings: 9th World Congress on Preventive Dentistry (WCPD): "Community Participation and Global Alliances for Lifelong Oral Health for All", Phuket, Thailand, September 7-10, 2009. Adv Dent Res. 2010;22(1):2-30.
33. Do LG, Spencer A. Oral health-related quality of life of children by dental caries and fluorosis experience. J Public Hlth Dent. 2007;67(3):132-9.
34. Ramires I, Maia LP, Rigolizzo Ddos S, Lauris JR, Buzalaf MA. [External control over the fluoridation of the public water supply in Bauru, SP, Brazil]. Rev Saude Publica. 2006;40(5):883-9.
35. Buzalaf MA, Granjeiro JM, Damante CA, Ornelas F. Fluctuations in public water fluoride level in Bauru, Brazil. J Public Hlth Dent. 2002;62(3):173-6.
36. Buzalaf MA, Granjeiro JM, Damante CA, de Ornelas F. Fluoride content of infant formulas prepared with deionized, bottled mineral and fluoridated drinking water. ASDC J Dent Child. 2001;68(1):37-41, 10.
37. Ramires I, Grec RH, Cattan L, Moura PG, Lauris JR, Buzalaf MA. [Evaluation of the fluoride concentration and consumption of mineral water]. Rev Saude Publica. 2004;38(3):459-65.
38. Kobayashi CA, Belini MR, Italiani Fde M, Pauleto AR, Araujo JJ, Tessarolli V, et al. Factors influencing fluoride ingestion from dentifrice by children. Community Dent Oral Epidemiol. 2011;39(5):426-32.
39. de Almeida BS, da Silva Cardoso VE, Buzalaf MA. Fluoride ingestion from toothpaste and diet in 1- to 3-year-old Brazilian children. Community Dent Oral Epidemiol. 2007;35(1):53-63.
40. Walsh T, Worthington HV, Glenny AM, Marinho VC, Jeroncic A. Fluoride toothpastes of different concentrations for preventing dental caries. Cochrane Database Syst Rev. 2019;3:CD007868.
41. de Almeida Baldini Cardoso C, Mangueira DF, Olympio KP, Magalhaes AC, Rios D, Honorio HM, et al. The effect of pH and fluoride concentration of liquid dentifrices on caries progression. Clin Oral Investig. 2014;18(3):761-7.
42. Lima TJ, Ribeiro CC, Tenuta LM, Cury JA. Low-fluoride dentifrice and caries lesion control in children with different caries experience: a randomized clinical trial. Caries Res. 2008;42(1):46-50.
43. Saethre-Sundli HB, Wang NJ, Wigen TI. Do enamel and dentine caries at 5 years of age predict caries development in newly erupted teeth? A prospective longitudinal study. Acta Odontol Scand. 2020:1-6.
44. Slayton RL, Urquhart O, Araujo MWB, Fontana M, Guzman-Armstrong S, Nascimento MM, et al. Evidence-based clinical practice guideline on nonrestorative treatments for carious lesions: a report from the American Dental Association. J Am Dent Assoc. 2018;149(10):837-49 e19.
45. Zero DT, Creeth JE, Bosma ML, Butler A, Guibert RG, Karwal R, et al. The effect of brushing time and dentifrice quantity on fluoride delivery in vivo and enamel surface microhardness in situ. Caries Res. 2010;44(2):90-100.
46. Creeth J, Zero D, Mau M, Bosma ML, Butler A. The effect of dentifrice quantity and toothbrushing behaviour on oral delivery and retention of fluoride in vivo. Int Dent J. 2013;63 Suppl 2:14-24.
47. Hall KB, Delbem AC, Nagata ME, Hosida TY, Moraes FR, Danelon M, et al. Influence of the amount of dentifrice and fluoride concentrations on salivary fluoride levels in children. Pediatric Dent. 2016;38(5):217-22.
48. Sampaio C, Delbem AC, Paiva MF, Zen I, Danelon M, Cunha RF, et al. Amount of dentifrice and fluoride concentration influence salivary fluoride concentrations and fluoride intake by toddlers. Caries Res. 2020.
49. Paiva MF, Delbem ACB, Danelon M, Nagata ME, Moraes FRN, Coclete GEG, et al. Fluoride concentration and amount of dentifrice influence enamel demineralization in situ. J Dent. 2017;66:18-22.
50. Rozier RG, Adair S, Graham F, Iafolla T, Kingman A, Kohn W, et al. Evidence-based clinical recommendations on the prescription of dietary fluoride supplements for caries prevention: a report of the American Dental Association Council on Scientific Affairs. J Am Dent Assoc. 2010;141(12):1480-9.
51. Takahashi R, Ota E, Hoshi K, Naito T, Toyoshima Y, Yuasa H, et al. Fluoride supplementation (with tablets, drops, lozenges or chewing gum) in pregnant women for preventing dental caries in the primary teeth of their children. Cochrane Database Syst Rev. 2017;10:CD011850.
52. Fomon SJ, Ekstrand J, Ziegler EE. Fluoride intake and prevalence of dental fluorosis: trends in fluoride intake with special attention to infants. J Public Hlth Dent. 2000;60(3):131-9.
53. Vlachou A, Drummond BK, Curzon ME. Fluoride concentrations of infant foods and drinks in the United Kingdom. Caries Res. 1992;26(1):29-32.
54. Fomon SJ, Ekstrand J. Fluoride intake by infants. J Public Hlth Dent. 1999;59(4):229-34.
55. Buzalaf MA, Whitford GM. Fluoride metabolism. Monogr Oral Sci. 2011;22:20-36.
56. Buzalaf MA, Granjeiro JM, Duarte JL, Taga ML. Fluoride content of infant foods in Brazil and risk of dental fluorosis. J Dent Child. 2002a;69(2):196-200, 125-6.
57. Buzalaf MA, Bastos JRM, Granjeiro JM, Levy FM, Cardoso VES, Rodrigues MH. Fluoride content of

several brands of teas and juices found in Brazil and risk of dental fluorosis. Rev FOB. 2002b;10(4):263-7.
58. Buzalaf MA, Granjeiro JM, Cardoso VE, da Silva TL, Olympio KP. Fluorine content of several brands of chocolate bars and chocolate cookies found in Brazil. Pesqui Odontol Bras. 2003;17(3):223-7.
59. Pereira H, Dionizio AS, Araujo TT, Fernandes MDS, Iano FG, Buzalaf MAR. Proposed mechanism for understanding the dose- and time-dependency of the effects of fluoride in the liver. Toxicol Appl Pharmacol. 2018;358:68-75.
60. Gutknecht J, Walter A. Hydrofluoric and nitric acid transport through lipid bilayer membranes. Biochim Biophys Acta. 1981;644(1):153-6.
61. Whitford GM, Pashley DH. Fluoride absorption: the influence of gastric acidity. Calcif Tissue Int. 1984;36(3):302-7.
62. Messer HH, Ophaug R. Effect of delayed gastric emptying on fluoride absorption in the rat. Biol Trace Elem Res. 1991;31(3):305-15.
63. Nopakun J, Messer HH. Mechanism of fluoride absorption from the rat small intestine. Nutr Res. 1990;10:771-9.
64. Ekstrand J, Ehrnebo M. Influence of milk products on fluoride bioavailability in man. Eur J Clin Pharmacol. 1979;16(3):211-5.
65. Trautner K, Einwag J. Influence of milk and food on fluoride bioavailability from NaF and Na2FPO3 in man. J Dent Res. 1989;68(1):72-7.
66. Trautner K, Siebert G. An experimental study of bio-availability of fluoride from dietary sources in man. Arch Oral Biol. 1986;31(4):223-8.
67. Spak CJ, Ekstrand J, Zylberstein D. Bioavailability of fluoride added by baby formula and milk. Caries Res. 1982;16(3):249-56.
68. Buzalaf MAR, Leite AL, Carvalho NTA, Rodrigues MHC, Takamori ER, Nicolielo DB, et al. Bioavailability of fluoride administered as sodium fluoride or monofluorophosphate to humans. J Fluorine Chem. 2008;129:691-4.
69. Maguire A, Zohouri FV, Mathers JC, Steen IN, Hindmarch PN, Moynihan PJ. Bioavailability of fluoride in drinking water: a human experimental study. J Dent Res. 2005;84(11):989-93.
70. Whitford GM, Sampaio FC, Pinto CS, Maria AG, Cardoso VE, Buzalaf MA. Pharmacokinetics of ingested fluoride: lack of effect of chemical compound. Arch Oral Biol. 2008;53(11):1037-41.
71. Cardoso VES, Whitford GM, Aoyama H, Buzalaf MAR. Daily variations in human plasma fluoride concentrations. J Fluorine Chem. 2008;129:1193-8.
72. Whitford GM. The metabolism and toxicity of fluoride. Monogr Oral Sci. 1996;16 Rev 2: 1-153.
73. Villa A, Anabalon M, Zohouri V, Maguire A, Franco AM, Rugg-Gunn A. Relationships between fluoride intake, urinary fluoride excretion and fluoride retention in children and adults: an analysis of available data. Caries Res. 2010;44(1):60-8.
74. Whitford GM. Intake and metabolism of fluoride. Adv Dent Res. 1994;8(1):5-14.
75. Neuman WF, Neuman MW. The chemical dynamics of bone mineral. 1 ed. Chicago: University of Chicago Press; 1958.
76. Weatherell JA. Uptake and distribution of fluoride in bones and teeth and the development of fluorosis. In: Barltrop W, Burland WL (eds.). Mineral metabolism in paediatrics. Oxford: Blackwell; 1969. p.53-70.
77. Weatherell JA, Robinson C, Hallsworth AS. Changes in the fluoride concentration of the labial enamel surface with age. Caries Res. 1972;6(4):312-24.
78. Ekstrand J. Fluoride metabolism. In: Fejerskov O, Ekstrand J, Burt BA (eds.). Fluoride in dentistry. 2.ed. Copenhagen: Munksgaard; 1996. p.55-68.
79. Whitford GM, Pashley DH, Stringer GI. Fluoride renal clearance: a pH-dependent event. Am J Physiol. 1976;230(2):527-32.
80. Awadia AK, Haugejorden O, Bjorvatn K, Birkeland JM. Vegetarianism and dental fluorosis among children in a high fluoride area of northern Tanzania. Int J Paediatr Dent. 1999;9(1):3-11.
81. Akosu TJ, Zoakah AI, Chirdan OA. The prevalence and severity of dental fluorosis in the high and low altitude parts of Central Plateau, Nigeria. Community Dent Hlth. 2009;26(3):138-42.
82. Martinez-Mier EA, Soto-Rojas AE, Urena-Cirett JL, Katz BP, Stookey GK, Dunipace AJ. Dental fluorosis and altitude: a preliminary study. Oral Health Prev Dent. 2004;2(1):39-48.
83. Rwenyonyi C, Bjorvatn K, Birkeland J, Haugejorden O. Altitude as a risk indicator of dental fluorosis in children residing in areas with 0.5 and 2.5 mg fluoride per litre in drinking water. Caries Res. 1999;33(4):267-74.
84. Yoder KM, Mabelya L, Robison VA, Dunipace AJ, Brizendine EJ, Stookey GK. Severe dental fluorosis in a Tanzanian population consuming water with negligible fluoride concentration. Community Dent Oral Epidemiol. 1998;26(6):382-93.
85. Warburg O, Christian W. Insulation and crystalisation of the fermenting process of Enolase. Biochem Z. 1942;310(6):384-421.
86. Khan ZN, Sabino IT, de Souza Melo CG, Martini T, da Silva Pereira HAB, Buzalaf MAR. Liver proteome of mice with distinct genetic susceptibilities to fluorosis treated with different concentrations of F in the drinking water. Biol Trace Elem Res. 2018.
87. Lobo JG, Leite AL, Pereira HA, Fernandes MS, Peres-Buzalaf C, Sumida DH, et al. Low-level fluoride exposure increases insulin sensitivity in experimental diabetes. J Dent Res. 2015;94(7):990-7.
88. Pereira HA, Leite Ade L, Charone S, Lobo JG, Cestari TM, Peres-Buzalaf C, et al. Proteomic analysis of liver in rats chronically exposed to fluoride. PLoS One. 2013;8(9):e75343.

89. Carvalho JG, Leite Ade L, Peres-Buzalaf C, Salvato F, Labate CA, Everett ET, et al. Renal proteome in mice with different susceptibilities to fluorosis. PloS one. 2013;8(1):e53261.
90. Kobayashi CA, Leite AL, Silva TL, Santos LD, Nogueira FC, Oliveira RC, et al. Proteomic analysis of kidney in rats chronically exposed to fluoride. Chem Biol Interact. 2009;180(2):305-11.
91. Lima Leite A, Gualiume Vaz Madureira Lobo J, Barbosa da Silva Pereira HA, Silva Fernandes M, Martini T, Zucki F, et al. Proteomic analysis of gastrocnemius muscle in rats with streptozotocin-induced diabetes and chronically exposed to fluoride. PLoS One. 2014;9(9):e106646.
92. Dionizio AS, Melo CGS, Sabino-Arias IT, Ventura TMS, Leite AL, Souza SRG, et al. Chronic treatment with fluoride affects the jejunum: insights from proteomics and enteric innervation analysis. Sci Rep. 2018;8(1):3180.
93. Melo CGS, Perles J, Zanoni JN, Souza SRG, Santos EX, Leite AL, et al. Enteric innervation combined with proteomics for the evaluation of the effects of chronic fluoride exposure on the duodenum of rats. Sci Rep. 2017;7(1):1070.
94. Zuo H, Chen L, Kong M, Qiu LP, Lu P, Wu P, et al. Toxic effects of fluoride on organisms. Life Sci. 2018;198:18-24.
95. Iano FG, Ferreira MC, Quaggio GB, Fernandes MS, Oliveira RC, Ximenes VF, et al. Effects of chronic fluoride intake on the antioxidant systems of the liver and kidney in rats. J Fluorine Chem. 2014;168(Suppl. C):212-7.
96. Dabrowska E, Letko R, Balunowska M. Effect of sodium fluoride on the morphological picture of the rat liver exposed to NaF in drinking water. Adv Med Sci. 2006;51(Suppl. 1):91-5.
97. Araujo TT, Barbosa Silva Pereira HA, Dionizio A, Sanchez CDC, de Souza Carvalho T, da Silva Fernandes M, et al. Changes in energy metabolism induced by fluoride: insights from inside the mitochondria. Chemosphere. 2019;236:124357.
98. Hong L, Levy SM, Broffitt B, Warren JJ, Kanellis MJ, Wefel JS, et al. Timing of fluoride intake in relation to development of fluorosis on maxillary central incisors. Community Dent Oral Epidemiol. 2006;34(4):299-309.
99. Forsman B. Early supply of fluoride and enamel fluorosis. Scand J Dent Res. 1977;85(1):22-30.
100. Baelum V, Fejerskov O, Manji F, Larsen MJ. Daily dose of fluoride and dental fluorosis. Tandlaegebladet. 1987;91(10):452-6.
101. Burt BA. The changing patterns of systemic fluoride intake. J Dent Res. 1992;71(5):1228-37.
102. Ulu Guzel KG, Ozay Erturk MS, Kirzioglu Z, Ozkorucuklu S. Evaluation of dentin permeability of fluorotic permanent teeth. Acta Odontol Scand. 2018;76(6):415-21.
103. Denbesten P, Li W. Chronic fluoride toxicity: dental fluorosis. Monogr Oral Sci. 2011;22:81-96.
104. Buzalaf MAR, Magalhães AC, Oliveira RC. Fluoretos: ingestão, metabolismo, toxicidade e mecanismo de ação. In: Bioquímica básica e bucal. 1. Rio de Janeiro, 2017. p.193-214.
105. Bronckers AL, Lyaruu DM, DenBesten PK. The impact of fluoride on ameloblasts and the mechanisms of enamel fluorosis. J Dent Res. 2009;88(10):877-93.
106. Thylstrup A, Fejerskov O. Clinical appearance of dental fluorosis in permanent teeth in relation to histologic changes. Community Dent Oral Epidemiol. 1978;6(6):315-28.
107. Shahroom NSB, Mani G, Ramakrishnan M. Interventions in management of dental fluorosis, an endemic disease: a systematic review. J Family Med Primary Care. 2019;8(10):3108-13.
108. Wei W, Pang S, Sun D. The pathogenesis of endemic fluorosis: research progress in the last 5 years. J Cell Mol Med. 2019;23(4):2333-42.
109. Dionizio AS, Melo CGS, Sabino-Arias IT, Ventura TMS, Leite AL, Souza SRG, et al. Chronic treatment with fluoride affects the jejunum: insights from proteomics and enteric innervation analysis. Sci Rep. 2018;8(1):1-12.
110. Malvezzi M, Pereira H, Dionizio A, Araujo TT, Buzalaf NR, Sabino-Arias IT, et al. Low-level fluoride exposure reduces glycemia in NOD mice. Ecotoxicol Environmental Saf. 2019;168: 198-204.
111. Trevizol JS, Buzalaf NR, Dionizio A, Delgado AQ, Cestari TM, Bosqueiro JR, et al. Effects of low-level fluoride exposure on glucose homeostasis in female NOD mice. Chemosphere. 2020;254: 126602.
112. American Diabetes A. Standards of medical care in diabetes-2019 abridged for primary care providers. Clin Diabetes. 2019;37(1):11-34.
113. Hodge H, Smith F. Biological effects of inorganic fluorides. Fluorine Chem. 1965:1-364.
114. Whitford GM. Acute toxicity of ingested fluoride. Monogr Oral Sci. 2011;22:66-80.
115. Mornstad H. Acute sodium fluoride toxicity in rats in relation to age and sex. Acta Pharmacol Toxicol. 1975;37(5):425-8.
116. Dionizio AS, Melo CGS, Sabino-Arias IT, Ventura TMS, Leite AL, Souza SRG, et al. Effects of acute fluoride exposure on the jejunum and ileum of rats. Sci Total Environ. 2020:1.
117. Panneerselvam L, Raghunath A, Perumal E. Acute fluoride poisoning alters myocardial cytoskeletal and AMPK signaling proteins in rats. Int J Cardiol. 2017;229:96-101.
118. Panneerselvam L, Raghunath A, Sundarraj K, Perumal E. Acute fluoride exposure alters myocardial redox and inflammatory markers in rats. Mol Biol Rep. 2019;46(6):6155-64.

119. Zhang J, Ni L, Jiang X, Hu Z, Han C, Xu B, et al. Clinical significance of urinary fluoride levels in patients with hydrofluoric acid burns. Burns. 2018;44(8):2074-9.
120. Santoyo-Sanchez MP, del Carmen Silva-Lucero M, Arreola-Mendoza L, Barbier OC. Effects of acute sodium fluoride exposure on kidney function, water homeostasis, and renal handling of calcium and inorganic phosphate. Biol Trace Elem Res. 2013;152(3):367-72.
121. ten Cate JM, Buzalaf MAR. Fluoride mode of action: once there was an observant dentist... J Dent Res. 2019;98(7):725-30.
122. Bibby BG, Wilkins E, Witol E. A preliminary study of the effects of fluoride lozenges and pills on dental caries. Oral Surg Oral Med Oral Pathol. 1955;8(2):213-6.
123. Ogaard B, Rolla G, Dijkman T, Ruben J, Arends J. Effect of fluoride mouthrinsing on caries lesion development in shark enamel: an in situ caries model study. Scand J Dent Res. 1991;99(5): 372-7.
124. Ogaard B, Rolla G, Ruben J, Dijkman T, Arends J. Microradiographic study of demineralization of shark enamel in a human caries model. Scand J Dent Res. 1988;96(3):209-11.
125. Buzalaf MA, Pessan JP, Honorio HM, ten Cate JM. Mechanisms of action of fluoride for caries control. Monogr Oral Sci. 2011;22:97-114.
126. ten Cate JM. Current concepts on the theories of the mechanism of action of fluoride. Acta Odontol Scand. 1999;57(6):325-9.
127. Bowden GH. Effects of fluoride on the microbial ecology of dental plaque. J Dent Res. 1990;69 Spec No:653-9; discussion 82-3.
128. Singh KA, Spencer AJ. Relative effects of pre- and post-eruption water fluoride on caries experience by surface type of permanent first molars. Community Dent Oral Epidemiol. 2004;32(6):435-46.
129. Singh KA, Spencer AJ, Armfield JM. Relative effects of pre- and posteruption water fluoride on caries experience of permanent first molars. J Public Hlth Dent. 2003;63(1):11-9.
130. Singh KA, Spencer AJ, Brennan DS. Effects of water fluoride exposure at crown completion and maturation on caries of permanent first molars. Caries Res. 2007;41(1):34-42.
131. Magalhães AC, Wiegand A, Rios D, Buzalaf MAR, Lussi A. Fluoride in dental erosion. Monogr Oral Science. 2011;22:158-70.
132. Cvikl B, Lussi A, Carvalho TS, Moritz A, Gruber R. Stannous chloride and stannous fluoride are inhibitors of matrix metalloproteinases. J Dent. 2018;78:51-8.
133. Kato MT, Bolanho A, Zarella BL, Salo T, Tjaderhane L, Buzalaf MA. Sodium fluoride inhibits MMP-2 and MMP-9. J Dent Res. 2014;93(1):74-7.
134. Buzalaf MAR, Charone S, Tjaderhane L. Role of host-derived proteinases in dentine caries and erosion. Caries Res. 2015;49:30-7.
135. Lussi A, Buzalaf MAR, Duangthip D, Anttonen V, Ganss C, Joao-Souza SH, et al. The use of fluoride for the prevention of dental erosion and erosive tooth wear in children and adolescents. Eur Arch Paediatr Dent. 2019;20(6):517-27.
136. Comar LP, Souza BM, Al-Ahj LP, Martins J, Grizzo LT, Piasentim IS, et al. Mechanism of action of TiF4 on dental enamel surface: SEM/EDX, KOH-soluble F, and X-ray diffraction analysis. Caries Res. 2017;51(6):554-67.
137. Ganss C, Hardt M, Lussi A, Cocks AK, Klimek J, Schlueter N. Mechanism of action of tin-containing fluoride solutions as anti-erosive agents in dentine: an in vitro tin-uptake, tissue loss, and scanning electron microscopy study. Eur J Oral Sci. 2010;118(4):376-84.
138. Schlueter N, Hardt M, Lussi A, Engelmann F, Klimek J, Ganss C. Tin-containing fluoride solutions as anti-erosive agents in enamel: an in vitro tin-uptake, tissue-loss, and scanning electron micrograph study. Eur J Oral Sci. 2009;117(4):427-34.
139. de Souza BM, Vertuan M, Buzalaf MAR, Magalhaes AC. The impact of the demineralized organic matrix on the effect of TiF_4 varnish on the progression of dentin erosive loss. Caries Res. 2017;51(3):264-70.
140. Huysmans MC, Young A, Ganss C. The role of fluoride in erosion therapy. Monogr Oral Sci. 2014;25:230-43.
141. Lussi A, Carvalho TS. The future of fluorides and other protective agents in erosion prevention. Caries Res. 2015;49 Suppl 1:18-29.
142. Schlueter N, Klimek J, Ganss C. Efficacy of an experimental tin-F-containing solution in erosive tissue loss in enamel and dentine in situ. Caries Res. 2009;43(6):415-21.
143. Schlueter N, Klimek J, Ganss C. Efficacy of tin-containing solutions on erosive mineral loss in enamel and dentine in situ. Clin Oral Investig. 2011;15(3):361-7.
144. Ganss C, Neutard L, von Hinckeldey J, Klimek J, Schlueter N. Efficacy of a tin/fluoride rinse: a randomized in situ trial on erosion. J Dent Res. 2010;89(11):1214-8.
145. Magalhães AC, Dos Santos MG, Comar LP, Buzalaf MA, Ganss C, Schlueter N. Effect of a single application of TiF_4 varnish versus daily use of a low-concentrated TiF_4/NaF solution on tooth erosion prevention in vitro. Caries Res. 2016;50(5):462-70.
146. Carvalho TS, Bonecker M, Altenburger MJ, Buzalaf MA, Sampaio FC, Lussi A. Fluoride varnishes containing calcium glycerophosphate: fluoride uptake and the effect on in vitro enamel erosion. Clin Oral Investig. 2015;19(6):1429-36.

Agentes antiplaca: evidência científica para uso em odontologia

Analú Barros de Oliveira
Fernanda Lourenção Brighenti
Cristiane Yumi Koga Ito
Túlio Morandin Ferrisse
Ana Carolina Magalhães

INTRODUÇÃO SOBRE A IMPORTÂNCIA DO CONTROLE DO BIOFILME DENTÁRIO

A higiene bucal é uma medida essencial na manutenção de uma boa saúde bucal, que por sua vez está intrinsecamente associada à saúde geral e à qualidade de vida. Essa medida é realizada a partir da escovação utilizando escovas dentárias e dentifrícios fluoretados convencionais e também pelo uso do fio dental ou escova interdentária, que, em conjunto, ajudam a desorganizar o biofilme (ou placa dentária) em todas as superfícies dentárias. A desorganização do biofilme permite, por sua vez, que este esteja em simbiose com o hospedeiro, evitando as doenças biofilme-dependentes, causadas por um biofilme em disbiose, no qual há microrganismos patogênicos causadores da cárie dentária ou da doença periodontal.

A evidência científica sobre a eficácia dos métodos, sejam mecânicos ou até mesmo químicos, para desorganização do biofilme vem de estudos clínicos randomizados e controlados que utilizam índices para mensurar o acúmulo de biofilme, a perda de inserção periodontal/profundidade de sondagem, o sangramento gengival e para contabilizar o número de dentes acometidos pela lesão cariosa (especialmente aquela envolvendo a dentina – índice de dentes cariados, perdidos ou obturados – CPOD ou índice de dentes decíduos cariados, extraídos ou obturados – CEOD). Esses estudos clínicos randomizados e controlados são, por sua vez, analisados criticamente por revisões sistemáticas com ou sem metanálises, os quais são o topo da evidência científica e serão utilizados para respaldar as informações deste capítulo.

De acordo com revisão sistemática, uma higiene bucal deficiente pode aumentar 2-5 vezes o risco de ocorrência da doença periodontal de acordo com Lertpimonchai et al.[1] No entanto, para a cárie dentária não há cálculos similares. É mais difícil estimar o impacto da escovação dentária por si na cárie dentária, devido ao fato de o dentifrício fluoretado ter um papel importante em seu controle. É esperado que, devido à presença de abrasivo, de detergentes e do próprio fluoreto, o dentifrício tenha um efeito adicional no controle do biofilme pela escovação, porém a evidência é de qualidade moderada para a ausência de efeito aditivo do dentifrício no controle do biofilme pela escovação.[2] Para a gengivite e a doença periodontal, é possível que o dentifrício fluoretado convencional, mesmo com a presença de abrasivo, não contribua adicionalmente para o controle da doença comparado à escovação por si. No entanto, o efeito do fluoreto é incontestável para a prevenção da cárie dentária (ver Capítulo 7). Apesar de se recomendar a escovação dentária pelo menos 2 vezes ao dia, o efeito da frequência de escovação na prevenção da cárie dentária ainda é discutível.[3]

Estudos têm sido realizados para avaliar o impacto do tipo de escova dentária no controle do biofilme dentário, especialmente para aquelas pessoas com dificuldades motoras e/ou que dependam de outros métodos para a realização da higiene bucal. Escova dentária com 3 cabeças tem demonstrado ser mais eficaz que escova dentária convencional com apenas uma cabeça no controle do biofilme dentário, porém o desfecho foi apenas o acúmulo do biofilme, sem análise da presença de qualquer doença (gengivite, periodontite ou cárie dentária, p. ex.).[4] Por outro lado, não há evidência de que o tipo de filamento das cerdas possa ter interferência na remoção do biofilme ou na ocorrência de gengivite.[5] Há evidência moderada sobre o benefício da escova elétrica em relação à manual na remoção do biofilme, em estudos clínicos de curta duração, porém sem desfecho envolvendo as doenças,[6] sendo que para o controle de gengivite em pacientes ortodônticos a evidência ainda é inconclusiva.[7]

O uso de fio dental ou de escovas interdentais, além da escovação, pode reduzir a gengivite ou/e o biofilme dentário em comparação à escovação isolada.[8] Escovas interdentais podem ainda ser mais eficazes que o fio dental. No entanto, os autores de uma das revisões sistemáticas admitem que o tempo de duração dos estudos clínicos é curto, por isso não há evidência sobre a prevenção da cárie dentária. Ainda, os pacientes apresentavam baixo nível de inflamação gengival no início do estudo, portanto o efeito encontrado sobre a gengivite pode não ser clinicamente importante.[9] Em concordância, Poklepovic Pericic et al.[10] também demonstraram que não há evidência suficiente para determinar se a escovação interdentária é capaz de reduzir o biofilme e a gengivite quando comparada ao uso do fio dental, pois os estudos clínicos são em geral de baixa qualidade e com tempo experimental curto (1 mês).

Como definido em um *workshop* realizado em 2017, a limpeza profissional dos dentes, instruções e motivação sobre higiene bucal, orientação dietética e aplicação de fluoretos são eficazes no controle da cárie dentária e da gengivite.[11] A maioria dos trabalhos sobre controle mecânico do biofilme tem como desfecho a gengivite e não a doença periodontal, devido à complexidade desta última, que envolve vários fatores etiológicos (causadores e modificadores) que vão além do acúmulo do biofilme dentário.

Por outro lado, deve-se considerar que algumas pessoas podem não ter acesso frequente ao dentista ou ter dificuldade na realização da higiene bucal, como é o caso de pacientes com deficiências intelectuais (DI). Embora algumas intervenções de higiene bucal para pessoas com DI mostrem benefícios, a importância clínica desses benefícios não é clara (evidência baixa).[12] Nessas situações, o uso de agentes coadjuvantes (químicos), também conhecidos como agentes antiplaca, no controle do biofilme pode ser benéfico, por exemplo, o uso de enxaguatórios bucais (clorexidina, probiótico, ervas, óleos essenciais), após a escovação, no controle do biofilme dentário e gengivite, como constatado por Prasad et al.,[13] e que será discutido na sequência deste capítulo.

MECANISMOS GERAIS DE AÇÃO DOS AGENTES ANTIPLACA, INDICAÇÕES E CONTRAINDICAÇÕES

A microbiota residente da cavidade bucal consiste em uma grande diversidade de microrganismos, incluindo bactérias, fungos, vírus, micoplasmas e protozoários. As bactérias são os microrganismos mais prevalentes, consistindo em mais de 700 espécies diferentes, totalizando 50-100 bilhões de bactérias.[14] Certas espécies bacterianas são capazes de aderir à mucosa bucal e às superfícies dentárias, formar biofilmes e causar diversas doenças, em especial cárie dentária e doença periodontal.[15] A formação de biofilmes pode ser didaticamente dividida em 5 estágios, conforme abordado no Capítulo 4:

1. Aderência dos microrganismos às superfícies.
2. Coagregação dos microrganismos e produção de matriz polimérica extracelular.
3. Sinalização célula a célula (*quorum sensing*) para multiplicação dos microrganismos.
4. Maturação.
5. Dispersão dos microrganismos.[16]

A maioria dos estudos envolvendo agentes antiplaca é direcionada para as três primeiras etapas da formação do biofilme. Assim, pesquisas buscam atuar no local de aderência do biofilme por meio de revestimentos de superfície que possam interferir na aderência microbiana, atuar nos receptores de superfície e no metabolismo microbiano por meio de moléculas que interfiram na produção de matriz, além de utilizar bloqueadores de sinal para interromper a formação de matriz e a reprodução microbiana.[16,17]

A utilização de agentes antiplaca é direcionada para prevenir a formação de biofilme e para auxiliar na remoção do biofilme já estabelecido, apresentando outros mecanismos, além dos citados acima, como a inibição da síntese da parede celular, inibição da síntese proteica, inibição da síntese de ácidos nucleicos, destruição da membrana plasmática e inibição da síntese de metabólitos essenciais para a célula bacteriana.[17,18]

TIPOS DE AGENTES ANTIPLACA

Os agentes inibidores de biofilme dentário podem ser divididos de acordo com a composição química em agentes catiônicos, sendo que o maior representante dessa classe de inibidores é o digluconato de clorexidina; agentes aniônicos, representados principalmente pelo dodecilsulfato de sódio ou lauril sulfato de sódio; agentes não iônicos, como o triclosan; e, por fim, outros agentes, como os naturais.[18,19] A seguir se discorrerá sobre cada uma dessas classes de agentes antiplaca.

Agentes antiplaca catiônicos

Agentes catiônicos são substâncias tensoativas que possuem um ou mais grupamentos funcionais que, ao se ionizarem em solução aquosa, fornecem íons orgânicos carregados positivamente. A característica tensoativa está relacionada à capacidade de diminuir a tensão superficial ou influenciar a superfície de contato entre dois líquidos. São exemplos de agentes antiplaca catiônicos as seguintes substâncias: digluconato de clorexidina, cloreto de cetilpiridínio, hidroxicloridrato de delmopinol, além dos íons metálicos zinco, cobre e estanho.[19,20]

Digluconato de clorexidina/diacetato de clorexidina

A clorexidina é o agente antiplaca com maior robustez científica, que atesta sua capacidade de inibir a adesão e o crescimento bacteriano, inibir a formação de biofilme, além de possuir ação bactericida.[19,21] O mecanismo de ação da clorexidina envolve a interação da carga positiva de sua molécula com fosfolipídios e lipopolissacarídeos constituintes da membrana celular bacteriana, que apresentam carga negativa.[22] Essa interação altera a permeabilidade da parede celular bacteriana, ocasionando a perda local do equilíbrio osmótico, ocorrendo a penetração da clorexidina no citoplasma celular e, consequentemente, a lise da célula microbiana.[23] Clorexidina tem ação sobre bactérias Gram-positivas e Gram-negativas, fungos e vírus, além de apresentar tempo de duração efetiva variando de 5-12 horas, isto é, tem alta substantividade devido a sua interação com a mucosa. A clorexidina está disponível em forma de enxaguatórios bucais principalmente nas concentrações de 0,12 e 0,2%, contudo, também pode ser encontrada em soluções com concentrações de 0,025 e 0,05%; em géis com concentrações de 0,2, 0,5, 1 e 5%; em vernizes com concentrações de 1, 10, 20 e 35% e em *sprays* na concentração de 0,12%.[24,25]

Ainda não está totalmente esclarecido na literatura se a presença de álcool influencia a atividade antimicrobiana da clorexidina. Contudo, há uma tendência a se acreditar que a presença de álcool nas formulações não interfira na efetividade da atividade antimicrobiana.[26,27] Estudo clínico randomizado, duplo-cego, com grupo controle cruzado, conduzido por Santos et al.,[26] demonstrou que compostos de clorexidina com ou sem álcool apresentaram resultados similares quanto à inibição da formação de biofilme subgengival. Contudo, aqueles pacientes que utilizaram clorexidina com a presença de álcool em suas formulações apresentaram mais efeitos colaterais, tais como sensação de ardência bucal, sabor amargo na cavidade bucal após os bochechos e alterações do paladar.

É importante destacar que, para melhor efetividade, a clorexidina deve ser administrada no mínimo 30 minutos após a escovação dentária, sendo que a efetividade será máxima em um período próximo de 2 horas após a escovação.[28] Essa recomendação se baseia no fato de que há interação entre a clorexidina e os sais fluoretados e/ou agentes aniônicos, como o lauril sulfato de sódio, presentes nos dentifrícios. Alguns estudos laboratoriais têm demonstrado uma redução da disponibilidade da clorexidina quando associada ao monofluorofosfato de sódio ou ao fluoreto de sódio.[28] Por outro lado, há estudos demonstrando uma potencialização do efeito anticárie quando a clorexidina é associada com sais de flúor.[29] O uso sincrônico da clorexidina com agentes de características aniônicas é contraindicado, uma vez que substâncias de cargas opostas tendem a se neutralizar, perdendo assim ambas as eficiências. O uso prolongado de clorexidina pode levar ao surgimento de efeitos adversos, tais como pigmentações extrínsecas nos dentes e na mucosa bucal, alteração do paladar, sensação de queimação bucal, erosão da mucosa e, mais raramente, aumento de volume na glândula parótida e reação de hipersensibilidade imediata, podendo levar a uma grave reação anafilática.[20]

O uso clínico da clorexidina na odontologia é indicado por um período de no máximo 2 semanas e para situações específicas, tais como controle do biofilme em pós-operatório de cirurgias bucais e periodontais e para pacientes com deficiência física e intelectual que apresentam dificuldade na higienização da cavidade bucal. Especialmente para esse grupo de pacientes, o uso da clorexidina *spray* é mais indicado devido à dificuldade dos pacientes em realizar o enxágue de forma eficaz.[20]

Cloreto de cetilpiridínio

O cloreto de cetilperidínio é um composto de amônia quaternária, catiônico, que apresenta efetividade na redução do biofilme dentário e na redução da gengivite.[30-32] O cloreto de cetilperidínio apresenta em sua molécula dois grupos hidrofílicos e hidrofóbicos. A forte carga positiva na região hidrofílica permite que o composto interaja com a superfície celular microbiana, integrando-se à membrana citoplasmática. Como resultado dessa interação, a membrana perde sua integridade, resultando no extravasamento de componentes citoplasmáticos, interferindo no metabolismo celular microbiano, inibindo o crescimento e levando à morte celular.[33] O cloreto de cetilperidínio também interfere na maturação do biofilme pela inibição da glicosiltransferase de *Streptococcus* spp., responsável pela síntese de glicano insolúvel. Assim, compostos à base de cetilperidíno adsorvem-se à película adquirida, inibindo a coadesão bacteriana preferencialmente de biofilmes compostos por estreptococos do grupo *mutans*.[33] Interessantemente, a clorexidina também apresenta esse mecanismo de ação.

O cloreto de cetilpiridínio é encontrado principalmente na forma de enxaguatório bucal. Diferentemente da clorexidina, após o contato com a mucosa oral, o cloreto de cetilpirídinio tem uma grande redução de seu tempo de ação efetivo (baixa substantividade) devido à interação com outras substâncias presentes em dentifrícios e enxaguatórios bucais e com lipídios, fosfolipídios e proteínas.[19,20] Não foi observada diferença entre formulações de cloreto de cetilpiridínio com ou sem álcool na inibição da formação de biofilme dentário.[31] A concentração mais frequentemente utilizada de cloreto de cetilpiridínio e que apresentou resultados mais satisfatórios foi a de 0,075%.[31-33] Porém, resultados significativos também foram encontrados em soluções que variaram suas concentrações entre 0,05-0,1%.[30,33] Recentemente, um estudo clínico randomizado utilizando um composto de cloreto de cetilpiridínio a 0,05% com ácido hialurônico em enxaguatório bucal, 2 vezes ao dia durante 21 dias, demonstrou a mesma eficácia na redução do índice de placa dentária quando comparado à clorexidina 0,2%.[34] O cloreto de cetilpiridínio, devido a sua natureza catiônica, também pode produzir pigmentações dentárias, contudo não no mesmo grau da clorexidina. Adicionalmente, assim como a clorexidina, o uso de compostos à base de cloreto de cetilpiridínio deve ser realizado após 1 hora da utilização de compostos de natureza aniônica, como o lauril sulfato de sódio, devido à inativação que ocorre entre as substâncias com cargas opostas.[20]

Hidroxicloridrato de delmopinol

O hidroxicloridrato de delmopinol a 0,2% representa a terceira geração de agentes antiplaca utilizados como enxaguatórios bucais. O mecanismo de ação do delmopinol é amplo, podendo-se citar o deslocamento de componentes que constituem o arcabouço da película adquirida, interferência no acúmulo de bactérias no biofilme, reduzindo a síntese e a viscosidade do glicano e redução da adesão célula a célula por meio da alteração da estabilidade coloidal das suspensões bacterianas e por meio da solubilização das estruturas superficiais das bactérias bucais.[35] Um estudo recente avaliou o efeito do hidroxicloridrato de delmopinol a 0,2% em comparação à clorexidina a 0,2% e ao placebo em pacientes com mucosite peri-implantar.[36] Os autores concluíram que a associação do debridamento mecânico com o hidroxicloridrato de delmopinol foi efetivo para a redução dos índices de sangramento à sondagem e de placa dentária quando comparado ao grupo placebo, que foi formado por pacientes que foram tratados apenas com debridamento mecânico.

Adicionalmente, o grupo de hidroxicloridrato de delmopinol não apresentou diferenças quanto aos resultados encontrados, quando comparado ao grupo de pacientes que foram tratados com debridamento mecânico associado à clorexidina. Complementarmente, um estudo de metanálise que avaliou a eficácia de enxaguatórios bucais com delmopinol a 0,2% utilizados de forma adjunta à higiene bucal com escova e dentifrício fluoretado demonstrou resultados positivos para a redução do índice de placa dentária.[37]

Como efeitos adversos do uso de hidroxicloridrato de delmopinol, encontram-se a sensação de parestesia da língua e alterações no paladar com as mesmas incidências que acometem a clorexidina. Pigmentações extrínsecas nos dentes e na língua também já foram relatadas. Contudo, essas pigmentações são 50% menos frequentes quando comparadas às pigmentações causadas pelo uso da clorexidina.[38]

Íons metálicos

Os íons metálicos fazem parte de formulações de sais e têm como mecanismo de ação a inibição do transporte de açúcar, da produção de ácidos e da atividade de proteases. Esse mecanismo de ação também ocorre em compostos à base de clorexidina.[19] Os íons metálicos com propriedades catiônicas empregadas para o uso como agentes antiplaca são zinco, estanho e cobre. O uso de íons estanho associado a um dentifrício contendo fluoreto de sódio apresentou melhores resultados nos índices de placa quando comparado a grupos formados por pacientes que realizaram higienização utilizando dentifrício com triclosan.[39] Em outro estudo realizado com enxaguatórios contendo fluoreto estanhoso associado ao lactato de zinco, houve redução significativa para o índice de placa dentária, porém esses resultados foram inferiores quando comparados aos resultados dos pacientes que fizeram bochecho com enxaguatórios contendo clorexidina a 0,2%.[40]

Recentemente, nanopartículas metálicas – em especial a de ouro e de prata – vêm sendo empregadas para melhorar qualidade e efetividade de vários produtos com ação antimicrobiana. Estudos *in vitro* indicam que o emprego de nanopartículas de prata em dentifrícios apresenta melhor ação antimicrobiana do que dentifrícios contendo nanopartículas de ouro.[41] Há evidências *in vitro* de que dentifrícios contendo fluoreto de prata nanoparticulado apresentam melhor ação antimicrobiana que dentifrícios com fluoreto de sódio e possuem ação semelhante na prevenção da desmineralização do esmalte dentário.[42] Um estudo clínico randomizado e duplo-cego utilizando fluoreto de prata nanoparticulado em enxaguatórios apresentou redução significativa nas contagens de *Streptococcus mutans* no biofilme supragengival quando comparado ao grupo controle, tratado com solução salina.[43]

Apesar dos resultados interessantes relacionados aos íons metálicos e às nanopartículas metálicas, há poucos estudos na literatura científica com nível de evidência alto que atestem a eficácia e efeitos colaterais desses elementos no controle da placa dentária, especialmente comparando-os a agentes com efeito antimicrobiano conhecido. Adicionalmente, indicações e modos de uso precisos para íons metálicos devem seguir a de outros agentes antiplaca, uma vez que os íons metálicos, em sua ampla maioria, estão em associação com outros compostos com ação antiplaca.

Agentes antiplaca aniônicos

Os agentes aniônicos são substâncias tensoativas que possuem um ou mais grupamentos funcionais e que, ao se ionizarem em solução aquosa, fornecem íons carregados negativamente. O maior representante dessa classe de agentes antiplaca é o dodecilsulfato de sódio ou lauril sulfato de sódio. Esse composto químico atua como surfactante e está presente na maioria dos dentifrícios utilizados para higiene bucal. O mecanismo de ação do lauril sulfato de sódio é o de impedir a ligação dos microrganismos à película adquirida, dificultando a formação do biofilme, além de causar danos da membrana plasmática bacteriana, ocasionando a morte celular.[18]

Apesar da eficácia comprovada, a maioria das evidências científicas atuais está voltada para avaliar a interação desse composto em relação principalmente à clorexidina e avaliar os efeitos adversos que o lauril sulfato de sódio pode causar na mucosa oral.[44-46] Do ponto de vista de interação com a clorexidina, o lauril sulfato de sódio parece influenciar negativamente o efeito da clorexidina em relação aos índices de placa dentária e inflamação gengival. Contudo, essa interação parece não apresentar efeito clínico relevante.[44] Mais estudos devem ser realizados no futuro para coleta de mais evidências.

Do ponto de vista de efeitos adversos, o lauril sulfato de sódio é o principal agente químico antiplaca que causa irritação e descamação do epitélio da mucosa oral, independentemente da concentração empregada nos produtos cosméticos direcionados à higiene da cavidade bucal.[46] Essa descamação oral apresenta como principais diagnósticos diferenciais lesões erosivas clássicas da mucosa oral como líquen plano, penfigoide das membranas mucosas, candidíase, traumas mecânicos, térmicos ou físicos, reações adversas ao uso de medicamentos, infecções virais e ulceração aftosa recorrentes.[47] Esse amplo espectro de diagnóstico diferencial pode levar a grande dificuldade diagnóstica. Em pacientes com ulceração aftosa recorrente, o uso de dentifrícios sem lauril sulfato de sódio em sua composição reduziu significativamente o número de úlceras, a duração das úlceras, o número de episódios de úlceras e a sensação de dor relacionada em comparação a pacientes que utilizaram dentifrícios com lauril sulfato de sódio na formulação.[45]

Devido aos efeitos adversos relacionados ao lauril sulfato de sódio, pacientes que apresentem sintomatologia de ardência bucal e xerostomia ou que apresentem clinicamente redução do fluxo salivar e lesões erosivas e ulceradas são candidatos a não utilizarem dentifrícios que contenham lauril sulfato de sódio em sua composição. Assim, alguns autores sugerem que produtos naturais com efeito de inibir a formação do biofilme dentário possam ser utilizados em substituição a esse agente aniônico presente em dentifrícios.[48]

Agentes antiplaca não iônicos

Os agentes não iônicos são agentes tensoativos que possuem grupos hidrofílicos sem carga ligada a uma cadeia graxa. O maior representante desse grupo de agentes antiplaca é o triclosan.[19]

Triclosan

O triclosan é um bisfenol de baixa toxicidade e largo espectro de ação que atua principalmente sobre bactérias Gram-positivas. Por apresentar pouca substantividade, o triclosan é normalmente associado a outros produtos que aumentam sua permanência na cavidade bucal ou seu efeito antiplaca, como copolímeros (gantrez) e íons metálicos como o zinco.[19,20] O triclosan apresenta ação antibacteriana e anti-inflamatória, sendo que o mecanismo de ação mais aceito é o rompimento da membrana citoplasmática da célula bacteriana, além de inibir as vias da oxigenase e da lipoxigenase.[19] A inibição das enzimas oxigenase e lipoxigenase impede a formação de um ambiente anaeróbico responsável por caracterizar o biofilme maduro, uma vez que essas enzimas atuam na transferência de oxigênio a partir do oxigênio molecular (O_2) em reações químicas de quebra de biopolímeros e, consequentemente, fornecendo carbono e energia para os microrganismos do biofilme. Adicionalmente, a quebra de componentes que fazem parte da matriz polimérica extracelular por enzimas internalizadas no biofilme faz com que microrganismos se desprendam do biofilme e um novo ciclo de formação do biofilme ocorra.[49]

Quando associado aos dentifrícios, o triclosan é capaz de reduzir em 47% a formação de biofilme dentário após 6-7 meses de uso; após 6-9 meses, reduziu a gengivite em 27%, além de diminuir a frequência de sítios de sangramento à sondagem. Entre 24-36 meses de uso, reduziu em 16% a incidência de lesões de cárie coronária e em 31% as lesões de cárie radicular. O triclosan também é capaz de reduzir em 15% o acúmulo de cálculo dentário após 6 meses de uso. É importante destacar que esses resultados foram comparados a dentifrícios convencionais contendo apenas fluoreto, sendo que para o controle de biofilme e gengivite, a diferença encontrada foi significativa. Contudo, para controle da cárie, os resultados foram iguais aos do dentifrício convencional.[50] Há poucos estudos clínicos que avaliaram o efeito adverso do triclosan sobre a mucosa oral e os elementos dentários. Assim, estudos longitudinais devem ser projetados para melhor avaliar essa questão e, assim, permitir a utilização desse agente para controle da placa dentária/gengivite de forma segura a longo prazo.[51]

Agentes antiplaca naturais

Produtos naturais de origem vegetal (óleo essenciais e extratos vegetais) têm sido estudados quanto a seus diversos potenciais anti-inflamatórios, analgésicos e antibacterianos, além de apresentarem baixa toxicidade, maior biocompatibilidade e de serem economicamente viáveis e também por apresentam propriedades antioxidantes que beneficiam ainda mais a saúde bucal.[52] A eficácia desses produtos naturais tem sido cada vez mais relatada na literatura médico-odontológica, sendo que, desde 1978, a Organização Mundial da Saúde (OMS) reconheceu o uso de produtos de origem vegetal como recurso terapêutico.[53]

Muitos produtos à base de plantas têm sido estudados, sendo observado que esses produtos afetam de diversas maneiras a formação do biofilme dentário. Dentre os exemplos de produtos naturais amplamente avaliados, destacam-se o óleo essencial de *Melaleuca alternifolia*, o extrato de própolis, o extrato hidroalcóolico de *Punica granatum* (romã) e os compostos isolados timol, eucaliptol, mentol e salicilato de metila, que estão disponíveis comercialmente em dentifrícios e/ou enxaguatórios bucais. Adicionalmente, o extrato vegetal de *Sanguinaria canadensis* e o óleo essencial de *Lippia sidoides* não estão disponíveis comercialmente, porém apresentam resultados relevantes a serem discutidos.

Óleo essencial de Melaleuca alternifolia

Melaleuca alternifolia – conhecida popularmente por "árvore do chá" – é uma árvore de casca fina e folhas verdes alongadas, nativa da Austrália, que pertence à família *Myrtaceae*. O componente responsável por suas propriedades medicinais é o terpinen-4-ol, que possui propriedades bactericidas, fungicidas, anti-inflamatórias e cicatrizantes, sendo localizado predominantemente nas folhas, de onde é extraído o óleo essencial.[54]

Evidências científicas demonstram que o uso do óleo essencial de *M. alternifolia* incorporado a produtos de higiene oral, como dentifrícios, enxaguatórios e gomas de mascar, auxilia na manutenção e prevenção das doenças bucais.[55] Os principais achados científicos desse óleo essencial foram a capacidade de reduzir o número de microrganismos viáveis, demonstrando resultados de suscetibilidade microbiana semelhantes aos da clorexidina. Adicionalmente, o óleo de *M. alternifolia* também demonstrou a capacidade de modular respostas e de melhorar os parâmetros inflamatórios das doenças periodontais, além de demonstrar significante efeito residual contra os microrganismos patogênicos orais, sugerindo ação a longo prazo no controle da cárie dentária e gengivite.[55]

O óleo de *M. alternifolia* atua, principalmente, na ruptura da parede celular microbiana, na inativação de fatores de virulência, na agregação bacteriana, dificultando a adesão ao substrato pelos microrganismos, diminuindo a formação do biofilme e interferindo em sua maturação e patogenicidade, demonstrando que o óleo essencial de *melaleuca* é uma alternativa promissora que pode auxiliar no controle do crescimento do biofilme dentário.[55]

Extrato vegetal de Sanguinaria canadensis

O extrato vegetal de *Sanguinaria canadensis* possui em sua composição alcaloides em concentrações biologicamente relevantes, como sanguinarina, queleritrina, sanguilutina, quelilutina, sanguirubina e quelirubina. A maioria dos relatos sobre esses alcaloides discute seus efeitos anticâncer, especialmente para sanguinarina e queleritrina, embora atividades antimicrobianas, cardiovasculares, neurorreceptoras e anti-inflamatórias desses alcaloides também tenham sido identificadas.[56]

Esse extrato é obtido a partir da raiz da planta *Sanguinarina canadensis* e possui amplo espectro de atividade contra bactérias orais, especialmente aquelas associadas à gengivite e à doença periodontal.[56,57]

Estudos científicos demonstraram que o extrato de *S. canadensis* apresenta capacidade de inibição da atividade enzimática de diversos microrganismos por meio da redução da glicólise e da alteração da síntese da parede celular bacteriana, o que resulta na inibição da aderência dessas bactérias às superfícies dentárias pelo bloqueio de receptores específicos desses microrganismos e da película adquirida.[57,58]

Segundo alguns estudos, o extrato de *S. canadensis* isoladamente não apresenta boa atividade antibiofilme; porém, quando associado ao zinco em enxaguatórios comerciais, observaram-se efeito antibiofilme e diminuição da inflamação gengival.[56,59] Além disso, dentifrícios comerciais contendo esse produto natural têm demonstrado resultados promissores em relação à promoção da saúde bucal, principalmente quanto à redução da gengivite.[57]

Extrato de própolis

A própolis é uma substância resinosa obtida a partir da mistura de enzimas salivares e cera de abelha com componentes botânicos. A composição química da própolis está intimamente relacionada com a localização geográfica, espécies de abelhas e estação do ano em que é coletada. Embora tenha uma composição química diversa, flavonoides, ácidos aromáticos, ésteres, aldeído, terpenoides, polissacarídeos, hidrocarbonetos e ácidos graxos são constituintes comuns nos diferentes tipos de própolis. Esses constituintes possuem atividades antibacterianas, antifúngicas, antivirais, antiparasitárias, anti-inflamatórias, antiproliferativas e antioxidantes.[60]

A utilização do extrato de própolis na formulação de produtos de higiene oral vem sendo estimulada pelos resultados promissores obtidos nos estudos. Evidências científicas demonstram o potencial terapêutico de enxaguantes bucais contendo extrato de própolis contra microrganismos anaeróbios resistentes encontrados em infecções odontogênicas e doenças periodontais. Além disso, esse extrato natural foi capaz de diminuir a concentração de polissacarídeos extracelulares e de reduzir a desmineralização do esmalte dentário.[61]

O extrato de própolis atua principalmente na ruptura da parede celular, na desorganização da membrana plasmática bacteriana, bem como na inibição de síntese proteica, impedindo a progressão e/ou o surgimento de doenças de interesse odontológico. Uma revisão sistemática recente[61] sugeriu que enxaguatórios que contêm própolis possuem potencial na redução do biofilme dentário e da inflamação gengival. A utilização desses produtos seria uma estratégia interessante, pois permite a utilização contínua, sem efeito colateral. Porém, os autores apontam que algumas limitações metodológicas enfraquecem a evidência.

Extrato de Punica granatum *(romã)*

A romã (*Punica granatum*) é outra fonte natural que atualmente tem sido utilizada em importantes aplicações no campo da saúde bucal. As propriedades curativas, antimicrobianas, antioxidantes, anti-inflamatórias, antimutagênicas e anticarcinogênicas da romã são discutidas desde a Antiguidade.[62] Estudo recente demonstrou que o enxaguatório bucal contendo extrato de romã obteve a mesma eficácia da clorexidina contra microrganismos patogênicos de interesse odontológico. Adicionalmente, foi capaz de inibir a formação e maturação do biofilme dentário.[63] A capacidade antimicrobiana e antiplaca desse produto natural se deve à presença de taninos, que induzem à formação de complexos proteicos, provocando lise bacteriana e impedindo a adesão desses microrganismos pela supressão de enzimas, por exemplo, a glicosiltransferase.

Sugere-se que o enxaguatório bucal de romã pode ser explorado como um produto antiplaca a longo prazo com benefícios profiláticos, podendo ser considerado como um tratamento acessível e barato. Uma pomada à base de extrato metanólico extraído da casca da romã pode trazer amplos benefícios para a saúde bucal por suas propriedades antissépticas e adstringentes. Essa pomada é indicada nos processos inflamatórios da cavidade bucal, como a mucosite e a estomatite aftosa, sendo recomendado seu uso uma vez ao dia em quantidade suficiente para cobrir a lesão.[62]

Óleo essencial de Lippia sidoides

A *Lippia sidoides* (Verbenaceae), conhecida popularmente como "alecrim pimenta", é um arbusto silvestre aromático encontrado na região do Nordeste brasileiro que possui como principais constituintes os monoterpenos timol e carvacrol.[64]

Atualmente, o óleo essencial de *L. sidoides* vem sendo alvo de estudo, especialmente na odontologia, em razão de seu amplo espectro de ação, como anti-inflamatório, antioxidante, antifúngico, anticarcinogênico e por suas características favoráveis, pelo fato de possuir solubilidade em água, baixa toxicidade e por sua atividade antimicrobiana comprovada sobre bactérias da cavidade bucal.[65]

Estudo *in vivo* utilizando esse óleo essencial em formulações de bochecho e dentifrício relatou, por meio de parâmetros salivares, a ação antibacteriana significativa dos constituintes da *L. sidoides*, timol e carvacrol, na redução de *Streptococcus mutans* em pacientes com cárie dentária. Adicionalmente, a utilização dessas formulações apresentou eficácia semelhante às soluções contendo clorexidina, não sendo observada diferença estatística entre os grupos estudados quanto à redução do índice de placa dentária e índice de sangramento gengival em até 72 horas após o uso das soluções.[65]

Evidências científicas demonstraram, ainda, que as formulações contendo o óleo essencial de *L. sidoides* possuem indicações terapêuticas para aftas, halitose e inflamações bucais e da garganta. Estudo demonstrou que a utilização de 15 mL do enxaguatório bucal contendo *L. sidoides*, durante 30 segundos, 2 vezes ao dia durante um período de 7 dias, foi eficaz no tratamento de faringite e aftas.[65]

Os estudos mostram que o principal mecanismo de ação anti-inflamatória do óleo essencial de *L. sidoides* se deve a sua capacidade de inibição da produção dos mediadores inflamatórios interleucina-1 beta (IL-1 beta) e prostaglandina E2 (PGE2) e provavelmente por meio do estímulo à liberação de interleucina-10 (1L-10), que atua como uma citocina anti-inflamatória eficaz. Já o mecanismo de ação antimicrobiana do óleo essencial de *L. sidoides* se deve aos efeitos sobre membrana celular microbiana, causando perda de sua integridade e levando à morte celular.[64]

Desse modo, produtos de higiene bucal que contenham em sua composição o óleo essencial de *L. sidoides* podem apresentar reais benefícios como agente terapêutico e preventivo de doenças de interesse odontológico.

Outros óleos essenciais

Existem disponíveis no mercado enxaguatórios bucais que são compostos por uma mistura de diversos óleos essenciais ou constituintes ativos destes, por exemplo, timol, eucaliptol, mentol e salicilato de metila. Estudos demonstraram que esses óleos essenciais são capazes de retardar o desenvolvimento do biofilme dentário, por atuarem em lipopolissacarídeos presentes na superfície de bactérias Gram-negativas, além de reduzir os níveis de endotoxina presentes no biofilme, o que poderia reduzir os níveis de inflamação gengival, auxiliando na prevenção da gengivite.[66]

Um exemplo de enxaguatório bucal multi-herbal que contém esses óleos essenciais em sua formulação é o Listerine®. Evidências científicas comprovam que a utilização do Listerine® apresenta importância significante no combate à placa dentária e à gengivite, apresentando eficácia semelhante à da clorexidina para o controle a longo prazo da inflamação gengival.[66,67] O uso desse agente químico associado às técnicas mecânicas de escovação diminuiu o índice de sangramento gengival e inibiu significantemente o desenvolvimento do biofilme dentário. Adicionalmente, não foi constatado o desenvolvimento de manchas extrínsecas nem irritação da mucosa nos voluntários em comparação àqueles que utilizaram soluções de clorexidina.[68]

Existem muitos outros relatos na literatura sobre as atividades antimicrobianas de vários extratos vegetais e óleos essenciais contra bactérias cariogênicas e o biofilme dentário, porém a evidência científica desses produtos naturais, a partir de ensaios clínicos, com metodologias consistentes para fornecer informações fidedignas quanto à efetividade desses produtos, ainda é pobre.

Outros

Xilitol

O xilitol, um álcool-açúcar natural, está presente em quantidade muito baixa em frutas e vegetais (ameixa, morango, couve-flor e abóbora), porém, em escala comercial, o xilitol pode ser produzido por processos químicos e biotecnológicos. Adicionalmente, possui 40% menos calorias que a sacarose, sendo também considerado um agente anticárie preventivo.[69]

O potencial anticariogênico desse adoçante está associado a algumas propriedades específicas, como a não capacidade de fermentação por bactérias cariogênicas do gênero *Streptococcus*, o que limita a proliferação desse grupo de bactérias no biofilme, além de apresentar a capacidade de reduzir a quantidade de polissacarídeos insolúveis e de aumentar a quantidade de polissacarídeos solúveis, o que resulta em biofilme menos aderente e de mais fácil remoção mecânica habitual.[70]

A utilização de gomas de mascar, em vez de bochechos ou diretamente na dieta, é mais indicada, pois, além de a quantidade utilizada ser pequena, a concentração na cavidade oral em contato com o biofilme é mais efetiva, evitando o principal efeito adverso associado a seu consumo, que é a diarreia osmótica.[69]

O xilitol é transportado pelo sistema frutose fosfotransferase (PTS) para dentro da célula microbiana, onde é fosforilado a xilitol-5-fosfato. Como a maioria das espécies microbianas não possui enzimas responsáveis pelo metabolismo do xilitol-5-fosfato, ocorre um acúmulo intracelular desse composto, o que tem efeito tóxico e causa inibição das enzimas glicolíticas e do crescimento microbiano, reduzindo o tempo de sobrevivência das bactérias.[69]

Embora a grande maioria dos estudos tenha avaliado o xilitol incorporado a gomas de mascar, alguns trabalhos investigaram a ação do xilitol em dentifrícios, sendo observado que o acréscimo de 10% de xilitol em dentifrícios contendo 0,836% de monofluorfosfato de sódio (1.100 ppm) levou à redução significativa da incidência de cárie, reforçando assim os benefícios do uso do xilitol em dentifrícios para a prevenção de lesões de cárie.[70]

Terapia fotodinâmica antimicrobiana

Devido às muitas limitações de medidas antibacterianas citadas anteriormente, incluindo os efeitos adversos da clorexidina, vários estudos têm sugerido a terapia fotodinâmica (TFD) antimicrobiana como possível alternativa para complementar as terapias mecânicas convencionais nas diferentes áreas da saúde bucal.[71]

Diversos estudos, *in vitro* e *in vivo*, demonstraram resultados promissores dessa terapia aplicada a endodontia, periodontia e estomatologia. Até o momento, a terapia fotodinâmica tem sido recomendada como adjuvante para o tratamento de enfermidades ocasionadas por bactérias, fungos e vírus. Os estudos mostram redução microbiana efetiva em todas essas indicações, comprovando o amplo espectro de ação da terapia.[72]

A terapia fotodinâmica é uma modalidade de fototerapia que se baseia no uso de substâncias com propriedades fotossensíveis, por exemplo, o azul de metileno, em tecidos biológicos, ativado na presença de luz. A principal fonte de luz utilizada em terapia fotodinâmica é o LED, do inglês *light-emitting diode, que* oferece vantagens em relação às fontes convencionais, pois dispositivos constituídos com matriz de LED são mais econômicos, altamente duráveis e com baixo custo, produzem altos níveis de energia com baixa radiação de calor, os comprimentos de ondas gerados são de 247-1.300 nm (janela terapêutica).[71]

As células-alvo (microrganismos, células tumorais, células displásicas etc.) são coradas com fotossensibilizador e irradiadas. A molécula do fotossensibilizador entra em estado excitado e depois retorna a um estado estável, que transfere energia para o sistema, proporcionando um efeito fotoquímico, que geralmente resulta em morte celular devido a danos oxidativos. Esse mecanismo é considerado um método minimamente invasivo.[71]

A terapia fotodinâmica com finalidade antimicrobiana vem se tornando uma ferramenta importante no combate a microrganismos cariogênicos, resultando em maior qualidade nas ações curativas e preventivas na saúde bucal de crianças e adultos. Essa terapia oferece algumas vantagens em relação aos agentes antimicrobianos tradicionais. Primeiramente, a morte bacteriana é rápida, diminuindo a necessidade de manutenção de altas concentrações de substâncias químicas por longos períodos, como no caso do uso de agentes antimicrobianos. Outra vantagem é que com terapia fotodinâmica se pode selecionar precisamente a região que receberá o tratamento, uma vez que o fotossensibilizador e a luz empregados isoladamente não têm ação bactericida, portanto a ação antimicrobiana fica restrita à região que recebeu o fotossensibilizador e foi irradiada simultaneamente. Por fim, a terapia fotodinâmica tem caráter atraumático, resultando em grande aplicabilidade a pacientes especiais e pediátricos.[72]

No entanto, ressaltamos que cada microrganismo responde de forma diferente aos fotossensibilizadores. Desse modo, a terapia torna-se específica para cada aplicação. Parâmetros importantes para o sucesso da terapia devem ser analisados criteriosamente pelo profissional para atingir os resultados desejados, devendo ser utilizados protocolos específicos em cada aplicação, considerando o tipo do fotossensibilizador utilizado, sua concentração, o tempo pré-irradiação, o tipo de luz utilizada na fotossensibilização, o comprimento de onda, a energia e a potência do aparelho utilizado. Pesquisas vêm sendo realizadas a fim de desenvolver esses protocolos, de forma a tornar a utilização da terapia fotodinâmica mais acessível para o clínico.[71,72]

Estudos adicionais são necessários para determinar os parâmetros apropriados para o uso dessa terapia, bem como ensaios clínicos randomizados e controlados para verificar os resultados *in vitro* em modelos *in vivo*.

CONSIDERAÇÕES FINAIS

Em suma, a Tabela 1 e a Figura 1 resumem os principais agentes antiplaca (formas de aplicação, indicação, modo de uso de acordo com o fabricante) e evidências científicas sobre uso e indicações. Para melhor entender a indicação clínica dos agentes antiplaca aqui discutidos, é preciso relembrar a hipótese ecológica da placa dentária discutida no Capítulo 4 e no início deste capítulo. Assim, a exposição do biofilme a agentes antiplaca pode provocar respostas diferentes, dependendo da quantidade e qualidade da microbiota presente, bem como da matriz extracelular. Para a indicação dos agentes antiplaca, inicialmente devem ser analisadas a qualidade de higiene bucal do paciente e a presença de sinais das doenças

Tabela 1 Sumário de informações sobre os agentes antiplaca

Agentes antiplaca	Forma de apresentação	Indicação (de acordo com o fabricante)	Modo de uso (de acordo com o fabricante) ¥	Marcas comerciais
Catiônicos				
Digluconato de clorexidina	Enxaguatório	Controle de placa dentária, antisséptico, doença periodontal e halitose	Bochechos com 10 mL de 0,2% de clorexidina 2 vezes ao dia, ou bochechos de 15 mL de 0,12% de clorexidina 2 vezes ao dia. Se utilizar algum agente aniônico, esperar 1 hora para fazer uso	Colgate® Oral-B® Dental Fresh® Dentrat®
	Gel*	Controle de placa dentária, antisséptico e doença periodontal	Não informado pelo fabricante	Maquira® Kin®
	Vernizes*	Controle de placa dentária e doença periodontal	Não comercializado no Brasil	BioC® Cervitec® Chlorzoin® EC40®
Cloreto de cetilpiridínio	Enxaguatório	Controle de placa dentária, doença periodontal, cárie dentária e halitose	Bochechos com 20 mL de 2 a 3 vezes ao dia. Se utilizar algum agente aniônico, esperar 1 hora para fazer uso	Cepacol® Colgate Plax®
Delmopinol	Enxaguatório	Controle de placa dentária, doença periodontal	Bochechos com 10 mL, 2 vezes ao dia.¥ Se utilizar algum agente aniônico, aguardar 1 hora para fazer uso	Oddent®
Íons metálicos	Dentifrício	Controle de placa dentária, doença periodontal e halitose	Escovar os dentes pelo menos 2 vezes ao dia†	Colgate total 12 Clean Mint®
Não iônicos				
Triclosan	Dentifrício	Controle de placa dentária, doença periodontal e halitose	Escovar os dentes pelo menos 2 vezes ao dia†	Colgate Total 12®
Naturais				

(*continua*)

Tabela 1 Sumário de informações sobre os agentes antiplaca (*continuação*)

Agentes antiplaca	Forma de apresentação	Indicação (de acordo com o fabricante)	Modo de uso (de acordo com o fabricante)¥	Marcas comerciais
Melaleuca alternifolia	Dentifrício	Controle de placa dentária, cárie dentária, doença periodontal	Escovar os dentes pelo menos 2 vezes ao dia:† após as refeições e antes de dormir ou conforme recomendação do profissional dentista	Boni natural® Phytoterápica® Pura vida natural care®
	Enxaguatório	Mau hálito, doenças periodontais	Após a escovação ou sempre que necessário, utilize uma medida de 5 mL e faça bochechos durante 1 minuto.¥ Não diluir	Boni natural® Phytoterápica® Suavitex natural®
Própolis	Dentifrício	Auxilia no combate da cárie dentária, aftas, gengivite, sensibilidade dos dentes	Escovar os dentes pelo menos duas vezes ao dia† após as refeições e antes de dormir ou conforme recomendação do profissional dentista, enxague completamente após a escovação	Apis Brasil®
	Enxaguatório	Auxilia a estimulação da saliva, indicado para pacientes com xerostomia, gengivites, úlceras bucais, aftas	Uso diário em substituição aos enxaguantes comuns ou análogos, sob indicação do profissional dentista. Não diluir	Trihydral® Farmasite®
Punica granatum	Dentifrício	Controle de placa dentária, cárie dentária, doença periodontal, mau hálito	Escovar os dentes pelo menos duas vezes ao dia:† após as refeições e antes de dormir ou conforme recomendação do profissional dentista	Suavetex® Bioactive oral care®
Multi-herbal (timol, eucaliptol, mentol e salicilato de metila)	Enxaguatório	Halitose, gengivite	Após a escovação e uso do fio dental, pela manhã e à noite, fazer bochechos com 20 mL por 30 segundos. Não diluir	Listerine®
Outros				
Xilitol	Dentifrício	Controle de placa dentária, cárie dentária, doença periodontal	Escovar os dentes pelo menos duas vezes ao dia:† após as refeições e antes de dormir ou conforme recomendação do profissional dentista	Epic Dental® Suavetex®

*Indicação exclusiva para uso profissional; ¥ De um modo geral, recomenda-se evitar comer e beber por 30 minutos após o uso do produto; † Os fabricantes recomendam o uso pelo menos três vezes ao dia; porém, a evidência científica disponível aponta para a recomendação da escovação dentária ao menos duas vezes ao dia.

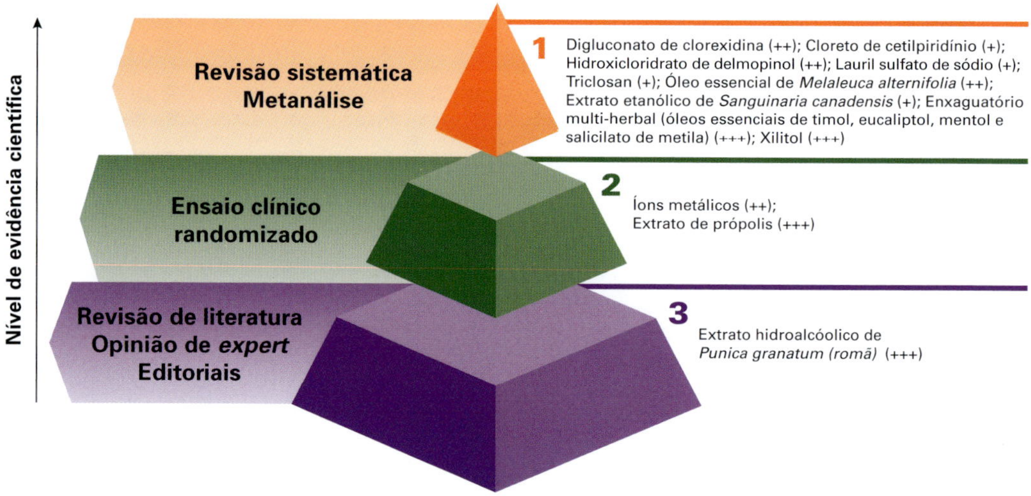

Figura 1 Figura 1 Nível de evidência científica sobre o uso de agentes antiplaca. Indicação: fraca (+), moderada (++), forte (+++).

bucais biofilme-dependentes para as quais os agentes podem ser indicados (cárie dentária e doença periodontal). Ainda, os mecanismos de ação e eventuais efeitos colaterais dos agentes devem ser levados em consideração conforme discutido no decorrer deste capítulo. Se o biofilme está presente, mas não há sinais de doença, os agentes antiplaca não precisam ser indicados. No entanto, quando sinais da doença estão presentes ou, em casos de pré e pós-operatório, os agentes podem ser indicados de forma individualizada e por tempo determinado, apenas para acelerar o processo de controle da doença, pois o mais importante sempre será a orientação e a motivação do paciente em relação ao autocuidado, tornando-o protagonista e responsável por sua própria higiene e manutenção da saúde bucal.

REFERÊNCIAS

1. Lertpimonchai A, Rattanasiri S, Arj-Ong Vallibhakara S, Attia J, Thakkinstian A. The association between oral hygiene and periodontitis: a systematic review and meta-analysis. Int Dent J. 2017 Dec;67(6):332-43.
2. Valkenburg C, Slot DE, Bakker EW, Van der Weijden FA. Does dentifrice use help to remove plaque? A systematic review. J Clin Periodontol. 2016 Dec; 43(12):1050-8.
3. Kumar S, Tadakamadla J, Johnson NW. Effect of toothbrushing frequency on incidence and increment of dental caries: a systematic review and meta-analysis. J Dent Res. 2016 Oct;95(11):1230-6.
4. Kalf-Scholte SM, Van der Weijden GA, Bakker E, Slot DE. Plaque removal with triple-headed vs single-headed manual toothbrushes-a systematic review. Int J Dent Hyg. 2018 Feb;16(1):13-23.
5. Hoogteijling F, Hennequin-Hoenderdos NL, Van der Weijden GA, Slot DE. The effect of tapered toothbrush filaments compared to end-rounded filaments on dental plaque, gingivitis and gingival abrasion: a systematic review and meta-analysis. Int J Dent Hyg. 2018 Feb;16(1):3-12.
6. Elkerbout TA, Slot DE, Rosema NAM, Van der Weijden GA. How effective is a powered toothbrush as compared to a manual toothbrush? A systematic review and meta-analysis of single brushing exercises. Int J Dent Hyg. 2020 Feb;18(1):17-26.
7. Tilliss T, Carey CM. Insufficient evidence within a systematic review and meta-analysis of powered

toothbrushes over manual toothbrushes for soft tissue health during orthodontic treatment. J Evid Based Dent Pract. 2018 Jun;18(2):176-7.

8. Sambunjak D, Nickerson JW, Poklepovic Pericic T, Johnson TM, Imai P, Tugwell P, et al. Withdrawn: flossing for the management of periodontal diseases and dental caries in adults. Cochrane Database Syst Rev. 2019 Apr 23;4(4):CD008829.
9. Worthington HV, MacDonald L, Poklepovic Pericic T, Sambunjak D, Johnson TM, et al. Home use of interdental cleaning devices, in addition to toothbrushing, for preventing and controlling periodontal diseases and dental caries. Cochrane Database Syst Rev. 2019 Apr 10;4(4):CD012018.
10. Poklepovic Pericic T, Worthington HV, Johnson TM, Sambunjak D, Imai P, Clarkson JE, et al. Withdrawn: interdental brushing for the prevention and control of periodontal diseases and dental caries in adults. Cochrane Database Syst Rev. 2019 Apr 24;4(4): CD009857.
11. Jepsen S, Blanco J, Buchalla W, Carvalho JC, Dietrich T, Dörfer C, et al. Prevention and control of dental caries and periodontal diseases at individual and population level: consensus report of group 3 of joint EFP/ORCA workshop on the boundaries between caries and periodontal diseases. Clin Periodontol. 2017 Mar;44 Suppl 18: S85-S93.
12. Waldron C, Nunn J, Mac Giolla Phadraig C, Comiskey C, Guerin S, et al. Oral hygiene interventions for people with intellectual disabilities. Cochrane Database Syst Rev. 2019 May 31;5(5):CD012628.
13. Prasad M, Patthi B, Singla A, Gupta R, Jankiram C, Kumar JK, et al. The clinical effectiveness of post-brushing rinsing in reducing plaque and gingivitis: a systematic review. J Clin Diagn Res. 2016 May;10(5):ZE01-7.
14. Krishnan K, Chen T, Paster BJ. A practical guide to the oral microbiome and its relation to health and disease. Oral Dis. 2017 Apr;23(3):276-86.
15. Takenaka S, Ohsumi T, Noiri Y. Evidence-based strategy for dental biofilms: current evidence of mouthwashes on dental biofilm and gingivitis. Jpn Dent Sci Rev. 2019 Nov;55(1):33-40.
16. Takenata S, Oshima H, Ohsumi T, Okiji T. Current and future strategies for the control of mature oral biofilms: shift from a bacteria-targeting to a matrix-targeting approach. J Oral Biosci. 2012;54:173-9.
17. Roy R, Tiwari M, Donelli G, Tiwari V. Strategies for combating bacterial biofilms: a focus on anti-biofilm agents and their mechanisms of action. Virulence. 2018 Jan 1;9(1):522-54.
18. Marsh PD. Controlling the oral biofilm with antimicrobials. J Dent. 2010 Jun;38 Suppl 1: S11-15.
19. Jafer M, Patil S, Hosmani J, Bhandi SH, Chalisserry EP, Anil S. Chemical plaque control strategies in the prevention of biofilm-associated oral diseases. J Contemp Dent Pract. 2016 Apr 1;17(4):337-43.
20. Hodge P. Mouthwashes: do they work and should we use them? Part 1: Antiplaque efficacy of mouthwashes. Dent Update. 2016 Jul-Aug;43(6):536-8, 541-2, 544.
21. Van Strydonck DA, Slot DE, Van der Velden U, Van der Weijden F. Effect of a chlorhexidine mouthrinse on plaque, gingival inflammation and staining in gingivitis patients: a systematic review. J Clin Periodontol. 2012 Nov;39(11):1042-55.
22. Athanassiadis B, Abbott PV, Walsh LJ. The use of calcium hydroxide, antibiotics and biocides as antimicrobial medicaments in endodontics. Aust Dent J. 2007;52(1 Suppl):S64-S82.
23. Mohammadi Z, Abbott PV. The properties and applications of chlorhexidine in endodontics. Int Endod J. 2009;42(4):288-302.
24. Ribeiro LG, Hashizume LN, Maltz M. The effect of different formulations of chlorhexidine in reducing levels of mutans streptococci in the oral cavity: a systematic review of the literature. J Dent. 2007;35(5):359-70.
25. Viana GR, Teiltelbaum AP, dos Santos FA, Sabbagh-Haddad A, Guaré RO. Chlorhexidine spray as an adjunct in the control of dental biofilm in children with special needs. Spec Care Dentist. 2014;34(6):286-90.
26. Santos GOD, Milanesi FC, Greggianin BF, Fernandes MI, Oppermann RV, Weidlich P. Chlorhexidine with or without alcohol against biofilm formation: efficacy, adverse events and taste preference. Braz Oral Res. 2017;31:e32.
27. Gkatzonis AM, Vassilopoulos SI, Karoussis IK, Kaminari A, Madianos PN, Vrotsos IA. A randomized controlled clinical trial on the effectiveness of three different mouthrinses (chlorhexidine with or without alcohol and C31G), adjunct to periodontal surgery, in early wound healing. Clin Oral Investig. 2018 Sep;22(7):2581-91.
28. Kolahi J, Soolari A. Rinsing with chlorhexidine gluconate solution after brushing and flossing teeth: a systematic review of effectiveness. Quintessence Int. 2006 Sep;37(8):605-12.
29. Villa O, Ramberg P, Fukui H, Emilson C, Papanikolaou G, Heijl L, Birkhed D. Interaction between chlorhexidine and fluoride in a mouthrinse solution-a 4-day and 6-week randomized clinical pilot study. Clin Oral Investig. 2018;22(3):1439-48.
30. Haps S, Slot DE, Berchier CE, Van der Weijden GA. The effect of cetylpyridinium chloride-containing mouth rinses as adjuncts to toothbrushing on plaque and parameters of gingival inflammation: a systematic review. Int J Dent Hyg. 2008 Nov;6(4):290-303.
31. Barnes VM, Arvanitidou E, Szewczyk G, Richter R, DeVizio W, Cronin M, Michelle S. Evaluation of the antiplaque efficacy of two cetylpyridinium chloride-containing mouthwashes. J Clin Dent. 2011;22(6):200-3.

32. Rösing CK, Cavagni J, Gaio EJ, Muniz FWMG, Ranzan N, Oballe HJR, et al. Efficacy of two mouthwashes with cetylpyridinium chloride: a controlled randomized clinical trial. Braz Oral Res. 2017 Jul 3;31:e47.
33. Williams MI. The antibacterial and antiplaque effectiveness of mouthwashes containing cetylpyridinium chloride with and without alcohol in improving gingival health. J Clin Dent. 2011;22(6):179-82.
34. Tadakamadla SK, Bharathwaj VV, Duraiswamy P, Sforza C, Tartaglia GM. Clinical efficacy of a new cetylpyridinium chloride-hyaluronic acid-based mouthrinse compared to chlorhexidine and placebo mouthrinses-A 21-day randomized clinical trial. Int J Dent Hyg. 2020;18(1):116-23.
35. Sjödin T. The pH-dependent effect of cationic and non-ionic delmopinol on planktonic and biofilm bacteria. Arch Oral Biol. 2019;102:101-5.
36. Philip J, Laine ML, Wismeijer D. Adjunctive effect of mouthrinse on treatment of peri-implant mucositis using mechanical debridement: a randomized clinical trial. J Clin Periodontol. 2020 Jul;47(7): 883-91.
37. Addy M, Moran J, Newcombe RG. Meta-analyses of studies of 0.2% delmopinol mouth rinse as an adjunct to gingival health and plaque control measures. J Clin Periodontol. 2007 Jan;34(1):58-65.
38. Tartaglia GM, Tadakamadla SK, Connelly ST, Sforza C, Martín C. Adverse events associated with home use of mouthrinses: a systematic review. Ther Adv Drug Saf. 2019;10:2042098619854881.
39. He T, Sun L, Li S, Ji N. The anti-plaque efficacy of a novel stannous-containing sodium fluoride dentifrice: a randomized and controlled clinical trial. Am J Dent. 2010 Sep;23 Spec No B:11B-16B.
40. Marchetti E, Casalena F, Capestro A, Tecco S, Mattei A, Marzo G. Efficacy of two mouthwashes on 3-day supragingival plaque regrowth: a randomized crossover clinical trial. Int J Dent Hyg. 2017 Feb;15(1):73-80.
41. Junevičius J, Žilinskas J, Česaitis K, Česaitienė G, Gleiznys D, Maželienė Ž. Antimicrobial activity of silver and gold in toothpastes: a comparative analysis. Stomatologija. 2015;17(1):9-12.
42. Teixeira JA, Silva AVCE, Dos Santos Júnior VE, Júnior PCM, Arnaud M, Lima MG, et al. Effects of a new nano-silver fluoride-containing dentifrice on demineralization of enamel and Streptococcus mutans adhesion and acidogenicity. Int J Dent. 2018; 2018:1351925.
43. Freire PLL, Albuquerque AJR, Sampaio FC, Galembeck A, Flores MAP, Stamford TCM, et al. AgNPs: the new allies against S. Mutans biofilm: a pilot clinical trial and microbiological assay. Braz Dent J. 2017;28(4):417-22.
44. Van der Weijden FA, Van der Sluijs E, Ciancio SG, Slot DE. Can chemical mouthwash agents achieve plaque/gingivitis control? Dent Clin North Am. 2015 Oct;59(4):799-829.
45. Alli BY, Erinoso OA, Olawuyi AB. Effect of sodium lauryl sulfate on recurrent aphthous stomatitis: a systematic review. J Oral Pathol Med. 2019 May;48(5):358-64.
46. Pérez-López D, Varela-Centelles P, García-Pola MJ, Castelo-Baz P, García-Caballero L, Seoane-Romero JM. Oral mucosal peeling related to dentifrices and mouthwashes: a systematic review. Med Oral Patol Oral Cir Bucal. 2019 Jul 1;24(4):e452-e460.
47. Maderal AD, Lee Salisbury P 3rd, Jorizzo JL. Desquamative gingivitis: clinical findings and diseases. J Am Acad Dermatol. 2018 May;78(5):839-48.
48. Paul TJ, Taylor TA, Rajendra Santosh AB. The potential of saponin from Jamaica's Blighia sapida (ackee) as a substitute for sodium lauryl sulphate in toothpaste. Med Hypotheses. 2020 Jan 7;137:109555.
49. Rabin N, Zheng Y, Opoku-Temeng C, Du Y, Bonsu E, Sintim HO. Biofilm formation mechanisms and targets for developing antibiofilm agents [published correction appears in Future Med Chem. 2015; 7(10):1362]. Future Med Chem. 2015;7(4): 493-512.
50. Riley P, Lamont T. Triclosan/copolymer containing toothpastes for oral health. Cochrane Database Syst Rev. 2013 Dec 5;(12):CD010514.
51. Weatherly LM, Gosse JA. Triclosan exposure, transformation, and human health effects. J Toxicol Environ Health B Crit Rev. 2017;20(8):447-69.
52. Santi SS, Casarin M, Grellmann AP, Chambrone L, Zanatta FB. Effect of herbal mouthrinses on dental plaque formation and gingival inflammation: a systematic review. Oral Dis. 2021 Mar;27(2):127-41.
53. Falzon CC, Balabanova A. Phytotherapy: an introduction to herbal medicine. Prim Care. 2017; 44(2):217-27.
54. Carson CF, Hammer KA, Riley TV. Melaleuca alternifolia (Tea Tree) oil: a review of antimicrobial and other medicinal properties. Clin Microbiol Rev. 2006;19(1):50-62.
55. Casarin M, Pazinatto J, Santos RCV, Zanatta FB. Melaleuca alternifolia and its application against dental plaque and periodontal diseases: a systematic review. Phytother Res. 2018;32(2):230-42.
56. Croaker A, King GJ, Pyne JH, Anoopkumar-Dukie S, Liu L. Sanguinaria canadensis: traditional medicine, phytochemical composition, biological activities and current uses. Int J Mol Sci. 2016;17(9):1414.
57. Figuero E, Herrera D, Tobías A, Serrano J, Roldán S, Escribano M, et al. Efficacy of adjunctive anti-plaque chemical agents in managing gingivitis: a systematic review and network meta-analyses. J Clin Periodontol. 2019;46(7):723-39.
58. Marsh PD. Microbiological aspects of chemical control of plaque and gingivitis. J Dent Res. 1992; 71(7):1431-8.

59. Cullinan MP, Powell RN, Faddy MJ, Seymour GJ. Efficacy of a dentifrice and oral rinse containing sanguinaria extract in conjunction with initial periodontal therapy. Aust Dent J. 1997;42(1):47-51.
60. Przybyłek I, Karpiński TM. Antibacterial properties of propolis. Molecules. 2019;24(11):2047.
61. Halboub E, Al-Maweri SA, Al-Wesabi M, Al-Kamel A, Shamala A, Al-Sharani A, et al. Efficacy of propolis-based mouthwashes on dental plaque and gingival inflammation: a systematic review. BMC Oral Health. 2020;20(1):198.
62. Vučić V, Grabež M, Trchounian A, Arsić A. Composition and potential health benefits of pomegranate: a review. Curr Pharm Des. 2019; 25(16):1817-27.
63. Pinni J, Avula JSS, Mukthineni S, Bandi S, Gokul T. Evaluation of anticariogenic efficacy of pomegranate (Punica Granatum) pericarp extract as natural mouth rinse: an in vitro and in vivo study. Biomed Pharmacol J 2018;11(4).
64. Guimarães LG, Silva ML, Reis PC, Costa MT, Alves LL. General characteristics, phytochemistry and pharmacognosy of Lippia sidoides. Nat Prod Commun. 2015;10(11):1861-7.
65. Freires IA, Denny C, Benso B, de Alencar SM, Rosalen PL. Antibacterial Activity of Essential Oils and Their Isolated Constituents against Cariogenic Bacteria: A Systematic Review. Molecules. 2015; 20(4):7329-58.
66. Neely AL. Essential oil mouthwash (EOMW) may be equivalent to chlorhexidine (CHX) for long-term control of gingival inflammation but CHX appears to perform better than EOMW in plaque control. J Evid Based Dent Pract. 2012;12(3 Suppl):69-72.
67. Araujo MWB, Charles CA, Weinstein RB, McGuire JA, Parikh-Das AM, Du Q, et al. Meta-analysis of the effect of an essential oil-containing mouthrinse on gingivitis and plaque. J Am Dent Assoc. 2015;146(8):610-22.
68. Alshehri FA. The use of mouthwash containing essential oils (Listerine®) to improve oral health: a systematic review. Saudi Dent J. 2018;30(1):2-6.
69. Ur-Rehman S, Mushtaq Z, Zahoor T, Jamil A, Murtaza MA. Xylitol: a review on bioproduction, application, health benefits, and related safety issues. Crit Rev Food Sci Nutr. 2015;55(11):1514-28.
70. Janakiram C, Deepan Kumar CV, Joseph J. Xylitol in preventing dental caries: a systematic review and meta-analyses. J Nat Sci Biol Med. 2017;8(1):16-21.
71. Gursoy H, Ozcakir-Tomruk C, Tanalp J, Yilmaz S. Photodynamic therapy in dentistry: a literature review. Clin Oral Investig. 2013;17(4):1113-25.
72. de Oliveira AB, Ferrisse TM, Marques RS, de Annunzio SR, Brighenti FL, Fontana CR. Effect of photodynamic therapy on microorganisms responsible for dental caries: a systematic review and meta-analysis. Int J Mol Sci. 2019;20(14):3585.

CAPÍTULO 9

Aspectos biológicos da harmonização orofacial

Marília Afonso Rabelo Buzalaf
Flávia Mauad Levy
Rodrigo Cardoso de Oliveira
Camila Peres-Buzalaf

INTRODUÇÃO

A Resolução n. 198/2019 do Conselho Federal de Odontologia, de 20 de janeiro de 2019, reconheceu a harmonização orofacial (HOF) como uma especialidade da odontologia, estabelecendo os limites de atuação e as condições necessárias para o exercício da especialidade. A HOF foi definida como "um conjunto de procedimentos realizados pelo cirurgião-dentista em sua área de atuação, responsáveis pelo equilíbrio estético e funcional da face". De acordo com a legislação, as áreas de competência do cirurgião-dentista (CD) especialista em HOF incluem:

a) Utilização da toxina botulínica, preenchedores faciais e agregados leucoplaquetários autólogos na região orofacial.
b) Fazer a intradermoterapia e o uso de biomateriais indutores percutâneos de colágeno, para harmonizar os terços superior, médio e inferior da face.
c) Realizar procedimentos biofotônicos e/ou laserterapia em sua área de atuação.
d) Realizar lipoplastia facial por meio de técnicas físicas, químicas ou mecânicas na região orofacial, bichectomia e técnicas cirúrgicas para correção dos lábios.[1]

A fim de desempenhar essas competências, a Resolução n. 198/2019 do CFO exige que o CD especialista em HOF tenha domínio em anatomia aplicada e histofisiologia de suas áreas de atuação, bem como da farmacologia e farmacocinética dos materiais relacionados aos procedimentos realizados na HOF, o que será o objetivo do presente capítulo, focado nos procedimentos realizados pelo CD no consultório (em cabine). O capítulo subsequente (10) focará em cosmecêutica, visando principalmente a orientar a prescrição de produtos para *home care*, a fim de complementar e aumentar a durabilidade dos procedimentos realizados em cabine.

A PELE

Todos os procedimentos realizados pelo CD na HOF empregarão materiais ou produtos que irão interagir com os tecidos orofaciais. Portanto, é necessário conhecer a histologia, anatomia e fisiologia orofacial, bem como de que maneira ocorrerá a interação dos produtos aplicados com os respectivos tecidos, a fim de aumentar as chances de sucesso dos tratamentos realizados. O objetivo deste capítulo não é esgotar o assunto, nem entrar em detalhes técnicos, mas sim fornecer informações biológicas fundamentais para orientar os procedimentos de HOF realizados pelos CD.

A pele é o maior órgão do nosso corpo, que reveste e assegura grande parte das relações entre o meio interno e o externo. Além disso, atua na defesa e colabora com outros órgãos para o bom funcionamento do organismo, como no controle da temperatura corporal e na elaboração de metabólitos. É constituída pela epiderme e pela derme, tecidos intimamente unidos, que atuam de forma harmônica e cooperativa, além de estruturas anexas (unhas, pelos e glândulas) (Figura 1).

A **epiderme** (do grego *epi* = acima; *derma* = pele) (Figura 2) é a camada mais superficial da pele. É avascular e fina (com espessura variável entre 0,007-0,12 mm), porém resistente, funcionando como uma barreira mecânica de proteção. Constitui-se por epitélio pavimentoso estratificado e queratinizado, disposto em 4 ou 5 camadas distintas, firmemente ligadas umas às outras,[2] a saber:

a) Camada córnea: mais superficial, composta por células achatadas, mortas e anucleadas, chamadas de corneócitos, com citoplasma repleto de queratina, que confere elasticidade, resistência e impermeabilidade. É altamente hidrofílica.
b) Camada lúcida: situada entre as camadas córnea e granulosa, está presente apenas nos lábios, palmas das mãos e plantas dos pés. Possui células transparentes e achatadas.
c) Camada granulosa: composta por 1-3 camadas de células em formato de losango contendo grânulos de querato-hialina (componente do envelope das células corneificadas, precursora da eleidina e filagrina). Rica em lipídios e proteínas,

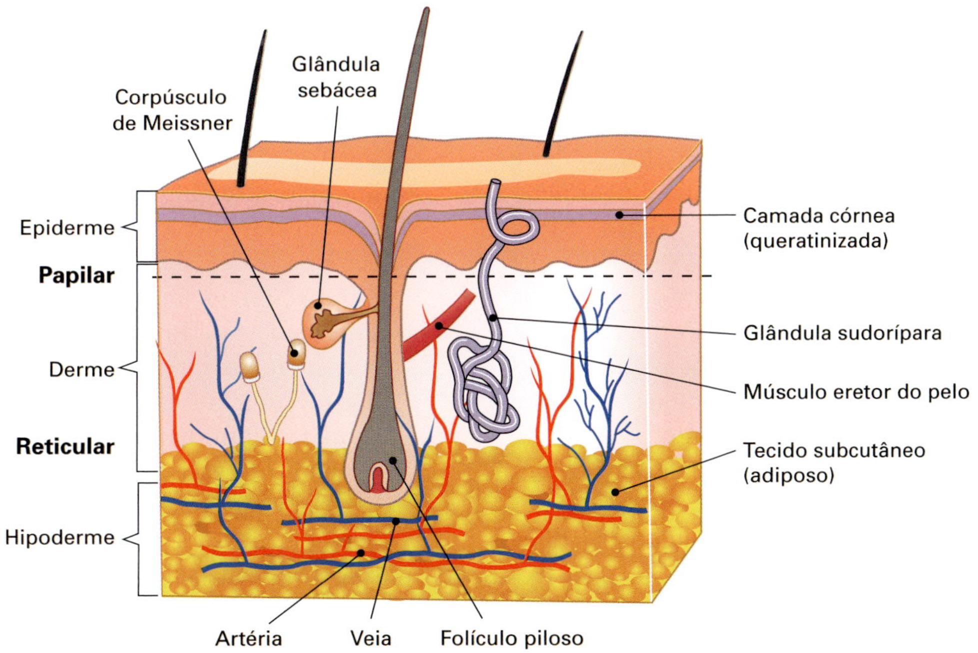

Figura 1 Representação da pele e do tecido subcutâneo com seus anexos. A linha tracejada divide a derme em papilar e reticular.

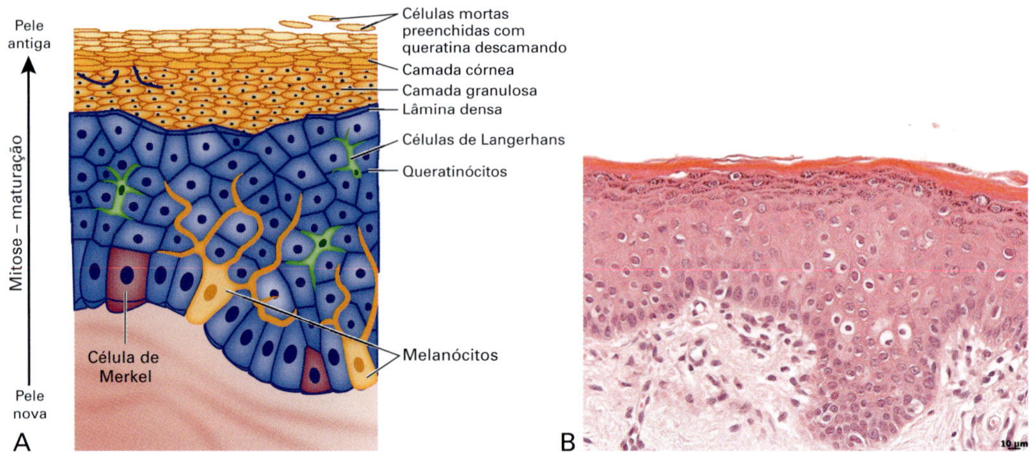

Figura 2 Camadas da epiderme. A) representação esquemática. B) corte histológico corado em HE.

Fonte: gentilmente cedida pela Profa. Vanessa Soares Lara.

além de componentes necessários para a morte celular programada e a formação da barreira superficial impermeável à água (involucrina, queratolinina, pancornulinas e loricrina).

d) Camada espinhosa ou de Malpighi: localizada acima da camada basal, é formada por queratinócitos em formato de poliedro, dispostos em 5-10 camadas e unidos por desmossomas e *tight junctions* (daí o aspecto de espinhos). Nessa camada há as células de Langerhans, que constituem cerca de 2-8% das células da epiderme e têm função imunológica, apresentando antígenos aos linfócitos T, constituindo-se na primeira linha de proteção contra patógenos.

e) Camada basal ou germinativa: em contato direto com a derme, é composta por um único estrato, com diferentes tipos de células:

e.1) Queratinócitos, os quais produzem queratina, que é a proteína responsável pelo reforço e impermeabilidade da pele. Constantemente sofrem mitose para repor as células mortas da epiderme e dão origem a todas as outras camadas da epiderme. Estão dispostos lado a lado em paliçada e ligados à derme por finos prolongamentos radiculares, originando a membrana basal.

e.2) Melanócitos, células dendríticas que sintetizam e armazenam a melanina, um pigmento que, quando é fagocitado pelos queratinócitos confere cor à pele, além de proteger contra os raios ultravioleta. A melanina é sintetizada a partir da tirosina, pela ação da tirosinase. Os dendritos dos melanócitos estendem-se pela camada espinhosa, onde se relacionam com vários queratinócitos (1 melanócito se relaciona com 36 queratinócitos, formando a unidade epidérmico-melânica), para os quais transferem seus melanossomas.

e.3) Células de Merkel, mecanorreceptores que apresentam grânulos citoplasmáticos com substâncias neurotransmissoras e estão em contato com as fibras nervosas da derme. Assim, conferem sensibilidade à pele, sendo responsáveis pela percepção de sinais e sintomas do processo inflamatório, como dor e ardor. Por esse motivo são fundamentais quando se realizam procedimentos como *peelings*, como veremos adiante (Figura 2).

Nos melanócitos, a melanina é produzida e fica armazenada em estruturas intracitoplasmáticas chamadas melanossomas.[3] A tirosina é o aminoácido a partir do qual a melanina é sintetizada. Ela sofre a ação da tirosinase (enzima dependente de cobre), que oxida a tirosina em DOPA (dioxifenilalanina) e esta em DOPAquinona. Desse momento em diante, a presença ou ausência de cisteína determina o rumo da reação para a síntese de eumelanina (marrom-preta, insolúvel) ou feomelanina (amarelo-vermelha, solúvel). Na ausência de cisteína (glutationa), a DOPAquinona é convertida em leucoDOPAcromo e esta, em DOPAcromo, a qual pode ser degradada em duas vias: uma que forma DHI (dopa,6,6 diidroxiindol), em proporção maior, e outra que forma DHICA (5,6 diidroxiindol-2-ácido carboxílico), em menor proporção. Esse processo é catalisado pela dopacromo tautomerase (Typr2). Por fim, esses diidroxiindóis são oxidados em eumelanina. A tirosinase relacionada à proteína 1 (Tyrp 1) catalisa a oxidação da DHICA em eumelanina. Por outro lado, na presença de cisteína, a DOPAquinona reage com ela formando 5-S-cisteinildopa, que é oxidada em intermediários benzotiazínicos, produzindo a feomelanina (Figura 3).[4]

As células da camada basal da epiderme se multiplicam continuamente e, à medida que se aproximam da superfície, se diferenciam, tornando-se achatadas, e passam a acumular quantidades crescentes de queratina, proteína resistente e impermeável. Ao se tornarem cheias de queratina, as células mais superficiais (camada córnea) perdem o núcleo,

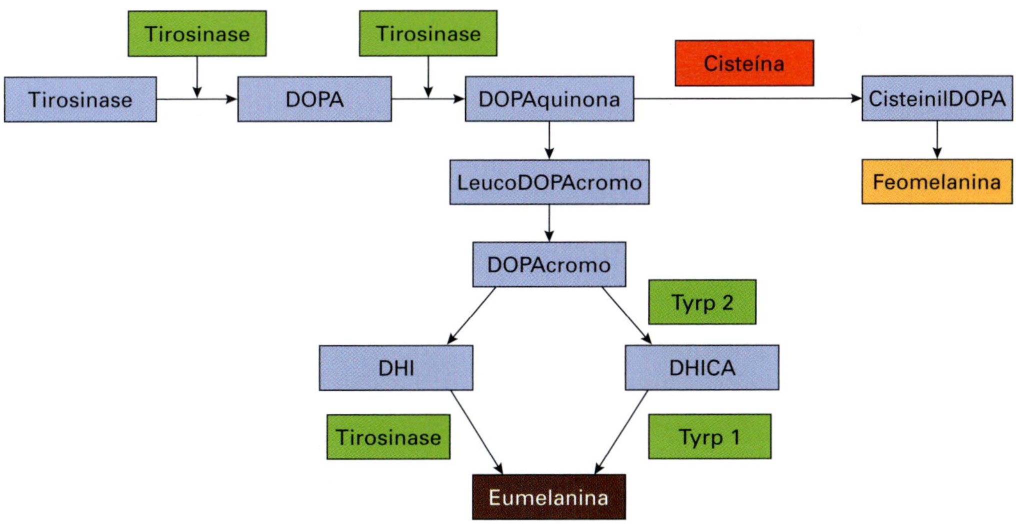

Figura 3 Síntese de melanina a partir da tirosina.

Fonte: adaptada de Ito.[4]

constituindo um revestimento resistente ao atrito e impermeável à água. O tempo de maturação de uma célula basal até atingir a camada córnea (também chamado de tempo de *turnover* ou renovação celular) é de cerca de 28 dias em indivíduos adultos na faixa de 30 anos, sofrendo variações com a idade, como será visto adiante.[2]

Os corneócitos são hidrofílicos e unidos entre si por pontes de hidrogênio e pela proteína filagrina, com características hidrofóbicas. As substâncias que entram em contato com a pele, para que possam permeá-la, podem aumentar a permeabilidade dos corneócitos (quando são hidrofílicas) ou então podem romper os complexos de ligações entre os corneócitos (quando são hidrofóbicas). De especial importância para a hidratação da pele é a aquaporina 3 (AQP3), localizada na membrana plasmática dos queratinócitos da epiderme e que permite não só a passagem de água, mas também de glicerol. O nível de hidratação da epiderme está relacionado com os níveis endógenos de glicerol e com a distribuição dos canais de AQP3, expressos em maior intensidade na camada basal, com expressão decrescente em direção ao estrato granuloso. Esse gradiente de expressão coincide com o decréscimo no gradiente de água entre a derme e o estrato córneo. O glicerol nas camadas mais externas da epiderme se liga à água e a imobiliza, mantendo a hidratação ótima da pele. O glicerol ainda pode aumentar o metabolismo de lipídios, melhorando a função de barreira do estrato córneo.[5]

A **junção dermoepidérmica** ancora a epiderme à derme e atua como uma barreira seletiva, permitindo a passagem de nutrientes da derme para a epiderme e atuando como filtro para a transferência de materiais e células inflamatórias e neoplásicas.

A **derme** é o tecido conjuntivo de suporte da epiderme, com espessura variável de 0,3-3 mm, dependendo da região do corpo. É constituída por um estroma de tecido conjuntivo em meio à substância fundamental, servindo de suporte às redes vasculares e nervosas, bem como para os anexos cutâneos oriundos da epiderme. Os principais constituintes são o colágeno (70-80%), que dá resistência, a elastina (1-3%), que confere elasticidade, e os proteoglicanos (substância amorfa ao redor das fibras colágenas e elásticas). Contém ainda vasos sanguíneos e linfáticos, terminações nervosas, folículos pilosos e glândulas sudoríparas e sebáceas (Figura 1). É dividida estruturalmente em duas camadas: a derme papilar (superficial) e a derme reticular (profunda).

A derme papilar é constituída por tecido conjuntivo frouxo (fibras delicadas de colágeno tipo III e elastina, orientadas verticalmente). Preenche as concavidades entre as cristas epidérmicas, originando as papilas dérmicas. Sua função é favorecer a transferência de nutrientes para a epiderme (Figura 4).

A derme reticular (4/5 da espessura da derme) localiza-se abaixo do nível das cristas epidérmicas. Constitui-se de fibras colágenas espessas (tipo I principalmente) entrelaçadas, em meio a fibras elásticas, entremeadas com substância fundamental. Fornece oxigênio e nutrientes para a pele (Figura 4).[2]

A biossíntese do colágeno (Figura 5) acontece em diferentes etapas, sendo que algumas delas ocorrem no meio extracelular. As principais etapas são:

a) Síntese do pré-procolágeno no retículo endoplasmático rugoso e quebra do peptídeo de registro, formando o procolágeno.
b) À medida que as cadeias alfa se formam, ocorre hidroxilação da lisina e prolina, pelas enzimas lisina oxidase e prolina oxidase, respectivamente. A vitamina C ou ácido ascórbico é cofator para a enzima

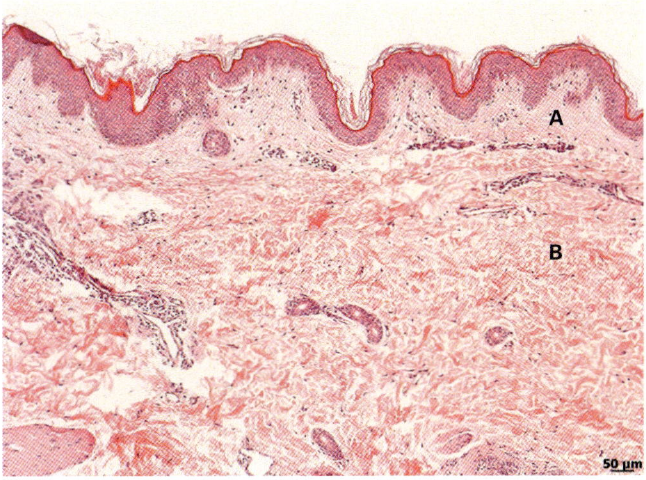

Figura 4 Corte histológico de pele corado em HE mostrando a derme papilar (A) e a derme reticular (B).

Fonte: gentilmente cedida pela Profa. Vanessa Soares Lara.

prolina hidroxilase, daí sua importância na manutenção da homeostasia da pele, conforme descrito no Capítulo 10.

c) Quando a hidroxilisina se forma, ocorre sua glicosilação.
d) As cadeias alfa contêm peptídeos de registro nas extremidades amino e carboxil, os quais são responsáveis pelo arranjo das cadeias polipeptídicas para formar a hélice tríplice da molécula de procolágeno. O procolágeno é exocitado para a matriz extracelular, onde os peptídeos de registro são removidos pela procolágeno peptidase e a molécula passa a ser chamada de tropocolágeno, que se polimeriza para formar as fibrilas de colágeno. A formação de pontes de hidrogênio entre resíduos de hidroxiprolina entre as cadeias alfa estabiliza a hélice tríplice de tropocolágeno.[6]

As principais células produtoras de elastina são o fibroblasto e o músculo liso dos vasos sanguíneos. A elastina é rica em glicina e prolina, além de dois aminoácidos incomuns (desmosina e isodesmosina), formados por ligações covalentes entre 4 resíduos de lisina, o que confere a resistência elástica à elastina.

A substância fundamental é uma mistura complexa altamente hidratada de moléculas aniônicas (glicosaminoglicanos e proteoglicanos) e glicoproteínas multiadesivas, que preenche o espaço entre as células e fibras do tecido conjuntivo. Por ser viscosa, atua como lubrificante e barreira contra a penetração de microrganismos invasores. Entre os glicosaminoglicanos, polímeros lineares formados por unidades dissacarídicas repetidas de ácido urônico e hexosamina, têm-se ácido hialurônico (composto por ácido D-glicurônico e N-acetilglicosamina), condroitim sulfatos 4 e 6, heparam sulfato, heparina e queratam sulfato. Os proteoglicanos, altamente hidratados, contêm um eixo proteico, ao qual se ligam covalentemente moléculas de glicosaminoglicanos.[6]

ENVELHECIMENTO FACIAL

O conceito de beleza está relacionado à percepção de elementos que agradam

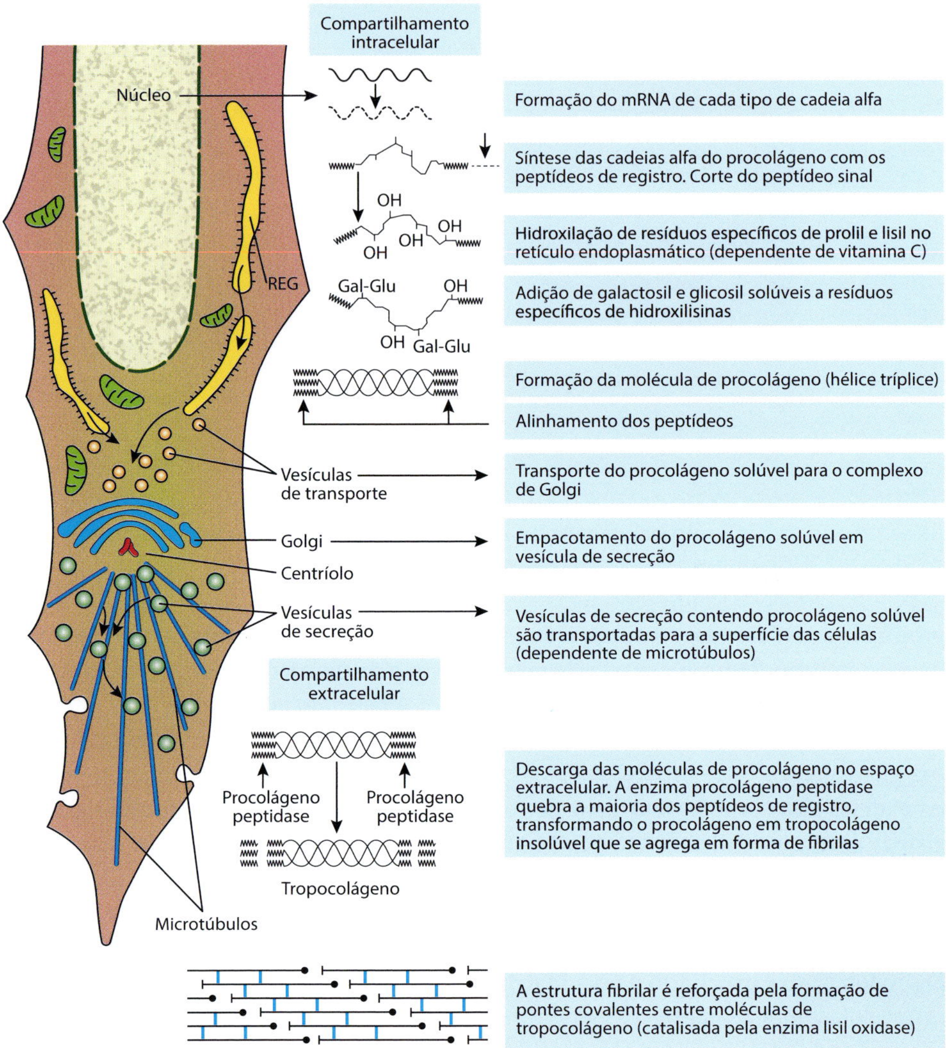

Figura 5 Biossíntese do colágeno.

Fonte: modificada de Junqueira, Carneiro.[6]

de forma única àquele que a experimenta. Tem-se relatado a existência de conexão entre a beleza e a matemática, uma vez que rostos bem marcados, simétricos e proporcionais, são em geral mais atrativos.

Na juventude, o rosto tem o formato de um triângulo invertido, com o vértice voltado para baixo, correspondendo a um terço médio bem definido. As mudanças estruturais em consequência do processo de envelhecimento facial estão relacionadas com a ação muscular, flacidez da pele, perda da sustentação óssea e diminuição do volume dos compartimentos de gordura faciais.[7] Isso faz com que os contornos e o volume sejam perdidos, invertendo-se o "triângulo da juventude" (Figura 6).

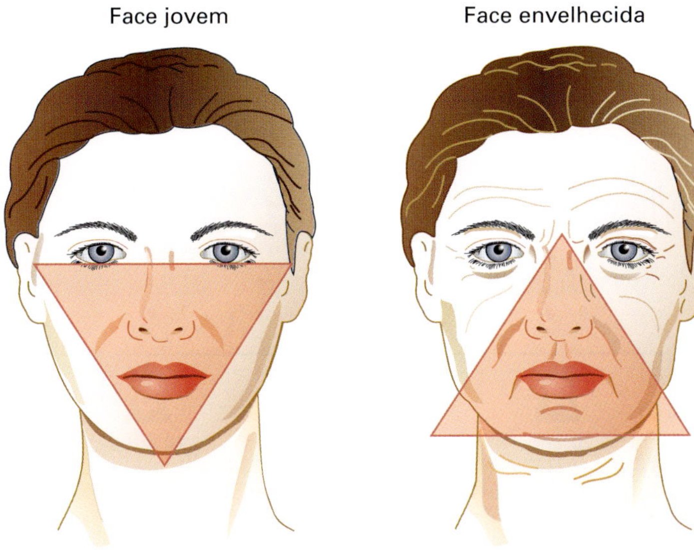

Figura 6 Alteração do contorno facial em decorrência do envelhecimento (inversão do "triângulo da juventude").

O envelhecimento cutâneo pode ser causado por fatores intrínsecos e extrínsecos. Os intrínsecos são geneticamente determinados, ocorrendo naturalmente em função do envelhecimento, cujo grau é distinto entre diferentes populações, bem como em regiões diferentes da mesma pessoa. Os fatores extrínsecos podem ser em geral controlados e incluem exposição à luz solar, poluição ou nicotina, movimentos musculares repetitivos e fatores relacionados ao estilo de vida, como dieta, posição de dormir e saúde geral.[8]

Dentre os fatores intrínsecos relacionados ao envelhecimento cutâneo, destaca-se a alteração no *turnover* celular. Os queratinócitos da camada basal são células jovens, com alto conteúdo hídrico e que sofrem mitose constantemente, para repor as células mortas da epiderme. A transformação dos queratinócitos em células córneas, processo chamado de queratinização ou cornificação, dura em média 28 dias (em adultos na faixa dos 30 anos). Essa renovação ou *turnover* celular é um processo cíclico, sofrendo variação com a idade, ou seja, é mais rápida em idades menores (cerca de 14 dias em recém-nascidos) e mais lenta em idades maiores (cerca de 100 dias em indivíduos com 60 anos de idade)[9] (Figura 7). Os *peelings* magistrais aumentam a renovação celular, normalizando esse processo em indivíduos mais idosos. Entretanto, quando o *turnover* é acentuado, por exemplo, com o uso prolongado de ácidos que aceleram esse processo, a pele pode ficar fina. O Quadro 1 mostra as características observadas no fotoenvelhecimento comparado ao envelhecimento intrínseco cutâneo.[8]

As alterações de forma decorrentes do envelhecimento podem ser vistas na perda do contorno do malar, depressão das bochechas, formação do sulco nasolabial, ptose da ponta nasal, perda de dimensão vertical, protrusão do queixo, diminuição do volume labial e formação de papada. Já as alterações

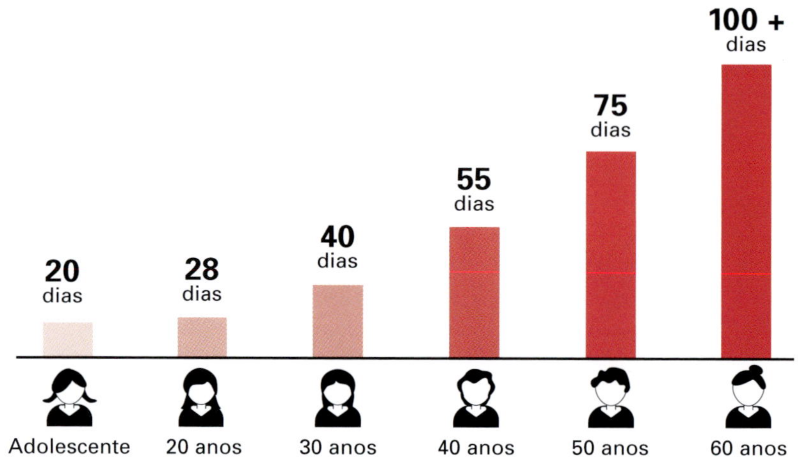

Figura 7 Variação do *turnover* celular em função da idade.

de textura são vistas como rugas superficiais e profundas, distúrbios pigmentares, formação de telangiectasias, perda de elasticidade da pele e ceratoses actínicas.[7]

Visando a reparar essas alterações, a harmonização orofacial busca a manutenção da tridimensionalidade e não apenas o tratamento de rugas e sulcos, já que frequentemente estes surgem em função da reabsorção óssea e da diminuição do volume de gordura facial que acontecem ao longo dos anos.[7]

PEELINGS

O termo *peeling* é originário do inglês *to peel*, que significa descascar, descamar. Trata-se da esfoliação da pele promovida por ácidos, enzimas, lixamento ou *laser*, visando à sua renovação, por meio da descamação, que pode ser muito superficial, superficial, média ou profunda.

Os efeitos do *peeling* dependerão do tipo de ácido utilizado tanto em consultório quanto no *home care*. Entre eles temos: afinamento e compactação do estrato córneo, aumento da espessura da epiderme, diminuição da oleosidade e dispersão de melanina da epiderme.

Entre os tipos de *peelings*, têm-se:

- **Físicos**, nos quais há uma esfoliação mecânica (lixamento) da pele, como ocorre na microdermoabrasão (*peelings* de cristal, diamante ou ultrassônico) ou ainda em *peelings* realizados com sementes moídas ou grânulos.
- **Enzimáticos**, nos quais o produto utilizado é à base de enzimas.
- **Químicos** ou **magistrais**, nos quais são utilizados ácidos.

Na **microdermoabrasão** é feita uma esfoliação mecânica superficial, que remove parcialmente o estrato córneo, favorecendo a mitose fisiológica e o aumento da permeabilidade cutânea. As rugas superficiais são atenuadas por conta da redução da espessura do tecido epitelial, o qual adquire uma textura fina e saudável, com aumento de colágeno e elastina, melhora das sequelas de acne e clareamento das camadas mais superficiais da epiderme. A microdermoabrasão constitui-se, portanto, em um excelente tratamento preparatório para tratamentos de revitalização posteriores.

Quadro 1 Comparação entre as características observadas na derme e na epiderme no fotoenvelhecimento e no envelhecimento intrínseco

Características	Fotoenvelhecimento	Envelhecimento intrínseco
Início	Final da adolescência	50-60 anos
Epiderme		
Espessura	Acantrópica nos estágios iniciais; atrofia nos finais	Mais fina com a idade
Grau de proliferação	Mais alto que o normal	Mais lento que o normal
Junção dermoepidérmica	Extensa reduplicação da lâmina densa	Modesta reduplicação da lâmina densa
Queratinócitos	Atópicos e perda de polaridade; várias disceratoses	Modesta irregularidade celular
Teor de vitamina A	Destruído pela exposição solar	Teor plasmático de retinol aumenta
Derme		
Elastina	Marcada elastogênese seguida por degeneração massiva, denso acúmulo nas fibras	Elastogênese seguida por elastólise
Matriz de elastina	Grande aumento em fibras elásticas substituindo a matriz colágena	Gradual declínio na matriz colágena, apenas pequeno aumento no número e espessura das fibras elásticas na derme reticular
Deposição de lisossomas nas fibras elásticas	Aumentada	Modesta
Produção de colágeno	Diminuição na quantidade de colágeno maduro	Colágeno maduro mais estável
Zona de Grenz	Proeminente	Ausente
Microvascularização	Vasos dilatados	Microvasos diminuem, demais vasos não se alteram
Resposta inflamatória	Inflamação pronunciada	Ausência de resposta inflamatória

Fonte: Farage et al., 2008.[8]

Nos ***peelings* enzimáticos** são utilizadas enzimas queratolíticas, que irão hidrolisar a queratina cutânea, reduzindo a espessura da camada córnea, sem produzir descamação. Por esse motivo podem ser utilizados em qualquer época do ano, inclusive no verão. São mais eficazes que os *peelings* físicos e mais suaves e seguros que os químicos. São ótimos para a preparação da pele para outros procedimentos. Entre eles há o Renew Zyme®, que contém enzimas extraídas da romã, e o Enzymatic *Peeling*®, com enzimas provenientes do abacaxi e do mamão papaia.

Nos ***peelings* químicos ou magistrais** são aplicados um ou mais ácidos sobre a pele, resultando desde uma simples hiperemia até uma destruição controlada de partes da epiderme e/ou da derme, com posterior regeneração tecidual. Os principais objetivos dos *peelings* químicos são: normalização do *turnover* celular, destruição controlada das camadas superficiais da pele envelhecida ou lesionada, visando à obtenção de um tecido mais jovem e sadio, bem como indução de reações inflamatórias nos tecidos mais profundos da pele, promovendo assim aumento de colágeno, elastina e GAG na matriz dérmica.

Os *peelings* podem ser classificados de acordo com sua profundidade. Nos muito superficiais, é removida a totalidade ou parte da camada córnea (0,06 mm). Nos superficiais, a epiderme é removida total ou parcialmente (0,45 mm). Os médios estendem-se por toda a epiderme e derme papilar (0,6 mm), e os profundos (executados apenas por médicos) atingem toda a epiderme e derme papilar, chegando à derme reticular (0,68 mm) (Figura 8). A profundidade dos *peelings* depende do pH, da concentração dos ácidos e do tempo de aplicação. Quanto menor o pH, maior a concentração e o tempo de aplicação, maior a penetração na pele.[10]

O **mecanismo de ação** dos *peelings* químicos depende da profundidade. Entretanto, independentemente desta, todos os *peelings* causam inflamação e induzem um fenômeno de cicatrização que repara as regiões danificadas.

Nos ***peelings* superficiais**, a epiderme se torna mais fina e sua regeneração é causada pela multiplicação das células epidérmicas, com produção de novas camadas epidérmicas. Na derme é produzida uma inflamação, que induz a neocolagênese. A estimulação da epiderme induz a produção de citocinas, que, por sua vez, estimula a ativação de fibroblastos, os quais produzem colágeno tipo 1 e tipo 4 e fibras de elastina. Os ácidos têm como alvo a interface entre os corneossomos/corneócitos, diminuindo a coesividade, além de alterarem a atividade de enzimas epidérmicas, levando à epidermólise e à esfoliação, acelerando o *turnover* celular. Os ácidos mais utilizados nos *peelings* superficiais são os alfa-hidroxiácidos (AHA; ácido glicólico, ácido pirúvico, ácido mandélico e ácido lático), os beta-hidroxiácidos (BHA, como o ácido salicílico), ácido retinoico (5-8%) e o resorcinol, geralmente utilizado em preparações, como a solução de Jessner.[10] Os *peelings* superficiais melhoram a textura da pele, podem ser coadjuvantes no tratamento da acne e de manchas e atenuam rugas finas, além de estimular a renovação de colágeno.

Os ***peelings* médios** removem a epiderme e atingem a derme papilar. A regeneração da pele ocorre principalmente por meio das células dos folículos pilosos, presentes mais

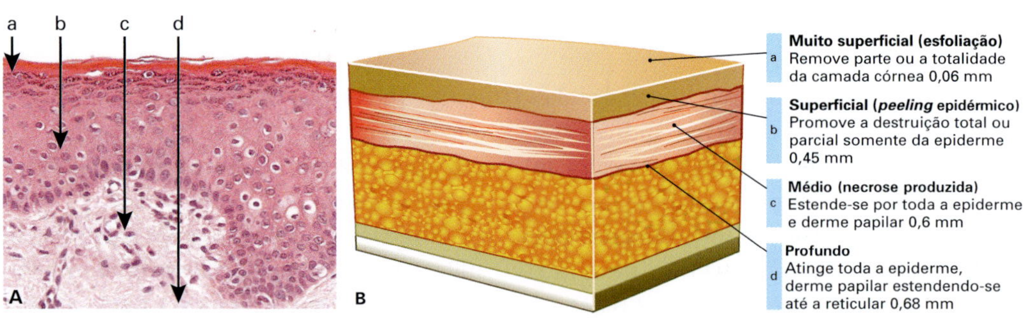

Figura 8 Corte histológico (A) e representação esquemática (B) mostrando as profundidades dos *peelings*.

profundamente que as áreas destruídas pelo processo do *peeling*. Novas camadas de epiderme são formadas e a colagênese é estimulada. Um dos ácidos utilizados nos *peelings* médios é o tricloroacético (ATA) 35%, que causa a coagulação das proteínas de membrana e destrói as células da epiderme e, dependendo da concentração, também as da derme. Queratinócitos novos e saudáveis substituem as células normais e estimulam a produção de novo colágeno. A profundidade da necrose da pele tem íntima correlação com a potência do *peeling*. Os *peelings* médios são indicados para ceratoses actínicas e rugas mais pronunciadas.

Os ***peelings* profundos** destroem a epiderme e a derme papilar e atingem a derme reticular. A regeneração da epiderme também acontece a partir das células dos folículos pilosos. Os *peelings* profundos coagulam as proteínas, o que clinicamente pode ser observado como *frosting* (névoa), levando a uma completa epidermólise. Provocam uma reestruturação da camada basal, incapacitando os melanócitos e inibindo a transferência de melanossomos para os queratinócitos vizinhos. Também destroem a derme papilar, restaurando a arquitetura da derme. Levam à produção de novo colágeno e substância fundamental muito grande. Um dos compostos mais utilizados em *peelings* profundos é o fenol, que produz inúmeras modificações histológicas no tecido cutâneo, visíveis por semanas ou mesmo anos após o *peeling*.[10] A epiderme volta ao normal, com melanócitos uniformemente distribuídos e células basais contendo vários grânulos de melanina com distribuição homogênea. Os sinais histológicos de sardas e ceratoses actínicas desaparecem. A espessura da camada basal é homogênea. Na derme, surge uma nova banda subepidermal, composta por fibras compactas de colágeno, dispostas paralelamente à superfície da pele. Paralelamente a essas fibras colágenas, novas fibras elásticas formam uma rede de fibras finas.[11] Por serem procedimentos mais agressivos, provocam renovação importante da pele e diminuição de rugas profundas, como aquelas ao redor da boca e dos olhos.

Durante o *peeling*, é produzida uma lesão controlada, de acordo com o tempo de contato do ácido com a pele ou com o tempo de lixamento, resultando no rejuvenescimento, com redução ou desaparecimento das ceratoses e das alterações actínicas, discromias pigmentares, rugas e algumas cicatrizes superficiais. No terceiro dia após o *peeling* observa-se uma coloração mais escura da pele, dependendo de sua agressividade. Após o quinto dia, a pele permanece escura e descamando. Deve-se deixá-la descamar naturalmente, sem remover. No sétimo dia observa-se uma intensa descamação e já se inicia o processo de cicatrização, e após 15 dias já há cicatrização parcial do tecido. Após 30 dias ocorrerá a recuperação total do tecido, no caso de *peelings* muito superficiais e superficiais.

MICROAGULHAMENTO

Historicamente, os *peelings* foram os primeiros métodos para o rejuvenescimento cutâneo. Entretanto, como descrito, o mecanismo de ação dos *peelings* envolve a destruição total ou parcial da epiderme e da derme, gerando uma resposta inflamatória que resulta na deposição de colágeno. Em 2005, Desmond Fernandes questionou a necessidade de destruir a epiderme para promover o rejuvenescimento, devido a sua importância. Além disso, ressaltou a necessidade de não se tratar apenas o rosto, mas todo o corpo. Tendo isso em mente, descreveu uma técnica de tratamento da face e do corpo para induzir a formação de colágeno, utilizando um *roller* contendo microagulhas,[12] que depois recebeu o nome de microagulhamento, sendo também chamado "terapia de indução de colágeno". Essa técnica é eficaz no tratamento de rugas, estrias, discromias, cicatrizes atróficas pós-acne, cicatrizes hipertróficas, poros dilatados, sequelas de queimadura e alopecias. Por ser bastante seguro, e com raros efeitos colaterais, é uma alternativa terapêutica interessante comparado aos *peelings* e *resurfacing* a *laser*.[13] Por meio dessa técnica, um *roller* ou caneta elétrica contendo dezenas ou centenas de microagulhas com profundidades variáveis (0,25-2,5 mm) gera microlesões cutâneas, deixando a epiderme e o estrato córneo intactos, exceto por pequenos orifícios. Essas lesões irão desencadear um processo inflamatório, que culminará com a produção de colágeno e elastina abaixo da camada basal da epiderme. O processo de cicatrização ocorre em 3 etapas (Figura 9):

- **Fase I: inflamação**, que começa logo após a injúria, quando as agulhas permeiam a pele. O sangramento e a liberação de plaquetas levam à formação do coágulo e à liberação de fatores quimiotáticos para plaquetas, leucócitos e fibroblastos. Os leucócitos, principalmente neutrófilos, agem no tecido danificado, removendo *debris* e matando bactérias. Após serem ativadas por exposição à trombina e ao colágeno, as plaquetas liberam várias citocinas, que irão controlar a formação de colágeno, aumentar a permeabilidade vascular, permitindo aos neutrófilos passarem pela parede dos vasos e entrarem na área danificada, atraírem neutrófilos e monócitos e recrutarem os fibroblastos. Entre os fatores de crescimento liberados têm-se:
  - Fator de crescimento de fibroblastos (FGF), que promove não apenas a proliferação dos fibroblastos, mas também a proliferação epidérmica e esti-

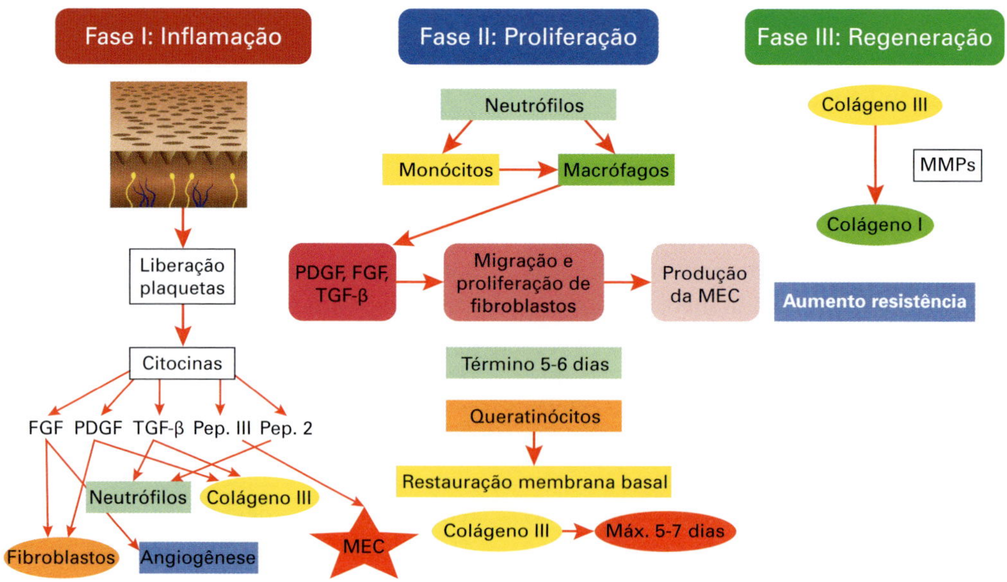

Figura 9 Fases envolvidas no processo de cicatrização após o microagulhamento, culminando com a produção de colágeno.

mula a formação de novos vasos. A vitamina A é essencial nesse estágio, pois regula a diferenciação dos fibroblastos e queratinócitos.

- Fator de crescimento derivado das plaquetas (PDGF): quimiotático para fibroblastos e promove sua proliferação, levando a maior formação de colágeno e elastina (por isso a vitamina C é essencial nesse estágio).
- Fator de crescimento da transformação beta (TGF-beta), potente quimiotático para fibroblastos, que migram para a área cerca de 48 horas após a injúria e começam a produzir colágenos tipos I e III (dependente da vitamina C), elastina, glicosaminoglicanas e proteoglicanas. O colágeno tipo III é dominante nas fases iniciais de cicatrização. Também inibe as proteases que degradam a matriz intercelular.
- Peptídeo III ativador do tecido conjuntivo, que estimula a produção de matriz extracelular.
- Peptídeo-2 ativador de neutrófilos: quimiotático para neutrófilos, que irão matar as bactérias e remover os *debris*, mas também liberar citocinas que irão potencializar os efeitos das citocinas liberadas pelas plaquetas.

- **Fase II**: ocorre a **proliferação tecidual**. Cerca de 5 dias após o microagulhamento, os neutrófilos são substituídos por monócitos, que se diferenciam em macrófagos, que fagocitam os neutrófilos. São muito importantes para as fases tardias de cicatrização por removerem os *debris* e liberarem fatores de crescimento, como PDGF, FGF e TGF-beta, que estimulam a migração e a proliferação de fibroblastos e a produção da matriz extracelular. Como em geral há pouca contaminação, a fase inflamatória termina em cerca de 5-6 dias e a célula dominante passa a ser o queratinócito, que muda a morfologia e se torna móvel para restaurar os espaços na membrana basal. Quando eles se juntam, começam a produzir os componentes para restaurar a membrana basal (laminina e colágenos tipos IV e VII). A produção de colágeno tipo III se torna máxima de 5-7 dias após a injúria. Anóxia, TGF-beta e FGF promovem angiogênese.
- **Fase III**: ocorre a **remodelação tecidual**, que continua por meses ou anos após a injúria, por ação principalmente dos fibroblastos. O colágeno tipo III é gradualmente substituído pelo tipo I no período de 1 ano ou mais, o que aumenta sua resistência. As metaloproteinases da matriz (MMP) são essenciais para este processo.[12]

A evolução da técnica está relacionada a sua utilização para a permeação de ativos, conhecido por *drug-delivery* transdérmico. Nesse sentido, os agregados plaquetários (descritos adiante), como plasma rico em plaquetas (PRP) e fibrina rica em plaquetas (PRF), além do meio condicionado de células mesenquimais progenitoras obtidas a partir do fluido amniótico, são utilizados para aumentar a indução percutânea de colágeno por meio da entrega ou *delivery* adicional de fatores de crescimento.[14,15] Outros ativos, com funções específicas, por exemplo, mesclas estéreis contendo, entre outros, vitamina C, ácido tranexâmico, ácido hialurônico, podem ser combinados com as microagulhas, para intensificar sua penetração, bem como seus efeitos.[16,17]

TOXINA BOTULÍNICA

A toxina botulínica (BoNT) é uma das ferramentas mais amplamente utilizadas na medicina estética para o tratamento das rugas faciais. Trata-se de uma neurotoxina produzida e liberada pelo *Clostridium botulinum* quando de sua lise. De acordo com suas propriedades sorológicas diferenciadas, há vários tipos de toxinas botulínicas, produzidas pelos serotipos A, B, C, D, E, F e G. A forma purificada da toxina botulínica A, BoNT-A (originalmente Botox®) foi aprovada pelo FDA em 1989 para o tratamento do estrabismo. Sua utilização na estética deu-se a partir de 1992-1993 para a correção das linhas hiperfuncionais da face, devido a seu efeito em promover a fraqueza ou paralisia muscular.[18] Atualmente, o uso da BoNT-A, bem como suas aplicações, ampliaram-se consideravelmente em todo o mundo, movimentando o mercado cosmético de maneira majoritária. Ainda, na área da odontologia, seu uso tem sido abordado para fins terapêuticos e estéticos, por exemplo, no tratamento do sorriso gengival, linhas periorais do lábio superior, bruxismo, além da estética orofacial (Quadro 2).

As BoNT-As comercializadas no Brasil são OnabotulinumtoxinA (Botox®, Allergan), IncobotulinumtoxinA (Xeomin®, Merz), AbobotulinumtoxinA (Dysport®, Galderma), LetibotulinumtoxinA (Botulim, Hugel), PrabobotulinumtoxinA (Botulift, Medytox, Bergamo), CBTX-A (Prosigne®, Cristália) e PrabobotulinumtoxinA (Nabota®, Daewoong). Apenas uma toxina botulínica do tipo B (BoNT-B) está disponível, denominada RimabotulinumtoxinB (Myobloc®, Solstice), porém ainda não é comercializada no Brasil. As composições comerciais da BoNT diferem no peso molecular, conferindo o padrão de difusão da toxina, e na presença ou não do envoltório proteico associado à neurotoxina, composto por 4 proteínas hemaglutininas distintas e uma proteína não hemaglutinina não tóxica. Como as condições de cultura clostridial podem variar, existem 3 tamanhos de complexos progenitores, sendo de 300, 500 e 900 kDa. A albumina humana é

Quadro 2 Aplicações terapêuticas e cosméticas da BoNT-A

Estrabismo e outras motilidades oculares
Distonia focal cervical
Distonias oromandibulares e laríngeas
Blefaroespasmo essencial (distonia focal do músculo *oculi*)
Espasticidade relacionada à esclerose múltipla e outras condições neurológicas
Epicondilite lateral e outras dores musculares
Paralisia de Bell
Enxaquecas crônicas
Bexigas superativas
Rítides dinâmicas faciais
Rejuvenescimento facial*
Hiperidrose
Bruxismo

*Elevação da ponta nasal, elevação do supercílio, linhas de expressão nasal, rugas periorais, sorriso gengival, sulco nasolabial, linha do pescoço (platisma), rugas do músculo mentual e afinamento do contorno facial (músculo masséter).
Fonte: adaptado de Wright et al.[19]

o principal excipiente presente nas formulações e é responsável por diminuir a perda de toxina durante a liofilização, prevenir a agregação proteica, melhorar a estabilidade da toxina e aumentar a validade.

Mecanismo de ação

A BoNT é classificada terapeuticamente como agente paralisante neuromuscular, bloqueando a condução neuromuscular devido à ligação em receptores terminais dos nervos simpáticos motores, por meio da inibição da liberação de acetilcolina. As toxinas são compostas por um complexo peptídico de 150 kDa sensíveis à protease formado por 3 porções de 50 kDa, denominadas L, Hc, e Hn, ligadas entre si por pontes dissulfídricas. Essas porções desenvolvem diferentes papéis no processo de intoxicação celular e consequente bloqueio funcional.[20] A cadeia Hc é responsável pela ligação com o neurônio motor, sendo constituída por duas subcadeias (Hcn e Hcc). A cadeia Hn é responsável pela internalização e translocação da membrana da célula nervosa.

A toxina é produzida na forma de peptídeo inativo, de cadeia única, contendo 150 kDa, que depois é clivada em 2 cadeias ativas, uma pesada, de 100 kDa (Hc + Hn), e uma leve, de 50 kDa (L), ligadas por uma ponte dissulfeto, sendo a cadeia L associada a um átomo de zinco. A toxicidade da BoNT resulta da atividade catalítica inerente à cadeia L e da estabilidade da ligação dissulfídrica, sendo estas responsáveis pela toxicidade e pela penetração na célula, respectivamente.[20] A cadeia H (pesada), por sua vez, liga-se às proteínas existentes na membrana sináptica, fazendo com que a cadeia L entre na célula e clive as proteínas-alvo do complexo SNARE (*soluble N-ethylmaleimide-sensitive factor attachment protein receptor*), que são de 3 tipos: VAMP ou sinaptobrevina – *vesicle-associated membrane protein*, SNAP-25 – *Synaptosomal-Associated Protein*, 25 kDa, e sintaxina (Figura 10). Diferentes tipos de toxina botulínica clivam as proteínas SNARE em sítios distintos. As BoNT dos tipos A, C e E atuam na proteína SNAP-25. A do tipo C também consegue clivar a sintaxina. Por outro lado, as dos tipos B, D, F e G clivam a VAMP/sinaptobrevina. A clivagem dessas proteínas, mediada pela cadeia L, impede a exocitose da acetilcolina que se encontra dentro de vesículas endocíticas, levando à diminuição da acetilcolina na fenda sináptica, com consequente bloqueio da transmissão nervosa colinérgica, levando à paralisia muscular. No entanto, se a ligação dissulfídrica é quebrada antes da internalização da toxina na célula, a cadeia L não é capaz de conseguir penetrar na membrana sináptica do terminal do axônio, impedindo sua toxicidade e consequente efetividade. Assim, sua ação é dependente do pH, temperatura, quantidade de zinco e do estímulo excessivo local. A ligação bioquímica inerente pode também ter a duração do seu efeito condicionado por diversos fatores, como, por exemplo, o tempo de vida da cadeia L dentro do citosol, o *turnover* das proteínas SNARE e os eventos bioquímicos secundários, ligados à produção das SNARE.[21]

O mecanismo de ação da BoNT pode ser didaticamente dividido em 5 passos (Figura 11):[20]

1. **Ligação às terminações nervosas:** o domínio Hc liga-se ao receptor polisialogangliosídeo (PSG) da membrana pré-sináptica, seguido por ligação a um receptor proteico. Os receptores proteicos conhecidos até o momento são sinaptotagmina (BoNT B, C, D e G) e SV2 (BoNT A e E).

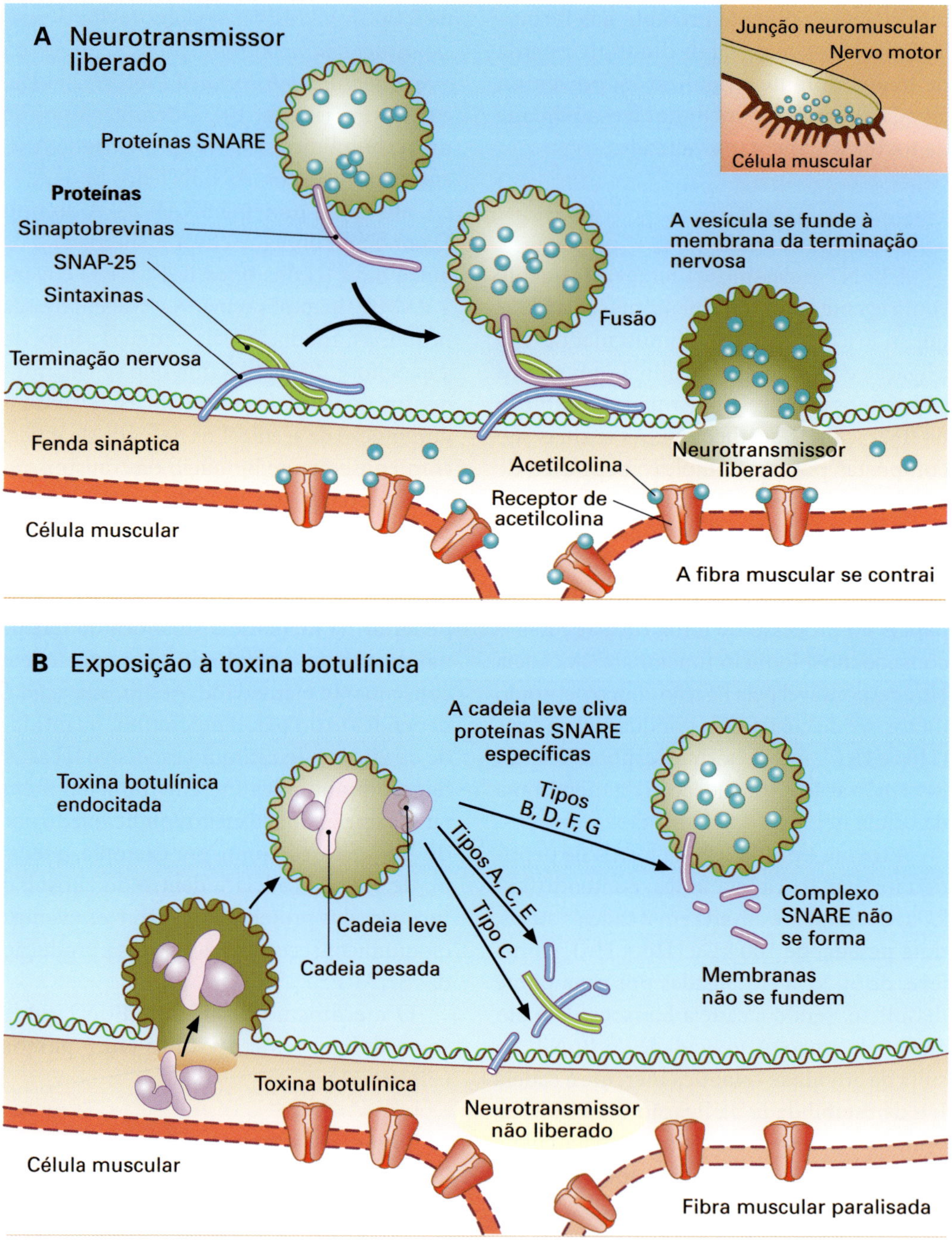

Figura 10 Mecanismo de ação da toxina botulínica no músculo. A) liberação de acetilcolina, mediada pelo complexo proteico SNARE; B) na presença da toxina botulínica, a cadeia pesada internaliza o complexo no neurônio motor e a cadeia leve da toxina botulínica cliva as proteínas SNARE em locais específicos, impedindo a fusão das vesículas contendo acetilcolina à membrana pré-sináptica.

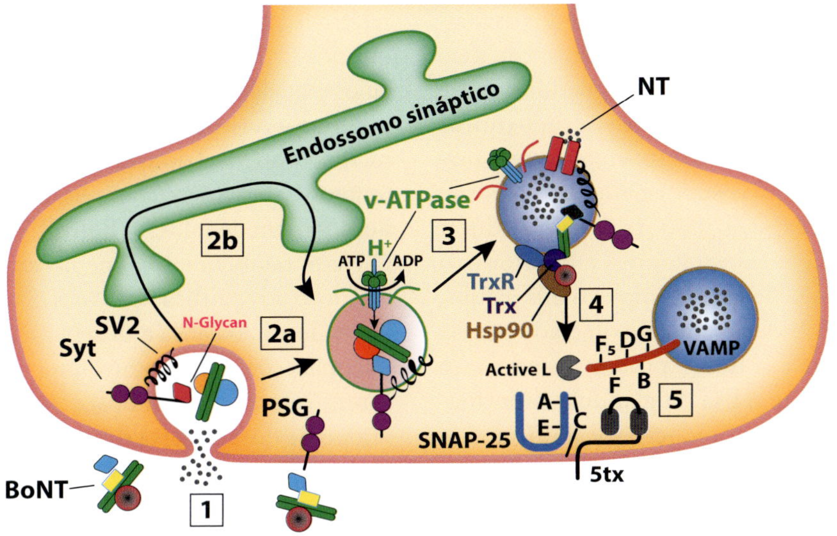

Figura 11 Etapas do mecanismo de ação da toxina botulínica no músculo. 1) ligação às terminações nervosas; 2) internalização em um compartimento endocítico; 3) translocação da cadeia L através de vesículas de membrana guiada pelo pH; 4) liberação da cadeia L no citosol por redução da ponte dissulfeto intercadeias; 5) clivagem das SNAREs bloqueando a liberação do neurotransmissor e causando neuroparalisia.

Fonte: modificada de Pirazzini et al.[20]

2. **Internalização em um compartimento endocítico:** a BoNT é internalizada dentro de vesículas diretamente recicladas (Figura 11 – 2A) ou dentro de vesículas que se fundem com o endossomo sináptico (Figura 11 – 2B).
3. **Translocação da cadeia L através de vesículas de membrana guiada pelo pH:** a v-ATPase dirige o acúmulo de neurotransmissor via transportador de neurotransmissores vesicular.
4. **Liberação da cadeia L no citosol por redução da ponte dissulfeto intercadeias:** a protonação da BoNT leva à translocação da cadeia L através da membrana em direção ao citosol e a cadeia L é liberada.
5. **Clivagem das SNARE, bloqueando a liberação do neurotransmissor e causando neuroparalisia:** no citosol a cadeia L exibe sua atividade de metaloprotease, ou seja BoNT B, D, F e G clivam VAMP, BoNT A e E clivam SNAP-25 e BoNT C cliva tanto SNAP-25 como sintaxina. Cada um desses eventos proteolíticos é suficiente para causar uma inibição prolongada da liberação de neurotransmissores, com consequente neuroparalisia.

A BoNT atua no sistema somático motor, diminuindo a contração do músculo esquelético. Assim, quando injetada em doses terapêuticas no músculo, inibe temporariamente a junção neuromuscular, por meio da inibição da liberação de acetilcolina em resposta a um impulso nervoso. Além de atuar na inervação motora somática, a acetilcolina também é o neurotransmissor produzido pelos neurônios do sistema nervoso autônomo (SNA). Os neurônios pré-ganglionares simpáticos e parassimpáticos e todos os neurônios pós-ganglionares do parassimpático são colinérgicos, ou seja, produtores da acetilcolina. Além disso, os neurônios pós-ganglionares simpáticos que inervam as glândulas sudoríparas também são colinérgicos. Pelo fato de o SNA induzir ambos os efeitos excitatório e inibitório, o uso da BoNT é mais complexo em patologias do SNA. Assim, quando injetada por via intradérmica, a BoNT produz desnervação química temporária da glândula sudorípara, resultando em redução local do suor. A toxina também bloqueia a liberação de neurotransmissores associados com a origem da dor, por mecanismo que excede os efeitos sobre o relaxamento muscular. Nesse sentido, entende-se que o mecanismo da toxina para a diminuição dos estímulos nociceptivos se dá pelo bloqueio de sinais periféricos para o sistema nervoso central, inibindo a sensibilização central.

Duração do efeito

O efeito da BoNT é dose-dependente. Esta é expressa em Speywood (s.U) para AbobotulinumtoxinA ou Unidades (U) para as demais toxinas, sendo que cada unidade corresponde à dose letal em 50% dos animais testados em bioensaio toxicológico *in vivo* (DL50). No entanto, há diferenças nos projetos experimentais dos ensaios, que tornam as unidades não equivalentes entre as diferentes formulações das BoNT. O s.U (ensaio de unidade Speywood ou Dysport) tem uma sensibilidade maior, indicando menos toxina necessária para matar um camundongo (Hambleton e Pickett, 1994). A maior diferença ocorre entre Botox® e Dysport®, com uma relação de 1:2,5 (Botox®:Dysport®). Entre as demais BoNT-A, a relação entre Unidades e efeito são comparáveis. Outra diferença está relacionada à toxina botulínica B (Myobloc®), que possui duração inferior ao nível dos músculos esqueléticos comparativamente à toxina botulínica A (Botox®), mas com duração semelhante ao nível do sistema colinérgico autônomo e eficácia comparáveis. Em termos de dose, variam de 1:40-50 (Botox®:Myobloc®). O efeito também é totalmente reversível, e, em dose terapêutica, não apresenta citotoxicidade e não causa a degeneração axonal. Complicações raras como diplopia e disfagia foram relacionadas a doses de 300 U.[22] O tempo de duração está diretamente relacionado ao tempo de meia-vida da cadeia L no citoplasma do neurônio-alvo, em média de 3-5 meses. Esta depende:

1. Do tipo de BoNT, por exemplo a BoNT-A tem maior duração do que a BoNT-B.
2. Da dose.
3. Do alvo e modo de administração.
4. Do tipo de terminal nervoso, sendo que nos terminais nervosos somáticos a duração é menor em comparação aos terminais nervosos autônomos.
5. Da idade.
6. Da etnia.
7. Da repetição do tratamento.
8. Da suplementação com zinco-fitase.[19]

A transmissão do impulso é restabelecida pela proliferação nervosa dos neurônios afetados, que, por sua vez, estabelece conexão temporária seguida da reativação da placa motora terminal original.[21]

Ainda, uma vez que os pacientes diferem enormemente em sua anatomia facial em relação à estrutura e função, dentro e entre gêneros, etnias e idades, sabe-se que o tratamento de todos os pacientes com o mesmo padrão de injeção e as mesmas doses pode levar a resultados indesejados. Assim, torna-se necessária uma abordagem personalizada para as rugas da testa, conhecida por *One21*, com o objetivo de atingir os melhores resultados em relação à posição e forma da sobrancelha, bem como para aumentar a satisfação do paciente.[23]

Imunogenicidade

Por ser uma proteína não humana (excluindo a albumina excipiente), a toxina atua como um antígeno com propriedades imunogênicas, ou seja, capacidade de estimular linfócitos B, com consequente produção de anticorpos neutralizantes. Dessa forma, os anticorpos reduzem o tempo de duração da toxina ou bloqueiam sua ação, causando o insucesso do tratamento, fenômeno conhecido por "efeito vacina". Apesar de só os tipos A e B estarem disponíveis para uso clínico, o serotipo C também já foi testado em humanos, com resultados semelhantes aos serotipos já usados, e representa uma alternativa em caso de desenvolvimento de imunidade aos tipos A e B. A imunogenicidade depende de fatores relacionados ao produto, ao processo de fabricação, à carga proteica antigênica e à presença de proteínas acessórias. A neurotoxina nuclear purificada, desprovida de proteínas acessórias, representada pela IncobotulinumtoxinA, pode ter imunogenicidade mais baixa. Também devem ser consideradas a dose total da toxina, as injeções de "retoque" e a exposição prévia à substância pelo botulismo ou vacinação. Assim, é importante respeitar o período mínimo de 4 meses entre as aplicações, bem como uso da menor dose que fornece resposta clínica ideal, sem comprometer os riscos potenciais da imunogenicidade.[24]

Microtox

Trata-se da BoNT hiperdiluída e injetada por via intradérmica. As principais disfunções estéticas tratadas por essa técnica incluem oleosidade, poros dilatados, acne, cicatrizes, rosácea, melasma e alopecias. Além do efeito muscular, várias aplicações *off-label* da BoNT na área da dermatologia foram recentemente reportadas.[25] Dados científicos e da prática clínica demonstram que a BoNT também aumenta a flexibilidade e a elasticidade da pele.[26] A injeção intradérmica de BoNT, em baixa concentração, induz efeito *lifting*, incluindo o levantamento do terço médio da face.[27] As ações da BoNT em outros tecidos incluem a diminuição da substância P, de óxido nítrico e da atividade glandular, bem como o aumento ou diminuição dos fibroblastos, dependendo da dose. Em ratos, o tratamento de feridas com a BoNT-A induziu regeneração mais rápida, com inflamação reduzida e maior número de fibroblastos.[28] Estudos em animais mostraram redução na espessura de cicatrizes hipertróficas, aumento de Col-I e inibição de TGF-beta-1, VEGF, MMP-1 e PDGF-A e outros genes envolvidos na proliferação invasiva de fibroblastos queloides.[29] Recentemente, foi demonstrado *in vitro* que o mecanismo responsável pelo efeito *lifting* da BoNT hiperdiluída é decorrente da contração dos fibroblastos, cuja resposta é dependente do tipo de BoNT.[30]

PREENCHEDORES

O preenchimento facial tem sido um dos procedimentos mais procurados dentro da HOF, não só para devolver a aparência jovem a pacientes que perderam o contorno e volume facial em decorrência do envelhecimento, mas também por pacientes jovens que desejam melhorar sua aparência facial, deixando o rosto mais uniforme e simétrico.

O ácido hialurônico (AH) é sem dúvida o preenchedor temporário mais utilizado. Trata-se de um polissacarídeo linear naturalmente encontrado na matriz extracelular do tecido conjuntivo, fluido sinovial, cartilagem hialina e cordão umbilical de humanos, embora os produtos empregados clinicamente sejam derivados de animais ou bactérias.[31] Por ser um produto naturalmente presente no organismo, possui alta biocompatibilidade e tem grande aplicabilidade biomédica, sendo utilizado na regeneração tecidual, em medicações anti-inflamatórias, como *antiaging* e para auxiliar na liberação controlada de drogas.[32] Foi inicialmente isolado na década de 1930 e seu nome deriva de *hyalos* (vítreo em grego), devido a suas propriedades de preencher espaço e viscoelásticas. Consiste em unidades de dissacarídeos do ácido glicurônico e N-acetilglicosamina, conectados por ligações beta 1-3 e beta 1-4 alternadas. Não há especificidade antigênica entre espécies e tecidos, o que significa que o AH tem baixo potencial para causar reações alérgicas ou imunológicas. Além disso, os AH têm propriedades físicas e bioquímicas específicas em tecidos normais que fazem deles componentes estruturais ideais. Quando incorporados em soluções aquosas, ocorrem ligações de hidrogênio entre grupamentos carboxil e N-acetil adjacentes, o que permite que o AH mantenha a rigidez conformacional e retenha água (cada grama de AH pode se ligar a até 6 L de água). Como um material físico estrutural, tem a função de preencher o espaço, lubrificar, absorver o choque e excluir proteínas. Dentre suas propriedades bioquímicas têm-se interação com as proteoglicanas da matriz extracelular, modulação de células inflamatórias e remoção de radicais livres.[33]

O AH natural tem meia-vida nos tecidos de apenas 1-2 dias, quando então se dissolve em água e sofre degradação enzimática no fígado, formando CO_2 e água. A formação de ligações cruzadas (Figura 12) leva à constituição de moléculas maiores e mais estáveis

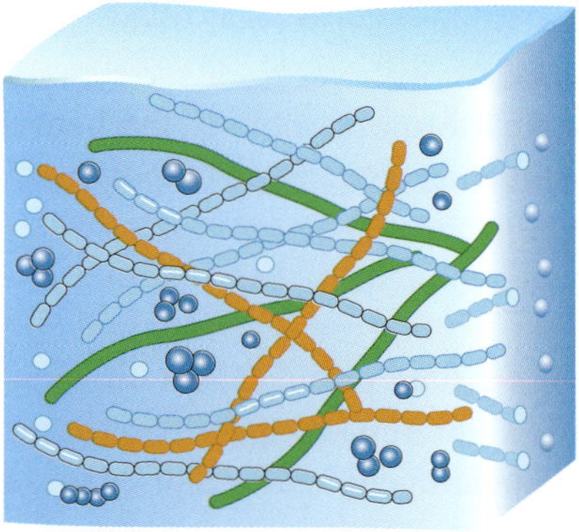

Figura 12 A formação de ligações cruzadas entre moléculas de ácido hialurônico cria um gel higroscópico insolúvel em água, estabilizando a molécula.

Fonte: modificada de Monheit, Coleman.[33]

(gel higroscópico insolúvel em água), mantendo a mesma biocompatibilidade, porém com tempo de permanência maior no tecido, sendo reabsorvidas lentamente, ao longo de meses,[33] o que faz que que as aplicações de AH durem em torno de 6-12 meses.[31]

Dependendo das características físicas, ter-se-ão produtos com propriedades diferentes, que terão indicações de utilização diversas, de acordo com as características do preenchimento que proporcionam (Quadro 3). Essas propriedades incluem:

a) Dureza do gel ou propriedades reológicas (fluxo).
b) Tamanho da partícula no gel.
c) Concentração de partículas de AH e gel por mL.
d) Inchamento: habilidade do gel em resistir à diluição, fator importante na longevidade do preenchedor.
e) Razão entre AH solúvel e insolúvel (componentes fluidos *versus* particulados; quanto maior o teor de componentes insolúveis, maior a durabilidade).
f) Grau de ligações cruzadas.[33]

Quadro 3 Características físicas dos preenchedores à base de ácido hialurônico e sua significância clínica

Características físicas	Significância clínica
Dureza do gel	Estrutura e rigidez
Tamanho de partícula	Grau de correção, preenchimento
Concentração de ácido hialurônico	Longevidade e estabilidade
Inchamento	Grau de inflamação
Grau de ligações cruzadas	Longevidade e estabilidade
AH solúvel:insolúvel	Longevidade

Fonte: modificado de Monheit e Coleman.[33]

No Brasil, há várias marcas comercialmente disponíveis, aprovadas pela Agência Nacional de Vigilância Sanitária (Anvisa), como Restylane (Galderma), Rennova, Belotero, Perfecta, Hialurox e Juvederm. Cada uma dessas marcas possui produtos com diferentes características. Dessa maneira, não há um preenchedor à base de AH universal, e, apesar de haver algum *overlap* nos empregos clínicos deles, não podem ser considerados intercambiáveis em todas as situações.[31] Os melhores resultados são atingidos quando se observam as propriedades inerentes de cada preenchedor, escolhendo o material mais adequado à área a ser preenchida, de acordo com o efeito desejado e as expectativas do paciente.

O módulo de elasticidade do produto (G') pode ser utilizado para descrever sua firmeza ou habilidade em "levantar" um tecido. Um produto com maior G' requererá maior força para se deformar, enquanto um produto com menor G' se deformará com a aplicação de menor força.[31] Do ponto de vista clínico, produtos com baixo G' são em geral melhores para rugas finas e regiões onde a firmeza não é necessária, por exemplo, preenchimento labial. Por outro lado, produtos com maior G' são mais apropriados para elevação de tecidos mais profundos, como sulcos nasolabiais moderados a severos e aumento de malar.[31] No mercado brasileiro há várias marcas de AH comercialmente disponíveis com aprovação da Anvisa, que diferem entre si em vários aspectos, como concentração de AH, pureza da matéria-prima, processo de reticulação (*crosslinking*), capacidade de oferecer volume, resistência à degradação (enzimas e radicais livres), podendo oferecer diferentes resultados e durabilidades. A Tabela 1 traz os valores de G' para alguns desses produtos.

As principais indicações de utilização do AH para preenchimento na HOF são para rugas resultantes de fotoenvelhecimento, sulcos nasolabiais, "linhas de marionete", "código de barras", preenchimento e contorno labial,

Tabela 1 Valores de módulo de elasticidade (G', Pa) para alguns preenchedores faciais à base de ácido hialurônico

Produto	G' (Pa)
Belotero Balance	128
Juvederm UltraXC	207
Juvederm Ultra Plus XC	263
Voluma	398
Restylane-L	864
Restylane Lift-L	977

Fonte: Pierre.[34]

aumento do queixo e bochecha, aumento de volume, tratamento de olheiras.[33] O preenchimento da região da glabela, se feito, deve ser realizado com bastante cuidado pois há risco de necrose e até mesmo de cegueira, devido à embolização de material particulado nos vasos do plexo subdérmico. Uma das vantagens adicionais do AH é que, quando a aplicação é feita em excesso ou o paciente está insatisfeito com o resultado, a aplicação pode ser revertida com a aplicação de hialuronidase, uma enzima que degrada o ácido hialurônico. A hialuronidase recombinante humana é preferível à derivada de animais. Pequenas quantidades de AH podem ser dissolvidas com 15-30 unidades de hialuronidase, enquanto quantidades maiores da enzima são necessárias em caso de quantidades maiores de AH ou em produtos com alta quantidade de ligações cruzadas.[31] É importante ressaltar que o procedimento chamado *skinboosters*, também realizado com AH, não se trata de preenchimento e sim de intradermoterapia (ou mesoterapia), na qual o ácido hialurônico não reticulado (sem ligações cruzadas) é injetado na derme, com a finalidade de hidratação e remoção de radicais livres, principalmente sem efeito preenchedor.

Há outra categoria de volumizadores faciais que não causam preenchimento imediato, pois agem estimulando o próprio organismo a produzir colágeno. Consequentemente, a volumização não será imediata, porém o efeito será mais duradouro e natural. Trata-se dos bioestimuladores de colágeno, que serão descritos a seguir.

BIOESTIMULADORES DE COLÁGENO

Bioestimulação é a habilidade de um polímero gerar benefício celular ou resposta tecidual em uma aplicação clínica particular, por meio de uma resposta inflamatória controlada desejada, que leva à lenta degradação do material e culmina com a deposição de colágeno no tecido, condicionada pelas propriedades do biomaterial, as características do paciente e a técnica pela qual o polímero foi injetado no tecido.[35]

Os objetivos dos bioestimuladores de colágeno (BC) são melhorar o aspecto cutâneo, agindo de forma ativa nas camadas mais profundas da pele, bem como devolver o volume facial perdido, por meio do estímulo e da formação de novo colágeno dérmico.

Em relação à durabilidade e absorção pelo organismo, os BC são classificados em:

a) Biodegradáveis: são absorvidos pelo próprio organismo, por meio de mecanismos fagocitários naturais. São ainda semipermanentes, possuindo duração entre 18 meses e 5 anos.
b) Não biodegradáveis: não são fagocitados e permanecem indefinidamente no organismo. Estes últimos têm apresentado resultados desfavoráveis e existe uma tendência a não serem mais utilizados.

As características esperadas dos BC, incluindo aqueles de origem animal, são: biocompatibilidade, biodegradabilidade, baixo risco de reação alérgica, baixa incidência de efeitos colaterais, como edema, infecções, migração e reações tissulares.[36]

Entre os BC biodegradáveis, temos 3 categorias: ácido poli-L-lático (PLA), policaprolactona (PCL) e hidroxiapatita de Ca (CaHA). O não biodegradável é o polimetilmetacrilato (PMMA). O Quadro 4 mostra esses produtos, seu mecanismo de ação, indicações e contraindicações.[37]

Ácido poli-L-lático

Em 1999, o PLA foi aprovado como preenchedor na Europa, com o nome comercial

Quadro 4 Comparação dos preenchedores dérmicos bioestimuladores de colágeno em relação ao tipo, degradação, mecanismo de ação, indicações e contraindicações

Produto	Classificação	Mecanismo de ação	Indicações	Contraindicações
Polimetilmetacrilato	Não biodegradável	Estimula a neocolagênese a partir de uma resposta inflamatória subclínica controlada. Fibras colágenas servem como arcabouço para os novos tecidos. As microesferas não são degradadas pelo organismo	▪ Dobras nasolabiais ▪ Cicatrizes de acne ▪ Defeitos dérmicos de tecidos moles e ósseos ▪ Lipoatrofia facial associada ao vírus da imunodeficiência humana	▪ Lábios ▪ Região periorbicular ▪ Portadores de hepatite C
Ácido poli-L-lático	Biodegradável	Estimula a neocolagênese a partir de uma resposta inflamatória subclínica controlada. Fibras colágenas servem como arcabouço para os novos tecidos	▪ Lipoatrofia facial associada ao vírus da imunodeficiência humana ▪ Região temporal, malar, sulcos nasolabiais, ângulo mandibular, linha do queixo, linhas de marionetes ▪ Cicatrizes de acne	▪ Lábios ▪ Região perioral ▪ Região periorbitária ▪ Região frontal ▪ Combinação com preenchedor permanente
Hidroxiapatita de Ca	Biodegradável		▪ Lipoatrofia facial associada ao vírus da imunodeficiência humana ▪ Área nasal, rugas peribucais, malar/zigomático, comissura labial, contorno mandibular ▪ Terço médio da face, região temporal, mento, prega mentoniana ▪ Cicatrizes de acne	▪ Glabela ▪ Área periorbicular ▪ Lábios ▪ Combinação com preenchedor permanente
Policaprolactona	Biodegradável		▪ Áreas superior, média e inferior da face ▪ Correção das dobras nasolabiais	▪ Glabela ▪ Lábios ▪ Região periorbital (pálpebras, olheiras e "pés de galinha")

Fonte: Lima.[37]

de New-Fill® (Biotech Industry SA). Em 2004, foi aprovado pelo Food and Drug Administration (FDA) para tratamento da lipoatrofia associada ao vírus da imunodeficiência humana (HIV), com o nome de Sculptra® (Dermik Laboratories, Sanofi Aventis, USA), e, em 2009, a indicação foi expandida para tratamentos com finalidade estética em pacientes imunocompetentes.[37]

Biocompatível e biodegradável, é derivado da fermentação da glicose do milho. Trata-se de uma molécula pesada (140 kDa), cristalina, com 2-50 μm de diâmetro, que, sob hidrólise tecidual não enzimática, degrada-se a monômeros de ácido lático, que são fagocitados por macrófagos e degradados a glicose e gás carbônico, sendo este último eliminado pela via respiratória.[37] O produto é comercializado na forma de pó liofilizado, contendo partículas com 40-63 μm de diâmetro, com morfologia rugosa, não uniforme, pontiaguda, contendo ainda manitol não pirogênico (facilita a liofilização) e a croscarmelose (emulsificante).[38]

Mecanismo de ação

Quando o PLA é usado para reparo de volume tecidual, o mecanismo de neocolagênese ainda não está totalmente elucidado. Acredita-se que esteja relacionado à resposta do hospedeiro e à degradação gradual do material. Inicialmente há uma resposta inflamatória controlada desejada, que leva à lenta degradação do material, culminando com a deposição de colágeno no tecido. Uma vez injetado na pele, ocorre resposta inflamatória local subclínica, com recrutamento de monócitos, macrófagos e fibroblastos. Uma cápsula é formada em torno de cada microesfera individualmente. À medida que o PLA é metabolizado, permanece a deposição aumentada de colágeno pelo fibroblasto, com consequente aumento da espessura dérmica. A fibroplasia determina os resultados cosméticos. A produção de colágeno tipo I começa cerca de 10 dias após a aplicação e continua durante um período que varia entre 8-24 meses, enquanto o produto é degradado e a resposta inflamatória subclínica diminui.[38]

Metabolismo

O PLA é degradado por hidrólise, seguida por oxidação do ácido láctico, produzindo ácido pirúvico. A liberação do CO_2 ocorre na presença de Acetil-CoA e, consequentemente, há a decomposição em citrato, que é incorporado ao ciclo de Krebs, resultando na formação de CO_2 e água, que podem ser eliminados pelas fezes, urina e respiração. Dessa maneira, não há quantidades significativas de resíduos de degradação nos órgãos vitais, sendo o produto completamente eliminado após cerca de 18 meses.[38]

Indicações e contraindicações

O PLA é considerado uma ótima alternativa para o tratamento de pacientes que precisam de uma bioestimulação tridimensional e que buscam resultados sutis, com aspecto natural. Diante disso, ele não é injetado diretamente em rugas, sulcos ou linhas, mas difusamente em áreas côncavas ou de sombras, causadas por perda de gordura hipodérmica e/ou subcutânea devido ao envelhecimento ou lipoatrofias associadas ao HIV, flacidez dérmica e sulcos nasogenianos, buscando de fato o tratamento tridimensional, na tentativa de tratar a perda de volume. As regiões mais tratadas são temporal e zigomática, sendo também relatados casos de uso no contorno facial, sulcos nasolabiais, ângulo mandibular, linha do queixo e correção de linhas de marionetes.

Existe contraindicação para utilização nos lábios, região perioral, região periorbitária e região frontal, pois são locais de grande mobilidade muscular, acarretando o acúmulo do produto e uma sobrecorreção no local.[38]

Hidroxiapatita de cálcio

A hidroxiapatita de origem natural vem sendo usada como material para enxertos ósseos há aproximadamente 100 anos, com diferentes marcas comerciais e formulações, para a área de ortopedia, incluindo a região orofacial.[39,40] Seu uso em tecidos moles foi inicialmente aprovado pelo FDA em 2001, como marcador radiográfico para esses tecidos. A partir daí, houve uma expansão rápida de suas indicações para aumento das cordas vocais, reparo de defeitos oromaxilofaciais e aumento de tecidos moles para tratamento de incontinência urinária. Em 2006, o FDA aprovou o Radiesse® (Merz Aesthetics, Raleigh, NC, EUA) como um preenchedor de CaHA para aumento de sulco nasolabial moderado a severo e, em 2015, Radiesse® foi aprovado para as rejuvenescimento das mãos.[37,41] No mercado brasileiro há dois produtos aprovados pela Anvisa, o Radiesse® e o Diamond (Rennova®). São compostos por 30% de CaHA, na forma de microesferas sintéticas esféricas e uniformes, com diâmetro variando entre 25-45 μm, e 70% de um gel carreador aquoso, composto de carboximetilcelulose sódica, água estéril e glicerina.[42]

Por ser produzida naturalmente no corpo humano, sendo encontrada nos ossos e dentes, a CaHA é considerada um produto biocompatível, com alto grau de segurança, devido à baixa resposta inflamatória, determinada pela característica de superfície lisa e tamanho regular das micropartículas. Outra característica é a alta viscoelasticidade, o que significa que após a aplicação o material preenchedor permanecerá no local da injeção, sem que haja migração para outras áreas circundantes. É classificado como um preenchedor semipermanente. Acredita-se que tenha duração média de 12-18 meses, podendo chegar a 24 meses. No entanto, essa longevidade depende de diversos fatores, como idade, movimento dinâmico da área injetada e metabolismo do paciente.[37,40,42]

Mecanismo de ação

Quando a CaHA é injetada, há uma correção imediata no local. Cerca de 1 mês após a injeção, as microesferas do produto são circundadas por fibrina e em 3 meses são encapsuladas por um invólucro de fibrina, fibroblasto e macrófagos. O gel carreador começa a ser dissipado de forma gradual e cerca de 2-3 meses após a aplicação restam apenas as microesferas de CaHa, as quais, além de induzirem uma resposta fibroblástica, estimulando a formação de novo colágeno, atuam como arcabouço de sustentação para os novos tecidos formados. Correções visíveis na aparência da pele e das rugas duram cerca de 10-14 meses, dependendo da quantidade de produto aplicado e do metabolismo do paciente.[37,40,41]

Metabolismo

A CaHA é um produto biodegradável. Cerca de 9 meses após a injeção, as microesferas são fagocitadas por macrófagos e decompostas em íons de cálcio e fosfato, que são eliminados na urina.[37]

Indicações e contraindicações

A CaHA é indicada para volumizar e preencher áreas que necessitam de reparo para correção de sulcos moderados a severos, nas seguintes regiões: face, área nasal, comissura labial, rugas peribucais, malar/zigomático, contorno mandibular, região temporal, terço médio da face, mento. Também é utilizada para correção de cicatrizes de acne.[37]

Embora a CaHA seja ideal para várias áreas da face, sua aplicação é contraindicada em algumas regiões, como glabela, área periorbicular e lábios. Por possuir uma tendência a se movimentar facilmente em áreas de extrema mobilidade, é muito comum a formação de nódulos não inflamatórios nas regiões do músculo orbicular da boca e músculos orbiculares dos olhos.[42]

Policaprolactona

A PCL é um estimulador de colágeno biodegradável introduzido no mercado estético em 2009. O produto comercialmente disponível no mercado brasileiro, aprovado pela Anvisa, é o Ellansè®, composto por 30% de microesferas sintéticas de PCL, com diâmetro de 25-50 μm e 70% de gel carreador de carboximetilcelulose (CMC). A PCL é um poliéster alifático, obtido a partir da polimerização da caprolactona (Figura 13).

Mecanismo de ação

É semelhante ao da CaHA. Quando injetada, há uma correção imediata no local, onde o gel carreador começa a ser dissipado de forma gradual, sendo que cerca de 2-3 meses após a aplicação restam apenas as microesferas,

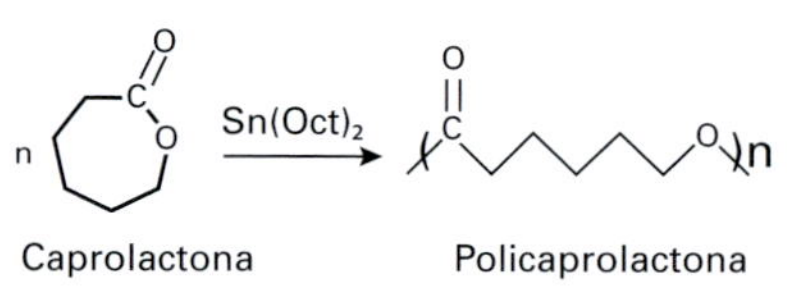

Figura 13 Estrutura da policaprolactona, obtida a partir da polimerização da caprolactona.

as quais, além de induzirem uma resposta fibroblástica, estimulando a formação de novo colágeno, atuam como arcabouço de sustentação para os novos tecidos formados.[37]

Metabolismo

A PCL é um preenchedor dérmico biocompatível e bioabsorvível. Seu metabolismo ocorre por hidrólise das ligações éster, resultando em ácido hidroxicaproico e água, que são reabsorvidos por vias metabólicas e rapidamente excretados por meio da urina e das fezes.[37]

Durabilidade

É influenciada pelo comprimento médio inicial das cadeias poliméricas individuais nas microesferas e pelo número de ligações éster, que aumentam em cada um dos produtos, e que se dividem progressivamente até a degradação final. Para o Ellansè-S, -M, -L e -E é de 1, 2, 3 e 4 anos, respectivamente.

Indicações e contraindicações

A PCL é indicada para o reparo de áreas que necessitam de volume e preenchimento, como sulcos nasolabiais, aumento da testa, bem como preenchimentos em geral nas faces superior, média e inferior.

Embora a PCL seja uma opção de tratamento para várias áreas da face, existem algumas regiões que são contraindicadas, como a região periorbital (pálpebras, olheiras, "pés de galinha"), glabela (devido a risco de eventos isquêmicos oculares que podem levar à perda da visão) e lábios.

A aplicação também está contraindicada em pacientes com alergias graves manifestadas por histórico de anafilaxia; doença cutânea aguda ou crônica (infecção ou inflamação); pacientes suscetíveis à formação de queloides ou cicatrizes hipertróficas; pacientes usuários de cortisona, devido à possibilidade de inibição do crescimento do tecido conjuntivo; e pacientes tratados anteriormente com preenchedores permanentes.

Polimetilmetacrilato

O PMMA é um polímero utilizado na prática médica desde 1945, comumente como cimento ósseo. Como bioestimulador de colágeno foi desenvolvido na Alemanha há mais de 20 anos, inicialmente disponível com o nome comercial de ArtePlast®, substituído posteriormente pelo seu sucessor de segunda geração, o Artecoll®. Esses dois materiais foram retirados do mercado devido a uma altíssima taxa de formação de granulomas, atribuída ao fato de as microesferas de PMMA possuírem um diâmetro menor que 20 µm, que provocavam uma resposta de corpo estranho, sendo assim reprovados pelo FDA. Hoje, a terceira geração é denominada ArteFill, sendo que no Brasil encontram-se o Linnea Safe e o Biossimetric.

O bioestimulador à base de PMMA de terceira geração é composto de microesferas sintéticas PMMA com diâmetro de 30-50 µm, existindo aproximadamente 6 milhões de microesferas a cada mililitro do produto, as quais são suspensas em gel carreador, que pode ser à base de colágeno bovino, CMC ou hialuronato de sódio.[37]

Mecanismo de ação

Após o PMMA ser injetado nos tecidos, o carreador é degradado pelo organismo cerca de 1-3 meses e, em seguida, novo colágeno é depositado pelo hospedeiro, o qual envolve as microesferas de PMMA, que funcionam como andaime. Cerca de 20% do aumento de volume resultante do preenchedor advém do PMMA, enquanto 80% provém do tecido conjuntivo autólogo.[37]

Metabolismo

O PMMA de terceira geração é considerado um produto biocompatível, devido às características morfológicas das microesferas, que são uniformes, redondas e lisas, e especialmente pela ausência de partículas com menos de 20 µm de diâmetro.

Uma diferença entre o PMMA e os outros produtos está relacionada à durabilidade. Enquanto PLLA, CaHA e PCL são bioestimuladores semipermanentes e biodegradáveis, o PMMA é classificado como permanente e não biodegradável, em razão do tamanho, lisura de superfície e uniformidade das microesferas, que impedem sua fagocitose pelos macrófagos, além de limitar a migração do produto. Muitas pessoas têm apresentado reações tardias ao produto, por isso ele não tem sido muito utilizado atualmente.[37]

Indicações, contraindicações e efeitos adversos

Recebeu aprovação do FDA em 2006 como o primeiro preenchedor permanente para injeção nas dobras nasolabiais. Posteriormente, foi aprovado pelo FDA para correção de lipoatrofia facial associada ao HIV.

De forma *off-label* é utilizado em rugas profundas, cicatrizes de acne e cicatrizes traumáticas, defeitos dérmicos de tecidos moles e ósseos.

Embora existam relatos do uso do PMMA na região dos lábios e área dos olhos, muitos autores não recomendam sua injeção nesses locais, devido ao grande risco de formação de nódulos, possivelmente devido à ação do músculo orbicular da boca, que pode mover o material.

Em razão dos resultados duradouros, há maior chance de exacerbação de uma inflamação crônica preexistente.[37]

FIOS

Os fios são implantes filamentares de natureza sintética que, ao serem implantados nos tecidos subcutâneos profundos e adequadamente tracionados, promovem a elevação dos tecidos flácidos ptosados e estimulam a produção de colágeno.

A inserção subcutânea dos fios é feita ao longo de um curso planejado sob a pele por meio de agulhas ou cânulas. Avanços modernos na tecnologia dos fios foram introduzidos, como a presença de farpas, rodas dentadas ou cones ao longo destes, os quais agarram, levantam e apoiam o tecido flácido. Independentemente das diferentes versões, todos os fios têm um único princípio, que é o reposicionamento mecânico ou o levantamento do tecido facial responsável por uma aparência mais jovem.

Os fios podem ser de dois **tipos** principais: **lisos** ou **espiculados**. Ambos são bioestimuladores de colágeno. Porém, os fios espiculados, por terem farpas (espículas), também promovem o tracionamento dos tecidos. Os fios espiculados podem ainda ser classificados, dependendo da direção das farpas, em unidirecionais, bidirecionais ou multidirecionais. Os fios **unidirecionais** apresentam farpas que são todas anguladas em uma direção e, portanto, requerem ancoragem a uma estrutura fixa, geralmente um ligamento facial. Os fios **bidirecionais** têm farpas em direção oposta e uma área central lisa. Estes não requerem pontos de ancoragem, e, uma vez inseridos, os encadeamentos bidirecionais são incapazes de se mover em qualquer direção, portanto requerem uma técnica de inserção mais precisa. Há ainda os fios **multidirecionais** (Figura 14).

Os fios podem ainda ser classificados, quanto a sua permanência, em absorvíveis e não absorvíveis ou permanentes (fios russos, fios de ouro, fios búlgaros).[43] Embora ambos sejam a base para o reposicionamento e o apoio dos tecidos subcutâneos, os últimos são bastante rígidos e menos seguros, podendo causar deslocamentos e deformidades, por isso são menos utilizados atualmente. Já os fios absorvíveis constituem um grande grupo de biomateriais sintéticos comumente usados para dispositivos médicos, como sistemas de distribuição de drogas, implantes e fios cirúrgicos.[44] No mercado atual encontram-se fios de polidioxanona (PDO), PLLA, ácido poliglicólico (PGA) e PCL.[44] Ainda de uso *off-label* têm-se os copolímeros aleatórios de L-lactídeo e épsilon-caprolactona, especificamente poli (L-lactídeo-co-épsilon-caprolactona) (PLCL), utilizados em sistemas de liberação de drogas de liberação controlada, ou seja, de aplicações a longo prazo.

Além do efeito *lifting*, os fios estimulam a produção de colágeno. O fio de PDO tem sido bastante utilizado devido a sua biocompatibilidade, flexibilidade e elasticidade.[44] Foi inicialmente utilizado em cirurgias cardíacas. Em 2011, os monofilamentos de PDO foram implementados para rejuvenescimento facial na Coreia do Sul. Análise histológica após a implantação de fio de PDO em ratos mostrou sua presença no tecido por até 6 meses, sendo totalmente absorvido por hidrólise em 8 meses, enquanto os fios de PLLA e PCL ainda se mostraram visíveis nesse período. No entanto, os mesmos induziram níveis de colágeno comparáveis, sugerindo que a área de superfície do fio, mais do que o material, é o principal determinante para esse efeito.[45]

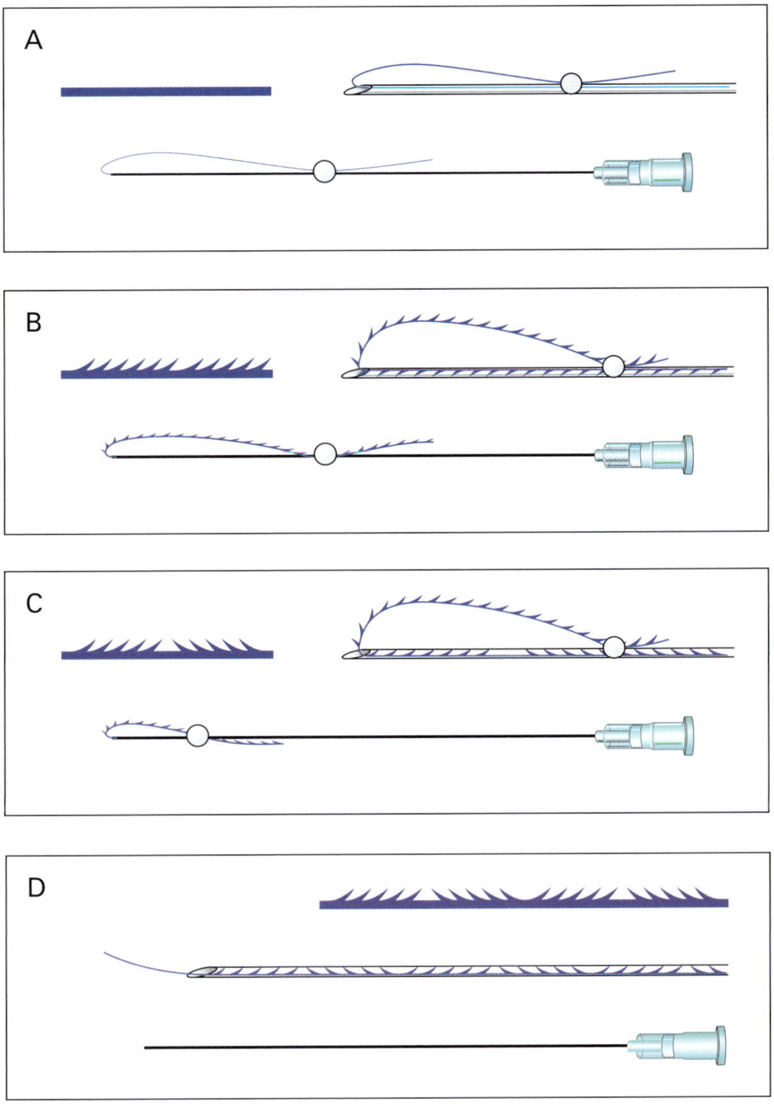

Figura 14 Tipos de fios. A) liso; B) especulado unidirecional; C) espiculado bidirecional; D) espiculado multidirecional.

Fonte: modificada de Suh et al.[44]

Os fios de PDO podem ser lisos, espiculados (com garras), em cones, parafuso, sendo que cada um possui uma determinada finalidade. Os fios lisos, por exemplo, são os fios mais simples, que atuam superficialmente apenas como estimuladores de colágeno, melhorando assim a qualidade e a densidade dérmica. Já os fios espiculados e em cones, além de apresentarem efeito bioestimulador, são também capazes de promover a suspensão dos tecidos flácidos.

Mecanismo de ação

O mecanismo responsável pela bioestimulação do fio PDO espiculado monodirecional foi avaliado após implante no panículo carnoso de cobaia, mostrando a formação de cápsulas fibrosas ao redor do fio, seguido de inflamação, nível elevado de TGF-beta e aumento do colágeno (Quadro 5).[46] Geralmente, a principal área de inserção do fio PDO para o levantamento da face é a camada de gordura subcutânea ou a camada de SMAS (sistema músculo aponeurótico superficial), sendo que a suspensão subcutânea utiliza o SMAS como base para fixação a fim de promover a elevação dos tecidos com vetores posteroverticais. Uma avaliação histológica de biorrevitalização após a injeção de PDO em tecido humano também demonstrou a formação de colágeno, e de fibras elásticas puntiformes alongadas e o espessamento da derme. Essas alterações persistiram por até 12 meses, porém a quantidade de colágeno retornou a seu estado original em 18 meses, tempo aproximado do efeito dos fios.

Assim, o estudo *in vivo* demonstrou que o tecido conjuntivo fibroso recém-formado estimula a fusão com o tecido conjuntivo existente e a lesão do tecido causado pelo fio de PDO ativa a proliferação de miofibroblastos a partir dos fibroblastos, responsável pela melhora da firmeza da pele. Além disso, também ocorre aumento da circulação por meio do aumento dos capilares, bem como a diminuição do volume de gordura pela desnaturação dos adipócitos, com consequências positivas na textura e no contorno facial (Quadro 5).[46]

Metabolismo

Os fios de PDO são biocompatíveis, provocando uma ligeira resposta tecidual durante sua reabsorção. O PDO é hidrolisado no monômero ácido-2-hidroxietoxiacético, que depois é decomposto em água e CO_2, os quais são excretados pela urina e pela respiração. Sofrem hidrólise em 6 meses em média e desaparecem dentro do tecido, porém seu efeito bioestimulador tem duração maior que 12 meses.

Indicações e contraindicações

Os fios de PDO são indicados para remodelação dos sulcos nasolabial e labiomentual, bem como para recompor casos de queixo duplo e auxiliar na remodelação da região malar medial e lateral. São contraindicados em casos de volume excessivo de derme e epiderme, doenças infecciosas agudas, existência de implantes reabsorvíveis na região dos fios, em pacientes com tendência a cicatriz/queloide, com distúrbios neurológicos/psicológicos e em casos de gravidez/lactação.

Quadro 5 Alterações tissulares e cronológicas pós-implante com fios

1.	Tecido conjuntivo fibroso recém-desenvolvido (neocolagênese)
2.	Fusão com tecido conjuntivo fibroso existente
3.	Contração do tecido pela atividade de miofibroblastos
4.	Aumento do tamanho do vaso capilar
5.	Redução da espessura da camada de gordura por desnaturação dos adipócitos

Fonte: Yoon.[46]

Os fios representam uma alternativa menos invasiva em relação à cirurgia de *mid-facelift* para a correção temporária da queda e da flacidez dos tecidos da face, já que não requerem anestesia e não deixam cicatrizes, além de haver baixa incidência de complicações.[47]

AGREGADOS PLAQUETÁRIOS AUTÓLOGOS

A primeira demonstração clínica de que os agregados plaquetários autólogos promoviam a cicatrização quando utilizados localmente foi relatada por Knighton et al., em 1986.[48] Àquela época, a preparação utilizada foi chamada de "fatores de cicatrização de feridas derivados de plaquetas" (PDWHF). O emprego do termo "plasma rico em plaquetas" (PRP) teve início com Marx et al., em 1998,[49] quando o produto foi utilizado em cirurgia maxilofacial para reconstrução óssea.

Atualmente, os agregados plaquetários autólogos são utilizados para rejuvenescimento facial tanto em combinação com o microagulhamento (*drug delivery*), como descrito acima, quanto em técnicas de mesoterapia. O uso de preparações autólogas tem como vantagens reduzir as reações imunológicas e a transmissão de doenças, tornando o procedimento mais seguro, bem tolerado, com mínimos efeitos adversos e ainda com menor custo, uma vez que o material é obtido do próprio paciente, após a coleta do sangue periférico e sua centrifugação, a fim de obter um material rico em plaquetas e fatores de crescimento.

Além da utilização para o rejuvenescimento cutâneo, os agregados plaquetários também têm sido utilizados para tratamento de cicatrizes de acne facial,[50] bem como para tratamento de feridas após os tratamentos ablativos a *laser*,[51,52] por levarem a uma cicatrização mais eficiente e rápida.[53]

Agregados plaquetários autólogos de primeira geração

O PRP é uma preparação autóloga de plasma com altas concentrações de plaquetas derivadas do sangue total,[54] contendo mais de 800 moléculas bioativas.[55,56] A concentração normal de plaquetas no sangue varia entre 150.000-450.000/μL, e o PRP, por definição, deve conter mais de 1.000.000 plaquetas/μL, a fim de promover o aumento da cicatrização dos tecidos.[57] As preparações de PRP geralmente têm uma concentração de plaquetas 4-8 vezes superior à do sangue periférico.[58] Existe uma relação linear entre as concentrações de fatores de crescimento no PRP e as concentrações de plaquetas nele.[59] O PRP contém leucócitos, com atividade catabólica e pró-inflamatória, em combinação com plasma e fatores de crescimento, com função anabólica. Esses constituintes devem estar em equilíbrio para que haja cicatrização e crescimento tecidual adequados, e para isso o processo de preparação do PRP é fundamental.[53]

Para preparação do PRP, na coleta do sangue são utilizados tubos contendo anticoagulante, como o ácido-citrato-dextrose (ACD), para prevenir a ativação das plaquetas antes de seu uso. Geralmente 30 mL de sangue venoso são suficientes para produzir cerca de 3-5 mL de PRP, dependendo da contagem inicial de plaquetas do indivíduo, do dispositivo utilizado e da técnica empregada. Após a coleta do sangue, o PRP é preparado por um processo conhecido por centrifugação diferencial, por meio do qual a força de aceleração é ajustada para sedimentar certos constituintes celulares com base em sua densidade. Os dois métodos principais de preparação são o "método do PRP" e o "método do creme ou papa leucocitária" (*buffy coat*).

No "método do PRP", o sangue total é inicialmente submetido a uma centrifugação mais branda, que produz uma camada superior contendo plaquetas e leucócitos, uma camada média chamada creme ou papa leucocitária (*buffy coat*), rica em leucócitos, e uma camada inferior contendo, em sua maioria, os eritrócitos. A camada superior e o creme leucocitário superficial são removidos e submetidos a uma centrifugação mais rápida, para obter um concentrado de plaquetas. Neste, o terço inferior é o PRP e os 2/3 superiores correspondem ao plasma pobre em plaquetas (PPP), sendo precipitados de plaquetas formados ao fundo do tubo. O PPP deve ser removido e os precipitados de plaquetas devem ser ressuspensos em uma quantidade mínima de plasma (2-4 mL), por agitação suave do tubo.[60]

No método da "papa leucocitária", o sangue total deve ser armazenado a 20-24°C antes da centrifugação, que deve ser feita em alta velocidade, sendo formadas 3 camadas em função da densidade: a inferior (eritrócitos), a intermediária (plaquetas e leucócitos – *buffy coat*) e a superior (PPP), que deve ser removida. A camada intermediária deve ser transferida para outro tubo estéril e centrifugada em baixa velocidade para separar os leucócitos, ou então deve ser utilizado um filtro de leucócitos.[60]

É importante evitar contaminação com eritrócitos ao se coletar o PRP, pois estes contêm espécies reativas de oxigênio, que produzem reações inflamatórias indesejadas no local, provavelmente resultando em dor e edema para o paciente.[61]

Quando o PRP é utilizado em tecidos moles, não necessita de ativação exógena (com trombina ou $CaCl_2$) antes da injeção, pois o colágeno é um ativador natural do PRP.[62] Uma vez que o PRP é ativado, ocorre a transformação do fibrinogênio em fibrina, formando-se uma rede de fibrina, causando a solidificação do plasma e criando um coágulo ou membrana de fibrina.

Há vários sistemas comerciais de produção de PRP automatizados, que utilizam sensores para distinguir a interface entre o *buffy coat* e os leucócitos. Esses sistemas não são consistentes em seus resultados, mas têm mais reprodutibilidade que os métodos manuais.[60]

Variando a temperatura, o tempo e a força relativa de centrifugação (RCF), bem como o uso de anticoagulantes, são obtidos agregados plaquetários com características distintas. A falta de caracterização dos parâmetros das preparações obtidas torna muito difícil a comparação dos resultados obtidos nos diferentes estudos. Por esse motivo, tem sido recomendada a utilização da classificação FIT PAAW para a caracterização dos agregados plaquetários utilizados nos estudos. Essa classificação engloba a descrição dos seguintes parâmetros: **F**orça de centrifugação (g), **I**teração ou sequência de centrifugação, **T**empo de centrifugação (minutos), concentração de **P**laquetas (*baseline* do paciente e após a centrifugação), uso de **A**nticoagulante (tipo e quantidade), **A**tivação, contagem de leucócitos (***W**hite blood cells*).[63] Descrever a contagem de leucócitos é importante porque, enquanto alguns estudos sugerem uma ação positiva devido ao efeito antimicrobiano e ao enriquecimento nos teores de VEGF, outros associam sua presença a inflamação e a dano tissular.[63]

De acordo com a classificação proposta por Dohan Ehrenfest et al. e referendada em uma conferência de consenso publicada em 2012,[64] 4 principais famílias de preparações podem ser definidas, de acordo com seu teor de leucócitos e a arquitetura de fibrina. Suspensões concentradas de plaqueta líquidas (antes da ativação) foram chamadas de PRP, a saber: plasma rico em plaquetas puro (P-PRP), sem leucócitos; e plasma rico em plaquetas com leucócitos (L-PRP), contendo leucócitos. Por outro lado, os biomateriais concentrados plaquetários sólidos, com uma forte arquitetura de fibrina (portanto sempre ativados), foram chamados PRF: fibrina rica em plaquetas pura (P-PRF), sem leucócitos; fibrina rica em plaquetas e leucócitos (L-PRF), contendo leucócitos, chamados PRP de segunda geração.[64]

Agregados plaquetários autólogos de segunda geração

O PRP tem sido utilizado para rejuvenescimento facial, com melhora modesta na aparência facial, textura da pele e das rugas. Entretanto, sua preparação é difícil, por requerer dupla centrifugação.[52] Em adição, a necessidade de utilização de anticoagulantes pode prejudicar a cicatrização, por inibir o processo de coagulação.[65]

Para superar algumas dessas limitações do PRP, a fibrina rica em plaquetas (PRF), um agregado plaquetário chamado de "segunda geração", foi desenvolvido por Choukroun et al. em 2001.[66] A PRF é obtida por meio de uma única centrifugação, sem a necessidade de anticoagulantes, sendo, portanto, totalmente autóloga. O produto resultante contém diferentes tipos celulares (plaquetas, leucócitos, eritrócitos), uma matriz de fibrina extracelular e uma gama de moléculas bioativas (predominantemente fatores de crescimento). Dependendo do tubo de coleta e do protocolo de centrifugação utilizados, PRF na forma líquida ou de gel sólido podem ser obtidas. As formas sólidas, obtidas com a utilização de tubos de vidro, têm sido bastante usadas em cirurgias bucomaxilofaciais[65] e cirurgias plásticas,[67] com benefícios para a regeneração óssea e de tecidos moles, controle de infecções e satisfação dos pacientes.

Em 2014, uma forma fluida, injetável de PRF (chamada i-PRF) foi desenvolvida, por modificação da força de centrifugação relativa (RCF).[68] Diminuindo a velocidade e o tempo de centrifugação e utilizando tubos de plástico (para reduzir o tempo de coagulação), a coagulação da fibrina poderia ser mais lenta nos períodos de tempo iniciais, gerando um produto contendo fibrinogênio e trombina que permanece fluido por cerca de 20 minutos após a centrifugação, antes da formação de fibrina, o que o torna um material apropriado para ser utilizado no rejuvenescimento facial.[65,68,70]

Utilizando velocidades de centrifugação mais baixas, apenas o suficiente para separar os eritrócitos das plaquetas, há uma melhora nas características da PRF resultante, aumentando o número de plaquetas e leucócitos, bem como a concentração de fatores de crescimento na matriz de fibrina.[71,72] No estudo de Choukroun e Ghanaati,[72] foram avaliadas forças de centrifugação de 710 g (PRF original), 177 e 44 g por 8 minutos. Observou-se que houve maior concentração de plaquetas e leucócitos com a força de 44 g e maior concentração de fatores de crescimento (VEGF e TGF-beta1) com a força de 177 g. Em outro estudo, foi avaliado o padrão de distribuição de plaquetas e a liberação de fatores de crescimento (EGF, VEGF e TGF-beta1) ao longo do tempo a partir de 3 matrizes de PRF, produzidas a partir de diferentes forças e tempos de centrifugação: PRF (708 g, 12 minutos), A-PRF (*advanced*; 208 g, 14 minutos), A-PRF+ (advanced +; 208 g, 8 minutos). Houve uma liberação maior de fatores de crescimento a partir do A-PRF+ em comparação às outras matrizes. Em adição, as plaquetas estavam distribuídas mais homogeneamente nas matrizes de A-PRF e A-PRF+, enquanto na de PRF elas estavam localizadas principalmente na porção inferior.[73]

As plaquetas e citocinas ficam presas na matriz de fibrina da i-PRF após a injeção, levando a uma liberação lenta e gradual de fatores de crescimento ao longo do tempo.[69] Experimentos com cultura de fibroblastos de pele humana mostraram maior migração e proliferação celular na presença de i-PRF em comparação ao PRP, bem como maiores níveis de RNAm para colágeno tipo 1, TGF-beta e fibronectina, além de maior capacidade de induzir a síntese de matriz colágena.[70]

Ainda há poucos estudos clínicos avaliando a utilização do i-PRF para rejuvenescimento facial. Tem-se relatado, utilizando i-PRF com baixa força de centrifugação (combinação de 60 g por 3 minutos e 208 g por 5 minutos), bons resultados para rejuvenescimento do terço inferior da face (sulco nasolabial – 2 mL de cada lado e comissura labial – 2 mL de cada lado) após uma aplicação intradérmica.[74] Em outro estudo foi avaliado o efeito de 3 injeções intradérmicas mensais de i-PRF (baixa força de centrifugação – RCF 60 g, 3 minutos) em 3 regiões faciais: área malar (1 mL de cada lado), sulco nasolabial (0,5 mL de cada lado) e região acima do vermelhão do lábio superior (1 mL). Foi observada uma melhora na textura da pele, poros, rugas, bem como na satisfação dos pacientes após 3 meses.[75] Entretanto, estudos adicionais são necessários a fim de se estabelecer o protocolo de centrifugação que produza os melhores efeitos clínicos.

Mecanismo de ação dos agregados plaquetários no rejuvenescimento e reparo cutâneo

O mecanismo de ação dos agregados plaquetários no rejuvenescimento e reparo cutâneo ainda não está totalmente esclarecido.[53] Acredita-se que, após a ativação das plaquetas, que pode ser exógena ou endógena, seus grânulos alfa, contendo mais de 20 fatores de crescimento (Quadro 6) se fundem com a membrana celular, em um processo chamado degranulação, por meio do qual as proteínas secretórias (fatores de crescimento) são convertidas em um estado bioativo pela adição de histonas e cadeias laterais de carboidratos. Essas proteínas ativas são então secretadas, ligam-se a receptores transmembrana nas células-alvo, incluindo células mesenquimais indiferenciadas, osteoblastos, fibroblastos, células endoteliais e células epidérmicas, ativando uma proteína de sinalização intracelular que causa a expressão de uma proteína, a qual, por sua vez, desencadeará efeitos como proliferação celular, angiogênese, síntese de colágeno e componentes da matriz extracelular e redução da apoptose.[54,60,76-78]

A secreção ativa desses fatores de crescimento pelas plaquetas começa 10 minutos após a ativação, sendo que mais de 95% dos fatores de crescimento pré-sintetizados são secretados dentro de 1 hora.[57]

Com o envelhecimento cutâneo, ocorre o acúmulo de fibrilas colágenas fragmentadas, as quais prejudicam o crescimento de novas fibras de colágeno e levam à ruptura da matriz extracelular.[79] Os agregados plaquetários ativados aumentam a expressão de metaloproteases da matriz (MMP-1 e MMP-3), estimulando a remoção dos fragmentos de fibrilas colágenas. Em adição, contêm vários fatores de crescimento que estimulam os fibroblastos, levando à síntese de novas fibras colágenas mais organizadas,[80,81] além de aumentarem a síntese de ácido hialurônico,[82] que se liga à água, aumentando o volume e a hidratação cutânea.[53]

Plasma gel como preenchedor autólogo

O plasma gel é um material gelatinoso autólogo, preparado a partir do PPP do próprio paciente para utilização como um preenchedor dérmico. Por ser uma preparação autóloga, sua utilização tem várias vantagens, como: baixo risco de alergias e intercorrências, baixo custo, permite uma volumização gradativa, pode ser utilizado como um *mockup* para resultado do tratamento com preenchedores à base de ácido hialurônico, é indicado para todas as idades, é um procedimento minimamente invasivo. Entretanto, a principal desvantagem em relação aos materiais preenchedores comerciais é a perda mais rápida do efeito volumizador, que varia de paciente para paciente.

Há vários protocolos na literatura para obtenção do plasma gel. Todos eles envolvem a coleta de sangue em tubos de vidro contendo anticoagulante, centrifugação, aquecimento a 60-100°C para formação do gel e resfriamento antes da aplicação do gel no paciente. Entretanto, as RCF e tempos de centrifugação, bem como temperaturas de

Quadro 6 Fatores de crescimento presentes nos grânulos alfa das plaquetas e suas principais funções

Fatores de crescimento	Funções
CTGF	▪ Promove angiogênese, regeneração condral, fibrose e adesão plaquetária
EGF	▪ Regula a proliferação, diferenciação e sobrevivência celular ▪ Angiogênese ▪ Mitogênico para fibroblastos, células endoteliais, células mesenquimais e queratinócitos ▪ Quimiotaxia endotelial ▪ Regula a secreção de colagenase
FGF-2, FGF-9	▪ Regeneração tecidual ▪ Crescimento e diferenciação de células mesenquimais, condrócitos e osteoblastos
IGF-1	▪ Regula o metabolismo celular ▪ Proliferação e diferenciação em osteoblastos ▪ Quimiotático para fibroblastos ▪ Estimula a síntese proteica
PDGF alfa alfa PDGF alfa beta PDGF beta beta	▪ Quimiotático para fibroblastos, macrófagos e neutrófilos ▪ Mitogênico para fibroblastos, células musculares lisas, células mesenquimais e osteoblastos ▪ Promove a síntese de colágeno e outras proteínas ▪ Regula a secreção de colagenase
TGF alfa TGF beta1 TGF beta2	▪ Promove a angiogênese ▪ Regula a proliferação, diferenciação e apoptose ▪ Quimiotático para fibroblastos, queratinócitos e macrófagos ▪ Mitogênico para fibroblastos e células musculares lisas ▪ Inibe a proliferação de células endoteliais, queratinócitos, linfócitos e macrófagos ▪ Regula a produção de proteínas da matriz (colágeno, proteoglicanas, fibronectina e proteínas de degradação) ▪ Proliferação de células mesenquimais não diferenciadas
VEGF	▪ Estimula a angiogênese e a permeabilidade vascular ▪ Quimiotático e mitogênico para células endoteliais

CTGF: fator de crescimento do tecido conjuntivo; EGF: fator de crescimento epidermal; FGF: fator de crescimento de fibroblastos; IGF: fator de crescimento similar à insulina; PDGF: fator de crescimento derivado das plaquetas; TGF: fator de crescimento transformador; VEGF: fator de crescimento endotelial vascular.
Fonte: modificado de Abbitan e Goldenberg.[53]

aquecimento, são bastante variáveis entre os diferentes protocolos.[83-85] Um protocolo com uma matriz bem caracterizada[84] e com resultados clínicos satisfatórios,[86] envolvendo uma única centrifugação, foi desenvolvido por Anitua et al.[84] De acordo com esse protocolo, o sangue é coletado em tubos azuis contendo 3,8% (p/v) de citrato de sódio como anticoagulante e centrifugado a 580 g por 8 minutos. Após a centrifugação, o sangue é separado em duas porções dentro de cada tubo, a porção vermelha (glóbulos vermelhos) e a porção amarela (plasma contendo leucócitos e plaquetas). A porção amarela pode ser dividida em duas frações: o 1/3 inferior (PRP) e os 2/3 superiores (PPP) (Figura 15A). O PPP é coletado e aquecido a 76°C por 12 minutos para obter o gel precursor. Também é coletado o plasma rico em plaquetas (PRP, 1/3 inferior), que é utilizado para homogeneizar o plasma gel após o aquecimento, na proporção de 5(PPP):1(PRP) (v:v) (Figura 15B).[84] Essa homogeneização com o PRP é feita para devolver o potencial bioestimulante ao plasma gel, que é perdido pela desnaturação das proteínas plasmáticas durante o aquecimento.

Foi realizado um estudo comparativo entre o AH e essa matriz de plasma gel com determinação de suas propriedades mecânicas e reológicas, bem como uma avaliação clínica do tratamento com o plasma gel.[86] O gel autólogo teve uma *performance* melhor que a AH em relação às propriedades biomecânicas gerais e manteve um ótimo comportamento viscoelástico para aumento de tecidos moles. Ambas as formulações estimularam a quimiotaxia celular, a migração e a síntese de colágeno tipo I, sendo que o gel autólogo levou a uma proliferação celular significativamente maior. Após o tratamento com o gel autólogo, houve um efeito de aumento de tecido mole com melhora da qualidade da pele em termos de hidratação, elasticidade, redução de rugas e satisfação dos pacientes.

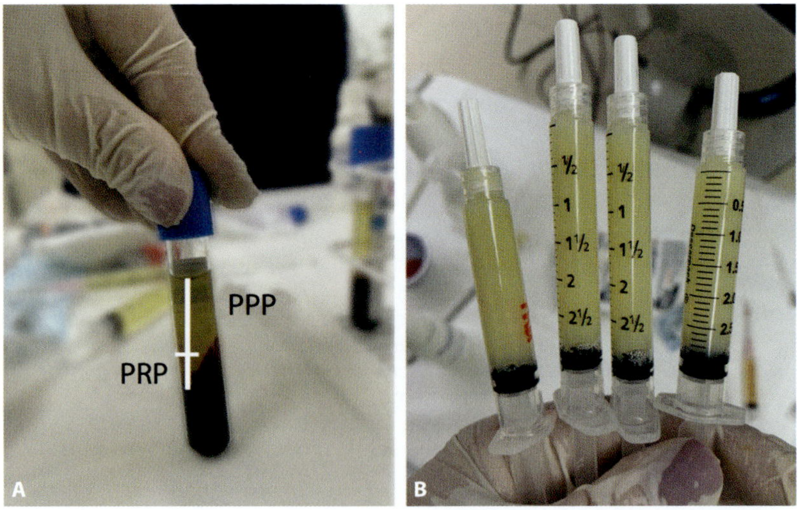

Figura 15 A) obtenção do plasma pobre em plaquetas (PPP; 2/3 superiores) e do plasma rico em plaquetas (PRP; 1/3 inferior) após a centrifugação sanguínea. B) obtenção do plasma gel após aquecimento do PPP a 76°C por 12 minutos.

Dessa maneira, o plasma gel tem um bom potencial para ser utilizado como preenchedor dérmico. Porém, estudos adicionais ainda são necessários para padronizar os protocolos de centrifugação, de forma a permitir resultados com maior durabilidade.

CONSIDERAÇÕES FINAIS

O interesse pelos procedimentos de HOF aumentou consideravelmente nos últimos anos. Observa-se rotineiramente na clínica diária a busca por procedimentos cada vez menos invasivos, de fácil aplicação, eficientes e previsíveis. A partir de 2019, o CFO deu um importante passo ao reconhecer a HOF como nova especialidade da odontologia. Entretanto, todos os procedimentos de HOF invariavelmente envolvem a utilização de materiais ou equipamentos que irão interagir com os tecidos orofaciais. Este capítulo forneceu as bases biológicas de que o cirurgião-dentista precisa para ter segurança e mais chance de sucesso ao realizar procedimentos de HOF.

REFERÊNCIAS

1. Reconhece a harmonização orofacial como especialidade odontológica, e dá outras providências. Resolução CFO-198, de 29 de janeiro de 2019. (2019).
2. Cestari S. Noções de anatomia e histologia da pele. In: Cestari S (ed.). Dermatologia pediátrica. Editora dos Editores; 2019.
3. Miot LD, Miot HA, Silva MG, Marques ME. [Physiopathology of melasma]. An Bras Dermatol. 2009; 84(6):623-35.
4. Ito S. The IFPCS presidential lecture: a chemist's view of melanogenesis. Pigment Cell Res. 2003; 16(3):230-6.
5. Draelos Z. Aquaporins: an introduction to a key factor in the mechanism of skin hydration. J Clin Aesthet Dermatol. 2012;5(7):53-6.
6. Junqueira LC, Carneiro J. Histologia básica: texto e atlas. Rio de Janeiro: Gen/Guanabara Koogan; 2017.
7. Coimbra DD, Uribe NC, Oliveira BS. "Facial squaring" in the aging process. Surg Cosmet Dermatol. 2014;6:65-71.
8. Farage MA, Miller KW, Elsner P, Maibach HI. Intrinsic and extrinsic factors in skin ageing: a review. Int J Cosmet Sci. 2008;30(2):87-95.
9. Grove GL, Kligman AM. Age-associated changes in human epidermal cell renewal. J Gerontol. 1983;38(2):137-42.
10. Fischer TC, Perosino E, Poli F, Viera MS, Dreno B, Cosmetic Dermatology European Expert G. Chemical peels in aesthetic dermatology: an update 2009. J Eur Acad Dermatol Venereol. 2010; 24(3): 281-92.
11. Brown AM, Kaplan LM, Brown ME. Phenol-induced histological skin changes: hazards, technique, and uses. Br J Plast Surg. 1960;13:158-69.
12. Fernandes D. Minimally invasive percutaneous collagen induction. Oral Maxillofac Surg Clin North Am. 2005;17(1):51-63, vi.
13. Iriarte C, Awosika O, Rengifo-Pardo M, Ehrlich A. Review of applications of microneedling in dermatology. Clin Cosmet Investig Dermatol. 2017; 10:289-98.
14. Ibrahim MK, Ibrahim SM, Salem AM. Skin microneedling plus platelet-rich plasma versus skin microneedling alone in the treatment of atrophic post acne scars: a split face comparative study. J Dermatolog Treat. 2018;29(3):281-6.
15. El-Domyati M, Moftah NH, Nasif GA, Ameen SW, Ibrahim MR, Ragaie MH. Facial rejuvenation using stem cell conditioned media combined with skin needling: a split-face comparative study. J Cosmet Dermatol. 2020;19(9):2404-10.
16. Samizadeh S, Belhaouari L. Effectiveness of growth factor-induced therapy for skin rejuvenation: a case series. J Cosmet Dermatol. 2020.
17. Xing X, Chen L, Xu Z, Jin S, Zhang C, Xiang L. The efficacy and safety of topical tranexamic acid (liposomal or lotion with microneedling) versus conventional hydroquinone in the treatment of melasma. J Cosmet Dermatol. 2020;19(12):3238-44.
18. Dolly JO, Aoki KR. The structure and mode of action of different botulinum toxins. Eur J Neurol. 2006;13(Suppl 4):1-9.
19. Wright G, Lax A, Mehta SB. A review of the longevity of effect of botulinum toxin in wrinkle treatments. Br Dent J. 2018;224(4):255-60.
20. Pirazzini M, Rossetto O, Eleopra R, Montecucco C. Botulinum neurotoxins: biology, pharmacology, and toxicology. Pharmacol Rev. 2017;69(2):200-35.

21. Hallett M. Explanation of timing of botulinum neurotoxin effects, onset and duration, and clinical ways of influencing them. Toxicon. 2015;107(Pt A):64-7.
22. Rouientan A, Alizadeh Otaghvar H, Mahmoudvand H, Tizmaghz A. Rare complication of botox injection: a case report. World J Plast Surg. 2019;8(1):116-9.
23. de Sanctis Pecora C. One21: a novel, customizable injection protocol for treatment of the forehead with IncobotulinumtoxinA. Clin Cosmet Investig Dermatol. 2020;13:127-36.
24. Bellows S, Jankovic J. Immunogenicity associated with botulinum toxin treatment. Toxins (Basel). 2019;11(9).
25. Campanati A, Martina E, Giuliodori K, Consales V, Bobyr I, Offidani A. Botulinum toxin off-label use in dermatology: a review. Skin Appendage Disord. 2017;3(1):39-56.
26. Bonaparte JP, Ellis D. Alterations in the elasticity, pliability, and viscoelastic properties of facial skin after injection of onabotulinum toxin A. JAMA Facial Plast Surg. 2015;17(4):256-63.
27. Petchngaovilai C. Midface lifting with botulinum toxin: intradermal technique. J Cosmet Dermatol. 2009;8(4):312-6.
28. Kucukkaya D, Irkoren S, Ozkan S, Sivrioglu N. The effects of botulinum toxin A on the wound and skin graft contraction. J Craniofac Surg. 2014; 25(5):1908-11.
29. Xiao Z, Qu G. Effects of botulinum toxin type a on collagen deposition in hypertrophic scars. Molecules. 2012;17(2):2169-77.
30. Wanitphakdeedecha R, Kaewkes A, Ungaksornpairote C, Limsaengurai S, Panich U, Manuskiatti W. The effect of botulinum toxin type A in different dilution on the contraction of fibroblast: in vitro study. J Cosmet Dermatol. 2019.
31. Gutowski KA. Hyaluronic acid fillers: science and clinical uses. Clin Plast Surg. 2016;43(3):489-96.
32. Vasvani S, Kulkarni P, Rawtani D. Hyaluronic acid: a review on its biology, aspects of drug delivery, route of administrations and a special emphasis on its approved marketed products and recent clinical studies. Int J Biol Macromol. 2020;151: 1012-29.
33. Monheit GD, Coleman KM. Hyaluronic acid fillers. Dermatol Ther. 2006;19(3):141-50.
34. Pierre S, Liew S, Bernardin A. Basics of dermal filler rheology. Dermatol Surg. 2015;41(Suppl 1):S120-6.
35. Baumann L. Skin ageing and its treatment. J Pathol. 2007;211(2):241-51.
36. Woerle B, Hanke CW, Sattler G. Poly-L-lactic acid: a temporary filler for soft tissue augmentation. J Drugs Dermatol. 2004;3(4):385-9.
37. Lima NB, Soares ML. Utilização dos bioestimuladores de colágeno na harmonização orofacial. Clin Lab Res Den. 2020;1:1-18.
38. Haddad A, Kadunc BV, Guarnieri C, Noviello JS, Cunha JS, Parada MS. Current concepts in the use of poly-L-lactic acid for facial rejuvenation: literature review and practical aspects. Surg Cosmet Dermatol. 2017;9(1):60-71.
39. Melcher AH, Dent HD. The use of heterogenous anorganic bone as an implant material in oral procedures. Oral Surg Oral Med Oral Pathol. 1962;15:996-1000.
40. Scopp IW, Kassouny DY, Morgan FH. Bovine bone (Boplant). J Periodontol. 1966;37(5):400-7.
41. Lee JC, Lorenc ZP. Synthetic Fillers for facial rejuvenation. Clin Plast Surg. 2016;43(3):497-503.
42. Dallara JM, Baspeyras M, Bui P, Cartier H, Charavel MH, Dumas L. Calcium hydroxylapatite for jawline rejuvenation: consensus recommendations. J Cosmet Dermatol. 2014;13(1):3-14.
43. Paul MD. Complications of barbed sutures. Aesthetic Plast Surg. 2008;32(1):149.
44. Kwon TR, Han SW, Yeo IK, Kim JH, Kim JM, Hong JY, et al. Biostimulatory effects of polydioxanone, poly-d, l lactic acid, and polycaprolactone fillers in mouse model. J Cosmet Dermatol. 2019;18(4):1002-8.
45. Lee CG, Jung J, Hwang S, Park CO, Hwang S, Jo M, et al. Histological evaluatioon of bioresorbable threads in rats. Korean J Clin Lab Sci. 2018;50(3):217-24.
46. Yoon JH, Kim SS, Oh SM, Kim BC, Jung W. Tissue changes over time after polydioxanone thread insertion: An animal study with pigs. J Cosmet Dermatol. 2019;18(3):885-91.
47. Suh DH, Jang HW, Lee SJ, Lee WS, Ryu HJ. Outcomes of polydioxanone knotless thread lifting for facial rejuvenation. Dermatol Surg. 2015;41(6):720-5.
48. Knighton DR, Ciresi KF, Fiegel VD, Austin LL, Butler EL. Classification and treatment of chronic nonhealing wounds. Successful treatment with autologous platelet-derived wound healing factors (PDWHF). Ann Surg. 1986;204(3):322-30.
49. Marx RE, Carlson ER, Eichstaedt RM, Schimmele SR, Strauss JE, Georgeff KR. Platelet-rich plasma: growth factor enhancement for bone grafts. Oral Surg Oral Med Oral Pathol Oral Radiol Endod. 1998;85(6):638-46.
50. Gawdat HI, Hegazy RA, Fawzy MM, Fathy M. Autologous platelet rich plasma: topical versus intradermal after fractional ablative carbon dioxide laser treatment of atrophic acne scars. Dermatol Surg. 2014;40(2):152-61.
51. Na JI, Choi JW, Choi HR, Jeong JB, Park KC, Youn SW, et al. Rapid healing and reduced erythema after ablative fractional carbon dioxide laser resurfacing combined with the application of autologous platelet-rich plasma. Dermatol Surg. 2011;37(4):463-8.
52. Maisel-Campbell AL, Ismail A, Reynolds KA, Poon E, Serrano L, Grushchak S, et al. A systematic review of the safety and effectiveness of platelet-rich

plasma (PRP) for skin aging. Arch Dermatol Res. 2020;312(5):301-15.
53. Abbitan BJ, Goldenberg G. Plasma rico em plaquetas: mecanismo e considerações práticas. In: Hausauer AK, Jones DH (eds.). PRP e microagulhamento em medicina estética. Rio de Janeiro: Thieme Revinter; 2020. p.3-16.
54. Li ZJ, Choi HI, Choi DK, Sohn KC, Im M, Seo YJ, et al. Autologous platelet-rich plasma: a potential therapeutic tool for promoting hair growth. Dermatol Surg. 2012;38(7 Pt 1):1040-6.
55. Macaulay IC, Carr P, Gusnanto A, Ouwehand WH, Fitzgerald D, Watkins NA. Platelet genomics and proteomics in human health and disease. J Clin Invest. 2005;115(12):3370-7.
56. Senzel L, Gnatenko DV, Bahou WF. The platelet proteome. Curr Opin Hematol. 2009;16(5):329-33.
57. Marx RE. Platelet-rich plasma (PRP): what is PRP and what is not PRP? Implant Dent. 2001;10(4):225-8.
58. Kon E, Filardo G, Di Martino A, Marcacci M. Platelet-rich plasma (PRP) to treat sports injuries: evidence to support its use. Knee Surg Sports Traumatol Arthrosc. 2011;19(4):516-27.
59. Eppley BL, Woodell JE, Higgins J. Platelet quantification and growth factor analysis from platelet-rich plasma: implications for wound healing. Plast Reconstr Surg. 2004;114(6):1502-8.
60. Dhurat R, Sukesh M. Principles and methods of preparation of platelet-rich plasma: a review and author's perspective. J Cutan Aesthet Surg. 2014;7(4):189-97.
61. Magalon J, Bausset O, Serratrice N, Giraudo L, Aboudou H, Veran J, et al. Characterization and comparison of 5 platelet-rich plasma preparations in a single-donor model. Arthroscopy. 2014; 30(5):629-38.
62. Marlovits S, Mousavi M, Gabler C, Erdos J, Vecsei V. A new simplified technique for producing platelet-rich plasma: a short technical note. Eur Spine J. 2004;13 Suppl 1:S102-6.
63. Frautschi RS, Hashem AM, Halasa B, Cakmakoglu C, Zins JE. Current evidence for clinical efficacy of platelet rich plasma in aesthetic surgery: a systematic review. Aesthet Surg J. 2017;37(3):353-62.
64. Dohan Ehrenfest DM, Bielecki T, Mishra A, Borzini P, Inchingolo F, Sammartino G, et al. In search of a consensus terminology in the field of platelet concentrates for surgical use: platelet-rich plasma (PRP), platelet-rich fibrin (PRF), fibrin gel polymerization and leukocytes. Curr Pharm Biotechnol. 2012;13(7):1131-7.
65. Miron RJ, Zucchelli G, Pikos MA, Salama M, Lee S, Guillemette V, et al. Use of platelet-rich fibrin in regenerative dentistry: a systematic review. Clin Oral Investig. 2017;21(6):1913-27.
66. J C, F A, C S, A V. Une opportunité en paro-implantologie: le PRF. Implantodontie. 2001;42:55-62.
67. Yu P, Zhai Z, Jin X, Yang X, Qi Z. Clinical application of platelet-rich fibrin in plastic and reconstructive surgery: a systematic review. Aesthetic Plast Surg. 2018;42(2):511-9.
68. Wang X, Zhang Y, Choukroun J, Ghanaati S, Miron RJ. Effects of an injectable platelet-rich fibrin on osteoblast behavior and bone tissue formation in comparison to platelet-rich plasma. Platelets. 2018;29(1):48-55.
69. Miron RJ, Fujioka-Kobayashi M, Hernandez M, Kandalam U, Zhang Y, Ghanaati S, et al. Injectable platelet rich fibrin (i-PRF): opportunities in regenerative dentistry? Clin Oral Investig. 2017; 21(8):2619-27.
70. Wang X, Yang Y, Zhang Y, Miron RJ. Fluid platelet-rich fibrin stimulates greater dermal skin fibroblast cell migration, proliferation, and collagen synthesis when compared to platelet-rich plasma. J Cosmet Dermatol. 2019;18(6):2004-10.
71. Wend S, Kubesch A, Orlowska A, Al-Maawi S, Zender N, Dias A, et al. Reduction of the relative centrifugal force influences cell number and growth factor release within injectable PRF-based matrices. J Mater Sci Mater Med. 2017;28(12):188.
72. Choukroun J, Ghanaati S. Reduction of relative centrifugation force within injectable platelet-rich-fibrin (PRF) concentrates advances patients' own inflammatory cells, platelets and growth factors: the first introduction to the low speed centrifugation concept. Eur J Trauma Emerg Surg. 2018;44(1):87-95.
73. El Bagdadi K, Kubesch A, Yu X, Al-Maawi S, Orlowska A, Dias A, et al. Reduction of relative centrifugal forces increases growth factor release within solid platelet-rich-fibrin (PRF)-based matrices: a proof of concept of LSCC (low speed centrifugation concept). Eur J Trauma Emerg Surg. 2019;45(3):467-79.
74. Nacopoulos C, Vesala AM. Lower facial regeneration with a combination of platelet-rich fibrin liquid matrices based on the low speed centrifugation concept-Cleopatra technique. J Cosmet Dermatol. 2020;19(1):185-9.
75. Hassan H, Quinlan DJ, Ghanem A. Injectable platelet-rich fibrin for facial rejuvenation: a prospective, single-center study. J Cosmet Dermatol. 2020;19(12):3213-21.
76. Kang JS, Zheng Z, Choi MJ, Lee SH, Kim DY, Cho SB. The effect of CD34+ cell-containing autologous platelet-rich plasma injection on pattern hair loss: a preliminary study. J Eur Acad Dermatol Venereol. 2014;28(1):72-9.
77. Marx RE. Platelet-rich plasma: evidence to support its use. J Oral Maxillofac Surg. 2004;62(4):489-96.
78. Eppley BL, Pietrzak WS, Blanton M. Platelet-rich plasma: a review of biology and applications in plastic surgery. Plast Reconstr Surg. 2006;118(6):147e-59e.
79. Jenkins G. Molecular mechanisms of skin ageing. Mech Ageing Dev. 2002;123(7):801-10.

80. Cho JW, Kim SA, Lee KS. Platelet-rich plasma induces increased expression of G1 cell cycle regulators, type I collagen, and matrix metalloproteinase-1 in human skin fibroblasts. Int J Mol Med. 2012;29(1):32-6.
81. Kim DH, Je YJ, Kim CD, Lee YH, Seo YJ, Lee JH, et al. Can platelet-rich plasma be used for skin rejuvenation? Evaluation of effects of platelet-rich plasma on human dermal fibroblast. Ann Dermatol. 2011;23(4):424-31.
82. Anitua E, Sanchez M, Nurden AT, Zalduendo MM, de la Fuente M, Azofra J, et al. Platelet-released growth factors enhance the secretion of hyaluronic acid and induce hepatocyte growth factor production by synovial fibroblasts from arthritic patients. Rheumatology (Oxford). 2007;46(12):1769-72.
83. Doghaim NN, El-Tatawy RA, Neinaa YME. Assessment of the efficacy and safety of platelet poor plasma gel as autologous dermal filler for facial rejuvenation. J Cosmet Dermatol. 2019.
84. Anitua E, Pino A, Troya M, Jaen P, Orive G. A novel personalized 3D injectable protein scaffold for regenerative medicine. J Mater Sci Mater Med. 2018;29(1):7.
85. Hamid MSA. Cost effectiveness of a platelet-rich plasma preparation technique for clinical use. Wounds. 2018;30:186-90.
86. Fedyakova E, Pino A, Kogan L, Eganova C, Troya M, Anitua E. An autologous protein gel for soft tissue augmentation: in vitro characterization and clinical evaluation. J Cosmet Dermatol. 2019;18(3):762-72.

CAPÍTULO 10

Cosmecêutica aplicada à harmonização orofacial

Marília Afonso Rabelo Buzalaf
Fernanda Navas Reis
Fabiana Navas Reis
Flávia Mauad Levy

INTRODUÇÃO

Na sociedade em que vivemos, é dada grande importância à aparência física. Por outro lado, as inovações tecnológicas têm proporcionado cada vez mais ferramentas para que os indivíduos atinjam seus objetivos estéticos. O que antes era feito por meio de cirurgias plásticas invasivas como a rinoplastia, hoje pode ser resolvido com aplicações de quantidades diminutas de substâncias preenchedoras, como a rinomodelação com ácido hialurônico.[1] Entretanto, após os procedimentos de harmonização orofacial (HOF), o cirurgião-dentista deve prescrever um tratamento adequado com dermocosméticos para o paciente utilizar em casa (*home care*), a fim de obter um resultado melhor e mais duradouro. Por isso, são necessários conhecimentos básicos acerca de dermocosméticos, que possam sustentar a indicação.

Os avanços na ciência com relação à fisiologia do tecido facial, as descobertas de novos elementos e a maneira como funciona seu mecanismo de ação deram origem ao que chamamos de cosmecêutica.[2] De maneira geral, a cosmecêutica/dermocosmética é uma fusão entre a cosmetologia, que promove o embelezamento, e a droga que tem ação terapêutica, capaz de fazer alterações na fisiologia da pele.[3]

Os dermocosméticos são produtos intermediários entre os cosméticos e os remédios, o que torna possível aos especialistas da área fazerem a recomendação do uso desses produtos para manter a boa aparência da pele, uma vez que seu uso contínuo é capaz de gerar fotoproteção, equilíbrio de oleosidade, diminuir a inflamação cutânea, assim como dermatites, entre outras propriedades.[2] Alguns exemplos de dermocosméticos são os séruns, protetores solares, antioxidantes, que contenham ativos potentes capazes de mudar o funcionamento biológico das células, levando a alterações desejadas, como pele sem manchas, diminuição de linhas de expressão, volumização de determinada região, entre outros efeitos.[4]

Os dermocosméticos possuem estrutura diferente de um cosmético normal. Apesar de ambos serem aplicados topicamente, os primeiros são vetorizados e possuem um grau de penetração cutâneo relativamente maior, chegando ao tecido alvo de reparo. Normalmente são hipoalergênicos e não comedogênicos, formulados em base mineral ou por meio de água termal, garantindo o máximo de satisfação com o mínimo efeito colateral.

A forma mais fácil de aplicar uma fórmula é por meio tópico, ou seja, passando na pele, isso porque a atividade metabólica na superfície da pele é bem menor, fazendo com que os ativos sejam penetrados continuamente.[5] Porém, para que o dermocosmético exerça sua função com sucesso, é necessário que tenha uma boa permeação cutânea para que a quantidade absorvida do produto seja suficiente para exercer a ação terapêutica desejada.[6] Como visto no Capítulo 9, a pele é o maior órgão do corpo humano, e também é a maior barreira de proteção do organismo, protegendo o corpo de agentes externos, infecções e até mesmo de uma perda excessiva de água. A pele humana é composta principalmente por três camadas: a epiderme, a derme e a hipoderme.[7]

Há vários fatores que corroboram para a permeação cutânea e que devem ser levados em consideração, tais como a integridade da pele, a espessura da camada córnea, o pH de cada região do organismo, hidratação, a área em que será aplicado, o tempo de contato do produto com a região, a frequência com que o produto é aplicado, a idade, assim como a etnia.[8]

Com o passar dos anos, as estruturas da pele vão mudando, o que faz com que a camada córnea se torne mais seca, assim como as atividades das glândulas sebáceas diminuam. A água passa a ficar na estrutura tetraédrica, com suas moléculas ligando-se entre si, e não com as moléculas a seu redor, o que dá à pele uma aparência envelhecida e seca. Além disso, a quantidade de colágeno torna-se menor e menos solúvel, o que faz com que a pele perca sua estrutura, sendo fundamental a HOF para garantir uma pele rejuvenescida e estruturada. Já na pele jovem, grande parte das moléculas de água se liga a proteínas, o que garante o viço e a sensação de pele macia.[9]

Outro fator, também relacionado ao tempo, é a cronobiologia cutânea, intimamente relacionada ao ciclo circadiano. O ciclo circadiano é a base cronológica de quase todos os seres vivos, que ocorre no período de 24 horas. Vários fatores são determinantes para uma rotina diária de cuidados com a pele quando se fala em cronobiologia cutânea, pois ao longo do dia e da noite há mudanças de umidade da superfície da pele, diferença na barreira cutânea e absortiva, temperatura corporal e, em alguns casos, de pH.[10] Assim, o funcionamento pleno do dermocosmético está condicionado ao período em que ele será aplicado. Por exemplo, o fluxo sanguíneo entre o período da tarde/noite torna-se maior, o que garante melhor oxigenação celular, redução do manto hidrolipídico e, com isso, maior permeabilidade dérmica. Dessa forma, dermocosméticos com efeito anti-inflamatório, ação oxidante, lipolítica e inibição enzimática são ideais para uso noturno. Já pela manhã, a secreção de sebo torna-se mais intensa, atingindo seu pico ao meio-dia, o que dificulta a permeabilidade dérmica. Nesse período do dia são recomendados dermocosméticos hidratantes, matificantes e fotoprotetores.[11]

Os procedimentos de HOF, cujas bases biológicas foram abordadas no Capítulo 9, vêm ocupando um lugar crescente na odontologia. Após executá-los, o cirurgião-dentista deve prescrever um tratamento *home care* adequado com dermocosméticos, a fim de complementar os resultados obtidos no consultório e prolongar sua duração. Para tanto, são imprescindíveis conhecimentos básicos acerca dos princípios ativos e mecanismos de ação dos principais produtos existentes no mercado e sua indicação, de acordo com o tipo de pele do paciente e sua queixa principal. Esses tópicos serão abordados no presente capítulo.

CLASSIFICAÇÃO DA PELE

Por conta da idade, do metabolismo, das condições ambientais, da etnia, gravidez ou estresse, existem diferentes tipos de pele, sendo muito importante identificá-los para que o tratamento cosmético seja o mais preciso possível. Segundo a classificação moderna, os tipos de pele pode ser definidos em: (a) eutrófica/normal, (b) seca alipídica, (c) oleosa/lipídica, (d) mista e (e) sensível/reativa.[12]

a) Eutrófica/normal: é uma pele protegida de alérgenos, sendo raro apresentar dermatites e comedões; se existirem, são devidos à exposição prolongada ao sol ou a questões hormonais. É firme, hidratada, lisa e possui boa homogeneidade. De forma geral, indivíduos com esse tipo de pele podem usar diversos produtos cosméticos, sem grandes implicações. Apresenta equilíbrio na produção de sebo, além de ter um pH balanceado.
b) Seca/alipídica: a pele seca é normalmente de coloração esbranquiçada/acinzentada e possui muitas descamações anormais dos corneócitos, que lhe dão a aparência de uma pele áspera. É desidratada, pois o estrato córneo se torna sensibilizado e com uma capacidade menor de redução de danos à pele e de manter a hidratação. No estrato córneo é possível encontrar o fator de hidratação natural (FHN), que é higroscópio, e tem a função de manter a água dentro dos corpos celulares. Quando o indivíduo é exposto a ambientes secos, normalmente o FHN aumenta, mas, para um indivíduo de pele seca, os níveis de FHN são baixos, o que provoca a descamação e o aspecto de pele seca. Para esses indivíduos é recomendado o uso de produtos que contenham uma emulsão de água e óleo, substâncias que sejam emolientes e também umectantes. Podem ser usados ativos que sejam hidratantes, nutritivos, antioxidantes e também regeneradores.[13]
c) Oleosa/lipídica: a pele oleosa é caracterizada pela presença de sebo, oriundo da secreção das glândulas sebáceas, que normalmente contêm ésteres de cera, ésteres de esterol, colesterol, di e triglicerídeos e esqualeno. Apesar de o sebo ajudar a criar uma barreira de permeabilidade, não influencia na hidratação da pele, ou seja, a pele oleosa não é uma pele hidratada. Nota-se que a pele lipídica é mais brilhante, espessa e geralmente possui comedões/acne. Os dermocosméticos que têm melhor *performance* para esse tipo de pele são os géis e séruns, podendo ter diversos ativos com funções diferentes, tais como: ácido glicólico com função adstringente, ácido salicílico com função cicatrizante, alfa bisabolol com função antisséptica, entre vários outros.[14]
d) Pele mista: é o tipo mais comumente encontrado. A zona T (queixo, nariz e testa) possui características da pele oleosa, enquanto o restante do rosto apresenta características da pele seca. É suscetível ao aparecimento precoce de rugas e linhas de expressão. Dessa forma, a melhor permeabilidade de dermocosmético para esse tipo de pele é gel-creme e sérum, que são mais suaves.
e) Pele sensível/reativa: é uma pele caracterizada pela inflamação. É frágil, irritável e sensível. Pode ter propensão à formação de acne, rosácea, queimação, eritema, além de descamação superficial. O uso exagerado de cosméticos pode agravar a situação da inflamação, por isso é indispensável o uso correto dos dermocosméticos. Os mais recomendados são aqueles sem essência, hipoalergênicos, com ativos calmantes e de preferência sem corantes.[13]

ROTINA DE CUIDADOS

Quando se fala em rotina de cuidados com a pele, geralmente se pensa em algum produto que limpe o rosto e em seguida se utiliza algum creme ou loção. Entretanto, cuidar da pele vai muito além disso. Uma rotina de *skin care* completa envolve várias etapas: (a) higienização, (b) esfoliação, (c) tonificação, (d) hidratação e (e) proteção solar.[15] O objetivo de fazer uma rotina de *skin care* é manter a boa aparência e a saúde da pele. Essa rotina pode durar alguns meses, mas idealmente deve permanecer por toda a vida. A variedade de produtos disponíveis no mercado é imensa, por isso serão apresentados os conhecimentos elementares para a escolha do produto ideal para a rotina de cuidados com a pele.

a) Higienização: a limpeza da pele para remoção de sujidades, óleos naturais, resíduos do ambiente externo e de poluição é indispensável para o bom estado do órgão. Quando se usa um agente de limpeza, normalmente uma parte do estrato córneo é removida conjuntamente, e isso faz a barreira de proteção da pele se tornar mais fina e suscetível à permeação. Para peles secas/alipídicas e sensíveis, recomenda-se o uso de surfactantes, como emulsões que possuem efeito suave, sem remoção intensa de lipídios. Para peles normais e mistas, recomenda-se a utilização de sabonete líquido ou gel e espuma, que possuem ação de limpeza suave, tendo pH geralmente do neutro para o ácido. Para peles oleosas é necessário um higienizador com esfoliante uma vez na semana, e o uso diário de sabonete líquido, gel, espuma, não se impondo grandes restrições.
b) Esfoliação: o processo natural de regeneração do organismo promove o desenvolvimento de camadas celulares novas na pele, e a camada superficial acaba sendo formada por células mortas, o que muitas vezes prejudica a permeabilidade dérmica, promove o acúmulo de microrganismos e pode levar à formação de comedões. O corpo expele essas células mortas por meio da descamação, mas esse processo é demorado e muitas vezes incômodo, por isso a esfoliação se torna imprescindível.[16] A esfoliação promove a remoção da camada de células mortas, expondo a camada de pele recém-formada, dando uma aparência jovem ao rosto e promovendo a regeneração celular intensa. Além disso, em peles com hiperpigmentação, a esfoliação ajuda no clareamento, assim como em peles com acne. Quando a esfoliação é feita em casa, é importante ressaltar, para cada tipo de pele, a frequência com que deve ser executada. Por exemplo, para peles oleosas recomenda-se a aplicação uma vez por semana, para peles normais e mistas aplicação uma vez a cada 15 dias; já para peles secas ou sensíveis, uma vez ao mês.
c) Tonificação: a tonificação é uma etapa que deve ser subsequente à esfoliação. Tonificar a pele reequilibra o pH após a higienização ou esfoliação, promovendo também a remoção de resíduos que permaneceram na pele após os procedimentos anteriores. O tônico é um líquido aquoso ou hidroalcóolico. Para peles normais e mistas ou oleosas podem-se utilizar tônicos adstringentes, matificantes ou antissépticos, que normalmente removem o excesso de lipídios da superfície da pele e equilibram o pH, reduzindo a sensação de pele brilhante/oleosa. Já para peles sensíveis ou secas faz-se uso de tônicos calmantes e hidratantes, que acalmam e promovem a hidratação.

d) Hidratação: para que a pele mantenha suas características ideais de elasticidade, flexibilidade e força é necessária uma hidratação intensa, porém somente a ingestão de água não é o suficiente para efetuar a turgidez celular.[17] As loções e cremes hidratantes, além de estimularem a permeabilidade e de aumentarem a irrigação dérmica, ainda possuem ativos que estimulam as fibras e os tecidos, agindo de forma a obter resultados como rejuvenescimento, ação antioxidante, clareamento de manchas, entre outros. Alguns exemplos de ativos hidratantes são: colágeno, elastina, alantoína, ácido hialurônico, ureia, pantenol, entre outros. Todos os tipos de pele necessitam de hidratação, e ela deve ser feita posteriormente à aplicação do tônico.
e) Proteção solar: um dos principais fatores do envelhecimento precoce, linhas de expressão, manchas e vermelhidão é a exposição solar direta e indireta.[18] A exposição às luzes UV também pode causar danos ao DNA, provocando descamações, irritação dérmica e também câncer de pele.[19] Os protetores solares que possuem coloração garantem uma proteção a mais para a pele, mas o fator de proteção é o que realmente conta. De forma geral, quanto maior o fator, maior a proteção à exposição solar. A diversidade de protetores solares existente no mercado é grande. Por isso, saber indicar o ideal para cada tipo de pele é fundamental. O protetor na forma de gel pode ser usado para peles lipídicas e mistas, deixando uma fina película sobre a pele. Já o protetor na forma de sérum tem secagem rápida e garante um toque leve e suave, podendo ser usado em todos os tipos de pele. O na forma de *spray* é normalmente usado para o couro cabeludo e para toda a superfície corporal. Já na forma de pó, possui um toque seco e aveludado e é indicado para peles lipídicas e mistas.

HIPERPIGMENTAÇÃO CUTÂNEA

A hiperpigmentação cutânea é causada por aumento de melanina, pigmento natural cuja biossíntese ocorre dentro do melanossoma (ver Capítulo 9), responsável por pigmentar a pele, cabelos e olhos.[20] Fatores como exposição ao sol, influências hormonais, idade e lesões ou inflamação da pele podem resultar em aumento de melanina, ocasionando o que chamamos de hiperpigmentação cutânea.[21] Tratando-se de lesões ou inflamações cutâneas, pode ocorrer a chamada hiperpigmentação pós-inflamatória (PIH), escurecimento da pele que ocorre após uma erupção inflamatória ou lesão cutânea, podendo afetar o rosto e o corpo. É resultado da resposta dos melanócitos ao agravo cutâneo, o que leva ao aumento da produção da melanina. Pacientes de pele mais escura são mais predispostos a essa alteração pigmentar.[22]

A PIH pode ocorrer tanto na epiderme quanto na derme. Quando na epiderme, ocorre aumento na produção de melanina e/ou transferência para os queratinócitos. Já na derme, uma membrana basal danificada permite a entrada da melanina na derme, onde ela é fagocitada por macrófagos dérmicos, os melanófagos, nos quais a melanina pode persistir por anos, uma vez incorporada a eles.[23,24] As causas mais comuns de PIH são acne vulgar, dermatite atópica, impetigo, picadas de insetos, pseudofoliculite devida à barba e dermatite de contato.[25]

Um dos transtornos de hiperpigmentação cutânea mais conhecidos é o chamado melasma ou cloasma. É caracterizado por máculas hiperpigmentadas ou manchas no rosto, mais comumente com aumento nos níveis normais de melanócitos e um número aumentado de melanossomas.[26] As causas de melasma mais comumente citadas são exposição ao sol, uso de contraceptivos orais combinados e gravidez.[27] Isso porque a radiação solar ultravioleta desencadeia a atividade melanocítica e é o fator de risco modificável mais importante para o melasma. Já o uso de contraceptivos está ligado ao melasma, pois os altos níveis de estrogênio e progesterona podem estimular a melanogênese, assim como ocorre em mulheres grávidas.

De modo geral, o melasma apresenta-se como um bronzeado reticulado bilateral e simétrico, máculas e manchas hiperpigmentadas marrom-acinzentadas em áreas expostas ao sol, em especial a face, com seriações típicas nas regiões centro-facial, malar e mandibular, como sobre as bochechas, testa e lábio superior.[27,28] Pode ser classificado como epidérmico, dérmico, misto e indeterminado, sendo o último mais comum em peles mais escuras. O diagnóstico desse tipo de transtorno é mais clínico, sendo a lâmpada de Wood e o dermatoscópio os instrumentos mais comumente utilizados para a realização do exame.[29]

De acordo com a histopatologia, em casos de melasma, ocorre um aumento da deposição de melanina em todas as camadas da epiderme, mesmo que não haja a presença de melanófagos, hiperpigmentação epidérmica, melanócitos hipertrofiados em quantidades normais e aumento dos melanossomas.[30] Ademais, grande parte dos casos de melasma apresenta um aumento significativo de elastose solar e mastócitos se comparado com a pele sem lesões.[31,32]

Princípios ativos tópicos para o tratamento das hipercromias cutâneas

As hipercromias cutâneas são capazes de causar consideráveis problemas estéticos, originando subsequente impacto emocional. Os tratamentos tópicos para distúrbios das hipercromias cutâneas faciais têm como objetivo suspender processos enzimáticos relativos à produção de pigmentos nos melanócitos (ver Capítulo 9).[33] Os principais ativos existentes no mercado para tratamento das hipercromias cutâneas estão descritos a seguir:

a) Ácido glicólico: pertencente à família dos alfa-hidroxiácidos (AHA), é o AHA de menor peso molecular, possui efeito hidratante e, por ser hidrofílico e lipofóbico, permite que veículos como cremes ou loções (emulsões óleo-em-água) sejam escolhidos para sua formulação. Ademais, é responsável por inibir diretamente a tirosinase e reduzir a hiperpigmentação devido a sua atuação no remodelamento epidérmico e na descamação acelerada.[34] Para tratamento de melasma, uma combinação de 10% de ácido glicólico e 4% de hidroquinona mostrou-se eficaz. Seus efeitos colaterais podem incluir irritação e eritema, que desaparecem após a descontinuação do uso e posterior hidratação da pele.[35]
b) Ácido mandélico: obtido da hidrólise do extrato da amêndoa amarga, é o AHA de maior peso molecular, apresentando estrutura maior que a do ácido glicólico, com ação mais homogênea, tornando sua aplicação mais segura em todos os fototipos. Características físico-químicas como grande afinidade com água (hidrofílico), bem como afinidade química com óleos (lipofílico), permitem facilidade de manipulação do produto ao optar por um veículo que melhor viabilize sua interação com a pele. Ademais, exibe ação bactericida, clareadora (inibe a tirosinase) e potencializa a renovação celular. Apresenta

penetração mais lenta e uniforme se comparado com os demais AHA, tornando-o um agente *peeling* ideal para peles sensíveis de pacientes com acne e transtornos de pigmentação graves.[36] É indicado para peles acneicas e oleosas, para os fototipos I, II e III, que se expõem por horas ao sol, sendo aplicado em pH 2-3, com concentrações entre 20-50%. O veículo pode ser gel, sérum ou loção hidroalcóolica.

c) Ácido azelaico: ácido dicarboxílico de 9 carbonos derivado de *Pityrosporum ovale* (levedura lipofílica, pertencente à microbiota cutânea humana normal), antiproliferativo e citotóxico para os melanócitos. Atua como um inibidor competitivo reversível e fraco da tirosinase; além de diminuir a formação de radicais livres, exibe propriedades clareadoras, despigmentantes, anti-inflamatórias e antimicrobianas, e por isso é empregado para o tratamento de melasma, PIH e acne vulgar. Inibindo a tirosinase e interferindo na síntese de melanina, nas dosagens de 5-20%, em peles hipercrômicas o ácido azelaico a 10% tem efeito superior ao da hidroquinona a 2%, sem os efeitos graves aos melanócitos. No geral, o ácido azelaico é bem tolerado, mas os efeitos colaterais mais comumente relatados incluem pruridos, eritema leve, descamação e queimação.[37]

d) Ácido tioglicólico ou mercaptoacético: apresenta odor característico e desagradável, com ação despigmentante por degradar a melanina já existente na camada córnea e é indicado para tratamentos de hipercromias de origem hemossiderótica e melânica, por apresentar a capacidade de absorver o óxido de ferro da hemoglobina (efeito quelante), suavizando as olheiras. Usualmente empregado nas concentrações de 5-20%, tratando-se de casos de hipercromias hemossideróticas, de 2-5% para tratamentos em *home care* à base de cremes, e 10%, quando empregado em *peelings* de cabine quinzenais.[38]

e) Ácido tranexâmico: derivado sintético da lisina, é um agente hemostático bem conhecido, com ação antifibrinolítica (inibidor da plasmina). Inibe a ativação do plasminogênio por meio do bloqueio reversível dos locais de ligação à lisina nas moléculas de plasminogênio. A plasmina estimula a produção de ácido aracdônico, que libera o fator de crescimento, o que parece ser a principal via de ação do ácido tranexâmico em tratamentos de hiperpigmentação. É capaz de inibir a síntese da melanina, bloqueando a interação entre o melanócitos e os queratinócitos, podendo reverter alterações dérmicas anormais associadas ao melasma.[39] Atua não só na tirosinase, mas também é um agente clareador, reduzindo a liberação de fatores angiogênicos e anti-inflamatórios. Usualmente empregado nas concentrações de 0,4-3%, podendo chegar a 10%.[40]

f) Retinoides: são moléculas pequenas, que atuam como hormônios e exercem sua atividade biológica por meio da ativação de receptores nucleares, que levam à modulação da transcrição gênica. Dividem-se em duas famílias distintas em termos farmacológicos e de estrutura, receptores de ácidos retinoicos (RAR) e receptores de retinoides X. Desde a década de 1970 os retinoides têm sido empregados para tratamentos dermatológicos, pois se mostraram eficazes contra a psoríase, por normalizarem a diferenciação e a hiperproliferação de queratinócitos e a infiltração de células inflamatórias na pele. São amplamente empregados para o tratamento de acne, no entanto o uso prolongado de retinoides por via oral está associado a muitos efeitos colaterais, como toxicidade e teratogenicidade. Também são amplamente empregados em tratamentos de pacientes que sofrem com hiperpigmentação cutânea, pois são capazes de reduzi-las devido a múltiplos mecanismos, como a perda da melanina por meio da estimulação da renovação dos queratinócitos, reduzindo a transferência de melanossomos e permitindo maior penetração de ingredientes ativos.[41] O ácido retinoico é formado por moléculas hidrofóbicas que se associam às proteínas celulares retinol (específicas da pele), promovendo esfoliação química e aumento de permeabilidade cutânea, além de sua ação comedolítica comprovada. Em casos de tratamentos em casa (*home care*), as concentrações usualmente empregadas estão entre 0,025-0,1%, e, em casos de *peeling* em cabine, entre 5-10%, sendo divididos em *peeling* superficial (5-8%) e *peeling* médio (10%). Os veículos de formulação dos retinoides são os géis ou cremes, solução hidroalcóolica e emulsão. Entre os efeitos adversos do uso desse produto estão irritação cutânea local (dermatite retinoide), hiperemia e descamação, sendo que os efeitos citados são reações esperadas pelo seu uso, que são facilmente controlados pela descontinuação do uso.

g) Cisteamina: é o aminotiol estável mais simples de que se tem conhecimento, tratando-se de uma molécula despigmentante potente. É naturalmente produzida pelo corpo humano, já que é um produto de degradação do aminoácido L-cisteína e, quando em altas concentrações, reduz a atividade da tirosinase dos melanócitos e aumenta a produção de feomelanina (ver Capítulo 9). Atua por meio da inibição da melanogênese e não da melanotoxicidade.[42] Na concentração de 5%, pode ser combinada com outros agentes, como ácido retinoico (5%), ácido tranexâmico (1%) e niacinamida PC 4% para realização de *peeling* em cabine (deixar agir entre 5-8 horas, 3-5 sessões, com intervalo de 2-3 semanas), associado ao *home care* com ácido tranexâmico 1%, niacinamida PC 4% e cisteamina 5% (aplicar à noite, deixar agir por 3 horas, enxaguar com água. Usar diariamente por 4 meses seguidos e após esse período usar 2 vezes por semana).

h) Ácido Kójico: é produzido pelo *Aspergillus oryzae* e *Penicillium* spp., sendo responsável pela inibição da tirosinase livre por meio da quelação de cobre no sítio ativo da enzima.[43] Apresenta função despigmentante, é excelente para os fototipos mais elevados e, em grande parte dos casos, é o primeiro produto a escolher, após a hidroquinona. Quando utilizado em *home care*, as concentrações permitidas variam entre 1-5%, e em cabine até 20%, não apresentando capacidade queratolítica, sendo necessária sua associação com outros produtos. É um sensibilizador conhecido, no entanto pode apresentar efeitos colaterais como dermatite de contato e eritema.[44]

i) Ácido fítico: encontrado em quase todos os grãos, fibras e plantas, o ácido fítico ou hexafosfato de mioinositol é um antioxidante natural. O produto comercialmente utilizado para tratamentos de transtornos de hiperpigmentação cutânea como o melasma é o chamado *easy phytic peel* (EPP), composto por ácido fítico, ácido glicólico, ácido lático e ácido mandélico. Apresenta ação clareadora por inibir a tirosinase, despigmentante por dispersar os grânulos de melanina, tem efeito quelante nos íons cobre e ferro e pode ser seguramente utilizado em concentrações de até 10% quando associado com o ácido mandélico e glicólico, sendo que sozinho, a concentração usual é na faixa de 0,5-4%.[45]

j) Hidroquinona: também conhecida como 1,4-di-hidroxibenzeno, é o padrão outro no tratamento de transtornos de hiperpigmentação cutânea, sendo empregada para esse fim há mais de 50 anos. Atua na inibição da tirosinase, reduzindo a formação e a melanização dos melanossomas, levando à destruição destes e possivelmente até à inibição da síntese de DNA e RNA. É classificada como um agente oxidante, e sua eficácia depende de alguns fatores, como a localização do pigmento (pigmentação epidérmica responde melhor), a concentração de hidroquinona e o veículo de administração, sendo a solução hidroalcóolica a mais eficaz.[26] Utilizada em concentrações de 2-5%, a resposta no melasma torna-se evidente após 5-7 semanas e a terapia pode ser continuada por 3-12 meses. A hidroquinona não deve ser associada ao ácido glicólico, fítico ou kójico.[22]

k) Arbutin/desoxiarbutin: o arbutin é o derivado natural b-D-glucopiransídeo da hidroquinona, derivado da planta da uva-ursina, e desoxiarbutin é um derivado desidroxilado do arbutin. O arbutin é hidrolisado na pele a hidroquinona e produz clareamento por inibição direta e dose-dependente da tirosinase. Já o desoxiarbutin sintético é um inibidor mais potente da tirosinase.[46] Pode ser aplicado em concentrações de até 2%.

l) Albatin: é uma solução de ácido 1-aminoetilfosfínico (análogo fosfínico da alanina), que apresenta atividade antimelanogênica. Não inibe a tirosinase, mas estabiliza a DOPA-cromo, evitando a transformação em melanina (ver Capítulo 9), sendo usualmente utilizado em concentrações de 0,5-1,5%.[47]

m) Alfa arbutin: é um ativo inibidor da tirosinase que possui uma estrutura química semelhante à da hidroquinona, sendo um alfa-glicosídeo. Clareia a pele, reduzindo a formação da melanina sem irritar ou ser citotóxico, reduz o grau de bronzeamento pós-UV e é considerado um clareador seguro e efetivo, aplicado na faixa de concentração de 0,2-1,5%.[48]

n) Niacinamida/nicotinamida: é uma amida correspondente ao ácido carboxílico niacina, uma forma ativa da vitamina B3. Apresenta a capacidade de redução da pigmentação ao prevenir reversivelmente a transferência de melanossomas dos melanócitos aos queratinócitos.[49] Sua eficácia é duplicada pela ionoforese de baixa frequência, ao aumentar a absorção percutânea, sendo um componente importante de muitos cremes clareadores, cuja concentração varia entre 2-5%.[50]

o) Ácido ascórbico/vitamina C: exibe propriedades antioxidantes e é capaz de reduzir a melanogênese ao interagir com o cobre no sítio ativo da tirosinase e ao reduzir a dopaquinona por meio do bloqueio da oxidação do ácido di-hidrocinindol-2-carboxílico.[51] Possui perfil de segurança mais elevado, causando significativamente menos irritação do que a hidroquinona, portanto pode ser um tratamento auxiliar útil para aqueles que não toleram a hidroquinona.[52] No geral, essa molécula é rapidamente oxidada, altamente instável e não funciona bem sozinha, sendo, portanto, geralmente combinada com outros agentes, como extratos de alcaçuz e soja, para aumentar eficácia.

p) Resveratrol: o resveratrol (3', 4', 5'-tri-hidroxi-trans-estilbeno) é um composto polifenólico encontrado em vários produtos naturais, como uvas e frutas vermelhas, e que possui atividades biológicas, como antioxidação, anticâncer, anti-inflamação, cardioproteção e antienvelhecimento. Os efeitos de despigmentação do resveratrol também foram demonstrados em melanócitos humanos pela regulação da transcrição de genes melanogênicos, pois inibe a expressão de mRNA de tirosinase e TIRP-1 em melanócitos humanos.[53] Além disso, a eficácia de clareamento do resveratrol foi confirmada na linha celular de melanoma B16 estimulada por alfa-MSH, sendo empregado em concentrações que variam de 2-99%.[54]

REJUVENESCIMENTO FACIAL

A pele, o maior e mais pesado órgão do corpo humano, é composta por duas camadas: a epiderme, uma camada superficial, que entra em contato com o meio externo, e a derme, uma camada mais profunda de tecido conjuntivo. Essas camadas são separadas por uma membrana basal rica em colágeno do tipo IV e laminina,[55] e ambas funcionam como uma barreira que separa o corpo do ambiente externo, protegendo-o contra a perda de água e infecções por microrganismos. Além de desempenhar um papel protetor, a pele desempenha um importante papel cosmético, já que a busca por uma aparência jovem, bonita e saudável influencia diretamente no comportamento social e no *status* reprodutivo das pessoas.[56]

A estrutura da junção dermoepidérmica na pele humana não é plana, mas ondulada, formando um padrão de cristas alternadas, onde a epiderme se projeta mais profundamente na derme, e papilas dérmicas, onde a derme fica mais próxima da superfície da pele. A profundidade e a largura das cristas variam com a idade e a localização do corpo.[57]

A derme é composta por fibroblastos, que produzem colágeno, elastina, ácido hialurônico (AH), heparan sulfato (HS) e outros glicosaminoglicanos, responsáveis por manter a pele lisa, forte e saudável. O colágeno fornece força, a elastina fornece elasticidade e os glicosaminoglicanos como o AH e o HS ligam a água, conferem volume à pele e fornecem suporte para a comunicação célula a célula. Quando os queratinócitos e fibroblastos envelhecem, ficam "preguiçosos" e param de receber os sinais celulares, como os fatores de crescimento. O principal objetivo de qualquer regime antienvelhecimento de cuidados com a pele é proteger e rejuvenescer essas importantes células da pele.[58]

Na epiderme há os queratinócitos, dispostos em camadas que se assemelham à estrutura de tijolo e argamassa de uma parede. Cada camada epidérmica possui características específicas. A camada superior, conhecida como estrato córneo, é particularmente importante devido à formação da barreira da pele. Essa barreira protetora é composta por proteínas reticuladas para fortalecer, substâncias antioxidantes para proteger as células dos radicais livres, uma bicamada de membrana lipídica para evitar a evaporação da água da superfície celular, células do sistema imunológico, peptídeos antimicrobianos e um microbioma natural. Danos em qualquer camada da epiderme têm repercussões que podem acelerar o envelhecimento da pele.[59]

A incessante busca pela estética tem ganhado grande destaque no mercado cosmético, pois a luta contra o envelhecimento é constante. No entanto, o *start* no processo do envelhecimento ocorre no primeiro dia vida, como acontece em todo órgão do corpo. Por ser o órgão mais volumoso de todos, a pele demonstra sinais mais claros de envelhecimento, fazendo com que grande parte dos indivíduos, em especial as mulheres, recorra a produtos cosméticos e farmacêuticos a fim de prevenir ou reverter os sinais do envelhecimento.[60]

O envelhecimento cutâneo é um processo biológico complexo que consiste em dois elementos: envelhecimento intrínseco,[61] processo fisiológico inevitável que é determinado principalmente pela genética, e que resulta em pele fina e seca, rugas finas e atrofia dérmica gradual, e envelhecimento extrínseco,[62] amplamente causado por fatores atmosféricos, como exposição à luz solar (UV) ou fotoenvelhecimento, poluição do ar e escolhas de estilo de vida, como dieta e hábito de fumar, resultando em rugas grossas, perda de elasticidade, frouxidão e aparência de textura rugosa.[63-65]

A exposição à radiação solar por um longo período e sem a proteção e cuidados adequados (uso de filtro solar) é a principal causa do envelhecimento da derme, pois os raios utlravioleta também produzem radicais livres, que causam estresse oxidativo,[66] podendo levar à ativação da via do ácido araquidônico, resultando em inflamação.[67] O resultado final é o desenvolvimento de rítides finas e sulcos profundos, textura grosseira, mudanças na pigmentação e crescimento de telangiectasias (microvasos).

Embora a sequência das mudanças associadas ao envelhecimento seja previsível, a taxa de mudança varia de um indivíduo para outro. O envelhecimento das estruturas faciais depende de fatores genéticos, anatômicos, cronológicos e ambientais. Ao longo da vida, a epiderme e as camadas de gordura subcutânea se diluem e há apagamento da junção dermoepidérmica devido a um achatamento do padrão de crista da rede.[68] Há perda progressiva da organização das fibras elásticas e do colágeno (elastose) e enfraquecimento dos músculos subjacentes.[69] Essas alterações contribuem para o processo de enrugamento e a perda de elasticidade que caracteriza a senescência.

O dano à pele causado pela exposição ambiental é amplamente atribuível a uma cascata complexa de reações dentro da pele, iniciada pela geração de espécies reativas de oxigênio (EROS), que causam dano oxidativo aos componentes celulares, como proteínas, lipídeos e ácidos nucleicos. Essas células danificadas da pele iniciam respostas inflamatórias, levando ao dano manifestado na pele cronicamente exposta.

A pele humana está equipada com uma variedade de antioxidantes e sistemas enzimáticos para proteger as células dos efeitos nocivos dos radicais livres. Moléculas antioxidantes como vitamina A, vitamina C e vitamina E retardam o processo de envelhecimento, impedindo que os radicais livres oxidem moléculas biológicas sensíveis ou reduzindo a formação de radicais livres e extinguindo as Eros já formadas.[70] Além disso, enzimas como superóxido dismutase (SOD), catalase e enzimas de biossíntese de glutationa protegem os tecidos dos radicais livres.

Os níveis desses antioxidantes, assim como os das enzimas antioxidantes, são reduzidos por fatores intrínsecos e extrínsecos, como idade e agressores atmosféricos. A reposição desses antioxidantes por aplicação tópica ou por suplementação dietética pode proteger a pele de EROS.[71]

Os danos causados à pele podem ser modificações moleculares reais (p. ex., a glicação de uma proteína ou a formação de um dímero de timina) ou a interrupção de certa ordem fisiológica (p. ex., a infiltração de fibroblastos no fígado). Esses danos são formados ao longo do tempo em moléculas distintas, em diferentes órgãos do corpo. Seu acúmulo é possibilitado pelo lento *turnover* das moléculas danificadas e pela falta de mecanismos de reparo específicos. Quando esses danos atingem uma "concentração crítica", provocam a perda das características da juventude (p. ex., rugas, manchas senis, desnivelamento do tom da pele e olheiras, que são características da pele velha, mas também de fragilidade óssea, atrofia muscular, deficiência articular, disfunções cerebrais, perda de acuidade visual e perda da capacidade de detectar frequências acústicas específicas), tornando a situação para iniciar uma hipotética "terapia de reparo" tardia. Os tratamentos antienvelhecimento devem ser realizados enquanto o indivíduo está envelhecendo, não depois que se tornou "visivelmente" velho.

Sendo assim, a indústria de cosméticos dispõe de uma infinidade de produtos de uso tópico a fim de prevenir ou retardar o processo de envelhecimento, como descrito a seguir:

a) Ácido glicólico: o ácido glicólico é um agente *peeling* químico superficial versátil quando usado nas concentrações de 50-70%. É o AHA de menor peso molecular, hidrofílico, lipofóbico, hidratante, despigmentante, queratolítico e vasodilatador epidérmico, podendo ser facilmente neutralizado. Foi demonstrado que causa descoesão dos queratinócitos e, em altas concentrações, provoca epidermólise.[72] Quando o ácido glicólico é usado como produto químico para promover descamação, muitas lesões da epiderme e derme papilar superior são melhoradas – incluindo rugas finas, ceratoses actínicas, melasma, lentigos e ceratoses seborreicas.[73]
b) Ácido pirúvico: o ácido pirúvico (CH_3-CO-COOH) é um alfa-cetoácido que se converte fisiologicamente em ácido lático, e suas propriedades o tornam um agente de *peeling* tópico particularmente eficaz. É considerado um ácido potente devido ao seu pKa de 2,39 e por ser uma molécula pequena (que permite penetração profunda), com 3 átomos de carbono. No entanto, a força de um ácido é modulada por sua concentração e pelo veículo usado. Esse ácido pode ser usado como agente de *peeling*, com baixo risco de cicatrizes, em concentrações que variam entre 40-70% em uma solução bem balanceada de água/etanol.[74]
c) Ácido retinoico: a capacidade do ácido retinoico tópico, também denominado tretinoína, de melhorar as alterações de fotoenvelhecimento da pele foi sugerida pela observação de mulheres de meia-idade em tratamento com a droga para acne, apoiada por estudos no modelo de camundongo sem pelo,[75,76] e posteriormente demonstrado definitivamente em pacientes.[77] Melhorias no enrugamento são mais bem correlacionadas com o aumento da deposição de colágeno dérmico papilar na pele tratada com tretinoína,[78,79] embora fibrilas de ancoragem aumentadas[80] e características ultraestruturais aprimoradas da epiderme e da derme superficial também possam contribuir,[81] já que é um vasodilatador e renovador, capaz de aumentar a espessura dérmica, reduzir a expressão das metaloproteinases e aumentar a síntese de colágeno, diminuindo as rugas finas. Em um nível mais fundamental, os efeitos da tretinoína na pele fotoenvelhecida, como todos os efeitos da tretinoína, são presumidos como mediados pela ligação aos RAR, com subsequente ligação de complexos/RAR de ácido retinoico a elementos de resposta específicos em genes regulados.[82] Além de reverter as alterações do fotoenvelhecimento, a terapia com tretinoína bloqueia a degradação da matriz dérmica após a exposição ao sol.[78] Pode ser empregado em concentrações de 0,025-0,1% em tratamentos *home care*, e de 5-10% em cabine.
d) Ácido lático: os alfa-hidroxiácidos (AHA) são compostos derivados de produtos lácteos (ácido láctico), frutas (ácido málico

e ácido cítrico) ou cana-de-açúcar (ácido glicólico). Contêm um grupo hidroxila ligado à posição alfa do ácido. O tratamento tópico da pele fotodanificada com AHA melhora as rugas, a aspereza e a despigmentação em meses de aplicação diária,[83,84] embora a documentação seja menos rigorosa do que para os retinoides. Histologicamente, as melhorias incluem aumento da espessura da epiderme, aumento dos mucopolissacarídeos papilares, melhora da qualidade da fibra elástica e aumento da densidade do colágeno, pois possui propriedades hidratantes e antissépticas suaves, faz parte do fator natural de hidratação da pele (NMF), que retém a umidade na pele, além de ser um acidulante natural. Nos EUA, o AHA pode ser encontrado em diferentes preparações cosméticas em concentrações de até 8%, mas não há limitações para a concentração de AHA em preparações cosméticas na Europa (excluindo a Suíça).[85] Uma nova geração de AHA denominada poli-hidroxiácidos parece ter efeitos benéficos semelhantes, bem como propriedades antioxidantes sem a irritação concomitante comum ao AHA.[86] Usualmente empregado em concentrações de 0,5-15%.

e) Ácido hialurônico: o HA, cuja fórmula molecular é representada por $C_{28}H_{44}N_2O_{23}$, é um glicosaminoglicano não sulfatado composto por dissacarídeos poliméricos repetidos de ácido D-glucurônico e N-acetil-D-glucosamina ligados por ligação de glicosídeo no arranjo de beta- (1 → 4) e ligações beta- (1 → 3).[87] A estabilidade da estrutura do HA confia na estereoquímica dos dissacarídeos. Devido à abundância natural desse biopolímero, sua biodegradabilidade e biocompatibilidade, é uma molécula bastante versátil, sendo utilizado no tratamento de uma ampla gama de doenças humanas e animais, e sua estrutura exibe notável capacidade de reter aproximadamente mil vezes seu peso de água.[88] As formulações à base de HA (ou seja, géis, cremes, injeções de preenchimento intradérmico, preenchimentos dérmicos, preenchimentos faciais, géis de gordura autóloga, loção, sérum, implantes etc.) apresentam eficácia notável para tratar uma ampla gama de defeitos da pele, como rugas, sulcos nasolabiais e envelhecimento da pele.[89] Isso foi alcançado por meio do aumento do tecido mole, melhor nível de hidratação da pele, estimulação do colágeno e rejuvenescimento facial. A segurança, tolerabilidade e eficácia do HA (como injeção intradérmica ou de preenchimento facial) são igualmente comprovadas para o tratamento de vários tipos de problemas de pele.[90] O uso do HA, sozinho ou em combinação com lidocaína e outros agentes, produz efeitos cosmecêuticos e nutricosméticos promissores, como antienvelhecimento, proporcionando rigidez e elasticidade da pele, rejuvenescimento facial e pontuação estética melhorada, redução de cicatrizes de rugas e aumentando a longevidade de efeitos de rejuvenescimento.[91,92]

f) Fatores de crescimento e citocinas: os fatores de crescimento têm um papel importante na comunicação intercelular, regulando respostas inflamatórias e os processos cicatriciais. Também estimulam a proliferação, migração e diferenciação celular. Entre os fatores de crescimento que diretamente afetam a biossíntese do colágeno, têm-se o fator de crescimento derivado das plaquetas (PDGF), o fator de crescimento vascular endotelial (EGF), o fator de crescimento epidermal (VEGF), o fator estimulante de colônias de granulócitos, o fator de crescimento de queratinócitos e o fator de crescimento de hepatócitos. Entre as citocinas que afetam a biossíntese de colágeno, têm-se o TGF-beta, o IL-6 e o IL-8. Apesar de vários estudos terem mostrado que a aplicação tópica desses fatores de crescimento e citocinas promove o rejuvenescimento cutâneo, seu grande peso molecular (geralmente maior que 15 kDa) limita sua habilidade em penetrar no estrato córneo, que é densamente empacotado. Moléculas maiores que 500 Da geralmente não podem penetrar facilmente no estrato córneo para atingir os queratinócitos viáveis no estrato basal. Uma possível via de entrada para moléculas maiores, como fatores de crescimento e citocinas, seriam os folículos pilosos, as glândulas sudoríparas ou a pele comprometida, por exemplo, após o microagulhamento. Em adição, é possível melhorar a penetração dos fatores de crescimento modificando-os quimicamente com moléculas lipofílicas.[93]

ANTIOXIDANTES

Os antioxidantes atuam reduzindo os radicais livres a moléculas menos reativas, reduzindo assim o dano oxidativo aos constituintes celulares críticos. Uma molécula de antioxidante pode neutralizar vários radicais livres antes de se esgotar, portanto os antioxidantes são candidatos atraentes para incorporação em filtros solares. O acetato de tocoferol é frequentemente adicionado aos filtros solares, no entanto a incorporação da vitamina C é difícil, pois a molécula é rapidamente degradada após a exposição ao ar. A fabricação recente de formas estáveis de vitamina C permite seu uso em protetores solares e cosméticos, e estudos sugerem a eficácia das vitaminas E e C na proteção contra a radiação UV.

Embora a pele contenha muitas enzimas antioxidantes, como SOD, catalase, glutationa peroxidase (GSH), glutationa S-transferase (GST) e quinona redutase, bem como moléculas antioxidantes não enzimáticas como tocoferol (vitamina E), coenzima Q10 (CoQ10), ascorbato (vitamina C) e carotenoides, a rede antioxidante cutânea tende a se deteriorar com a idade[94,95] e por isso a utilização de produtos contendo antioxidantes é ncessária.

A coenzima Q10 (CoQ10) ou ubiquinona é o transportador de elétrons mais importante na respiração celular e é eficaz no tratamento de pele danificada e envelhecida, podendo estimular processos de reparo como um antioxidante natural, removendo as biomoléculas danificadas antes que elas se acumulem para causar alterações no metabolismo ou viabilidade celular.[96] Com base em estudos clínicos, a CoQ10 é mais eficaz na presença de outros elementos, como vitaminas (vitaminas A, C, D e B6) e os aminoácidos arginina, cisteína, metionina, glutationa e carnitina.[97] A formulação de CoQ10 e etanol pode facilitar a penetração de substâncias no estrato córneo.

CONSIDERAÇÕES FINAIS

Há no mercado uma gama de dermocosméticos capazes de atender às mais diversas necessidades dos pacientes. Conhecer seus princípios ativos e seu mecanismo de ação é fundamental para uma indicação precisa para cada paciente, de modo a complementar os resultados obtidos em consultório a partir dos procedimentos de HOF, bem como prolongar sua duração.

REFERÊNCIAS

1. de Maio M, Wu WTL, Goodman GJ, Monheit G. Facial assessment and injection guide for botulinum toxin and injectable hyaluronic acid fillers: focus on the lower face. Plast Reconstr Surg. 2017; 140(3):393e-404e.
2. Dreno B, Araviiskaia E, Berardesca E, Bieber T, Hawk J, Sanchez-Viera M, et al. The science of dermocosmetics and its role in dermatology. J Eur Acad Dermatol Venereol. 2014;28(11):1409-17.
3. Milam EC, Rieder EA. An approach to cosmeceuticals. J Drugs Dermatol. 2016;15(4):452-6.
4. Brandt FS, Cazzaniga A, Hann M. Cosmeceuticals: current trends and market analysis. Semin Cutan Med Surg. 2011;30(3):141-3.
5. Bouwstra JA, Honeywell-Nguyen PL, Gooris GS, Ponec M. Structure of the skin barrier and its modulation by vesicular formulations. Prog Lipid Res. 2003;42(1):1-36.
6. Hagen M, Baker M. Skin penetration and tissue permeation after topical administration of diclofenac. Curr Med Res Opin. 2017;33(9):1623-34.
7. Sheshala R, Anuar NK, Abu Samah NH, Wong TW. In vitro drug dissolution/permeation testing of nanocarriers for skin application: a comprehensive review. AAPS PharmSciTech. 2019; 20(5):164.
8. Silva J, Apolinário A, Souza M, Damasceno B, Medeiros AC. Administração cutânea de fármacos: desafios e estratégias para o desenvolvimento de formulações transdérmicas. Revista de Ciências Farmacêuticas Básica e Aplicada. 2010;31.
9. Waller JM, Maibach HI. Age and skin structure and function, a quantitative approach (I): blood flow, pH, thickness, and ultrasound echogenicity. Skin Res Technol. 2005;11(4):221-35.
10. Matsui MS, Pelle E, Dong K, Pernodet N. Biological rhythms in the skin. Int J Mol Sci. 2016;17(6).
11. Mehling A, Reymermier C. Chronobiology of the skin: cutaneous clocks and biorhythms. 2016. p.1-8.
12. Mercurio DG, Segura JH, Demets MB, Maia Campos PM. Clinical scoring and instrumental analysis to evaluate skin types. Clin Exp Dermatol. 2013; 38(3):302-8; quiz 8-9.
13. Baumann L. Understanding and treating various skin types: the Baumann skin type indicator. Dermatol Clin. 2008;26(3):359-73, vi.
14. Thiboutot D. Regulation of human sebaceous glands. J Invest Dermatol. 2004;123(1):1-12.
15. Lichterfeld A, Hauss A, Surber C, Peters T, Blume-Peytavi U, Kottner J. Evidence-based skin care: a systematic literature review and the development of a basic skin care algorithm. J Wound Ostomy Continence Nurs. 2015;42(5):501-24.
16. Panda H. The complete technology book on herbal perfumes & cosmetics. 2005.
17. Celleno L. Topical urea in skincare: a review. Dermatol Ther. 2018;31(6):e12690.
18. Tanaka Y. Long-term objective assessments of skin rejuvenation using solar protection and solar repair shown through digital facial surface analysis and three-dimensional volumetric assessment. Clin Cosmet Investig Dermatol. 2019;12:553-61.
19. DeHaven C, Hayden PJ, Armento A, Oldach J. DNA photoprotection conveyed by sunscreen. J Cosmet Dermatol. 2014;13(2):99-102.
20. Taylor SC. Skin of color: biology, structure, function, and implications for dermatologic disease. J Am Acad Dermatol. 2002;46(2 Suppl Understanding):S41-62.
21. Kanlayavattanakul M, Lourith N. Skin hyperpigmentation treatment using herbs: a review of clinical evidences. J Cosmet Laser Ther. 2018;20(2):123-31.
22. Vashi NA, Kundu RV. Facial hyperpigmentation: causes and treatment. Br J Dermatol. 2013;169(Suppl 3):41-56.
23. Masu S, Seiji M. Pigmentary incontinence in fixed drug eruptions: histologic and electron microscopic findings. J Am Acad Dermatol. 1983;8(4):525-32.
24. Jean L. Bolognia JVS, Lorenzo Cerroni. Dermatology. 4.ed. Elsevier Health Sciences; 2017.
25. Davis EC, Callender VD. Postinflammatory hyperpigmentation: a review of the epidemiology, clinical features, and treatment options in skin of color. J Clin Aesthet Dermatol. 2010;3(7):20-31.
26. Khanna N, Rasool S. Facial melanoses: Indian perspective. Indian J Dermatol Venereol Leprol. 2011; 77(5):552-63; quiz 64.
27. Handel AC, Miot LD, Miot HA. Melasma: a clinical and epidemiological review. An Bras Dermatol. 2014;89(5):771-82.
28. Cestari TF, Dantas LP, Boza JC. Acquired hyperpigmentations. An Bras Dermatol. 2014;89(1):11-25.
29. Vashi NA, Wirya SA, Inyang M, Kundu RV. Facial hyperpigmentation in skin of color: special considerations and treatment. Am J Clin Dermatol. 2017;18(2):215-30.
30. Kwon SH, Hwang YJ, Lee SK, Park KC. Heterogeneous pathology of melasma and its clinical implications. Int J Mol Sci. 2016;17(6).
31. Hernández-Barrera R, Torres-Alvarez B, Castanedo-Cazares JP, Oros-Ovalle C, Moncada B. Solar elastosis and presence of mast cells as key features in

the pathogenesis of melasma. Clin Exp Dermatol. 2008;33(3):305-8.
32. Torres-Álvarez B, Mesa-Garza IG, Castanedo-Cázares JP, Fuentes-Ahumada C, Oros-Ovalle C, Navarrete--Solis J, et al. Histochemical and immunohistochemical study in melasma: evidence of damage in the basal membrane. Am J Dermatopathol. 2011;33(3):291-5.
33. Rigopoulos D, Gregoriou S, Katsambas A. Hyperpigmentation and melasma. Journal of cosmetic dermatology. 2007;6:195-202.
34. Usuki A, Ohashi A, Sato H, Ochiai Y, Ichihashi M, Funasaka Y. The inhibitory effect of glycolic acid and lactic acid on melanin synthesis in melanoma cells. Exp Dermatol. 2003;12(Suppl 2):43-50.
35. Guevara IL, Pandya AG. Safety and efficacy of 4% hydroquinone combined with 10% glycolic acid, antioxidants, and sunscreen in the treatment of melasma. Int J Dermatol. 2003;42(12):966-72.
36. Garg VK, Sinha S, Sarkar R. Glycolic acid peels versus salicylic-mandelic acid peels in active acne vulgaris and post-acne scarring and hyperpigmentation: a comparative study. Dermatol Surg. 2009;35(1):59-65.
37. Baliña LM, Graupe K. The treatment of melasma. 20% azelaic acid versus 4% hydroquinone cream. Int J Dermatol. 1991;30(12):893-5.
38. Masuda P, Martins A, Wachholz P. Periorbital hyperchromia. Surgical and Cosmetic Dermatology. 2014; 6:194.
39. Rodrigues M, Pandya AG. Melasma: clinical diagnosis and management options. Australas J Dermatol. 2015;56(3):151-63.
40. Kim HJ, Moon SH, Cho SH, Lee JD, Kim HS. Efficacy and safety of tranexamic acid in melasma: a meta-analysis and systematic review. Acta Derm Venereol. 2017;97(7):776-81.
41. Sarkar R, Chugh S, Garg VK. Newer and upcoming therapies for melasma. Indian J Dermatol Venereol Leprol. 2012;78(4):417-28.
42. Mansouri P, Farshi S, Hashemi Z, Kasraee B. Evaluation of the efficacy of cysteamine 5% cream in the treatment of epidermal melasma: a randomized double-blind placebo-controlled trial. Br J Dermatol. 2015;173(1):209-17.
43. Kim YJ, Uyama H. Tyrosinase inhibitors from natural and synthetic sources: structure, inhibition mechanism and perspective for the future. Cell Mol Life Sci. 2005;62(15):1707-23.
44. Garcia A, Fulton JE, Jr. The combination of glycolic acid and hydroquinone or kojic acid for the treatment of melasma and related conditions. Dermatol Surg. 1996;22(5):443-7.
45. Al-Mokadem S, Al-Aasser O, Nassar A, Al-Sharkawy E. Easy phytic peel as a therapeutic agent in acne vulgaris and melasma. Egyptian Journal of Dermatology and Venerology. 2013;33:6.
46. Chawla S, deLong MA, Visscher MO, Wickett RR, Manga P, Boissy RE. Mechanism of tyrosinase inhibition by deoxyArbutin and its second-generation derivatives. Br J Dermatol. 2008;159(6):1267-74.
47. Pillaiyar T, Manickam M, Namasivayam V. Skin whitening agents: medicinal chemistry perspective of tyrosinase inhibitors. Journal of enzyme inhibition and medicinal chemistry. 2017;32(1): 403-25.
48. Sugimoto K, Nishimura T, Nomura K, Kuriki T. Inhibitory effects of alpha-arbutin on melanin synthesis in cultured human melanoma cells and a three-dimensional human skin model. Biol Pharm Bull. 2004;27(4):510-4.
49. Greatens A, Hakozaki T, Koshoffer A, Epstein H, Schwemberger S, Babcock G, et al. Effective inhibition of melanosome transfer to keratinocytes by lectins and niacinamide is reversible. Exp Dermatol. 2005;14(7):498-508.
50. Hakozaki T, Takiwaki H, Miyamoto K, Sato Y, Arase S. Ultrasound enhanced skin-lightening effect of vitamin C and niacinamide. Skin Res Technol. 2006;12(2):105-13.
51. Sheth VM, Pandya AG. Melasma: a comprehensive update: part II. J Am Acad Dermatol. 2011;65(4): 699-714.
52. Espinal-Perez LE, Moncada B, Castanedo-Cazares JP. A double-blind randomized trial of 5% ascorbic acid vs. 4% hydroquinone in melasma. Int J Dermatol. 2004;43(8):604-7.
53. Newton RA, Cook AL, Roberts DW, Leonard JH, Sturm RA. Post-transcriptional regulation of melanin biosynthetic enzymes by cAMP and resveratrol in human melanocytes. J Invest Dermatol. 2007;127(9):2216-27.
54. Lee TH, Seo JO, Baek SH, Kim SY. Inhibitory effects of resveratrol on melanin synthesis in ultraviolet B-induced pigmentation in Guinea pig skin. Biomol Ther (Seoul). 2014;22(1):35-40.
55. Watt FM. Mammalian skin cell biology: at the interface between laboratory and clinic. Science. 2014; 346(6212):937-40.
56. Blanpain C, Fuchs E. Epidermal stem cells of the skin. Annu Rev Cell Dev Biol. 2006;22:339-73.
57. Burgeson RE, Christiano AM. The dermal-epidermal junction. Curr Opin Cell Biol. 1997;9(5):651-8.
58. Sorrell JM, Caplan AI. Fibroblast heterogeneity: more than skin deep. J Cell Sci. 2004;117(Pt 5): 667-75.
59. Baroni A, Buommino E, De Gregorio V, Ruocco E, Ruocco V, Wolf R. Structure and function of the epidermis related to barrier properties. Clin Dermatol. 2012;30(3):257-62.
60. Kazanci A, Kurus M, Atasever A. Analyses of changes on skin by aging. Skin Res Technol. 2017; 23(1):48-60.

61. Rinnerthaler M, Bischof J, Streubel MK, Trost A, Richter K. Oxidative stress in aging human skin. Biomolecules. 2015;5(2):545-89.
62. Oikarinen A. The aging of skin: chronoaging versus photoaging. Photodermatol Photoimmunol Photomed. 1990;7(1):3-4.
63. Krutmann J, Bouloc A, Sore G, Bernard BA, Passeron T. The skin aging exposome. J Dermatol Sci. 2017;85(3):152-61.
64. Mora Huertas AC, Schmelzer CE, Hoehenwarter W, Heyroth F, Heinz A. Molecular-level insights into aging processes of skin elastin. Biochimie. 2016;128-129:163-73.
65. Gunn DA, Rexbye H, Griffiths CE, Murray PG, Fereday A, Catt SD, et al. Why some women look young for their age. PLoS One. 2009;4(12):e8021.
66. Bickers DR, Athar M. Oxidative stress in the pathogenesis of skin disease. J Invest Dermatol. 2006; 126(12):2565-75.
67. Yaar M, Gilchrest BA. Photoageing: mechanism, prevention and therapy. Br J Dermatol. 2007; 157(5): 874-87.
68. Bolognia JL. Dermatologic and cosmetic concerns of the older woman. Clin Geriatr Med. 1993; 9(1):209-29.
69. Montagna W, Carlisle K. Structural changes in aging human skin. J Invest Dermatol. 1979;73(1):47-53.
70. Thiele JJ, Schroeter C, Hsieh SN, Podda M, Packer L. The antioxidant network of the stratum corneum. Curr Probl Dermatol. 2001;29:26-42.
71. Oresajo C, Pillai S, Manco M, Yatskayer M, McDaniel D. Antioxidants and the skin: understanding formulation and efficacy. Dermatol Ther. 2012; 25(3):252-9.
72. 20% alpha/polyhydroxy acid cream improves the symptoms of recalcitrant hyperkeratosis. Journal of the American Academy of Dermatology. 2011; 64(2):AB74.
73. Scott E, Yu R. Alpha hydroxy acids: procedures for use in clinical practice. cutis; cutaneous medicine for the practitioner. 1989;43:222-8.
74. Zakopoulou N, Kontochristopoulos G. Superficial chemical peels. J Cosmet Dermatol. 2006; 5(3): 246-53.
75. Kligman LH, Duo CH, Kligman AM. Topical retinoic acid enhances the repair of ultraviolet damaged dermal connective tissue. Connect Tissue Res. 1984;12(2):139-50.
76. Kligman LH. The ultraviolet-irradiated hairless mouse: a model for photoaging. J Am Acad Dermatol. 1989;21(3 Pt 2):623-31.
77. Xu Y, Shao Y, Voorhees JJ, Fisher GJ. Oxidative inhibition of receptor-type protein-tyrosine phosphatase kappa by ultraviolet irradiation activates epidermal growth factor receptor in human keratinocytes. J Biol Chem. 2006;281(37):27389-97.
78. Fisher GJ, Datta SC, Talwar HS, Wang ZQ, Varani J, Kang S, et al. Molecular basis of sun-induced premature skin ageing and retinoid antagonism. Nature. 1996;379(6563):335-9.
79. Griffiths CE, Russman AN, Majmudar G, Singer RS, Hamilton TA, Voorhees JJ. Restoration of collagen formation in photodamaged human skin by tretinoin (retinoic acid). N Engl J Med. 1993;329(8):530-5.
80. Woodley DT, Zelickson AS, Briggaman RA, Hamilton TA, Weiss JS, Ellis CN, et al. Treatment of photoaged skin with topical tretinoin increases epidermal-dermal anchoring fibrils. A preliminary report. Jama. 1990;263(22):3057-9.
81. Gilchrest BA. A review of skin ageing and its medical therapy. Br J Dermatol. 1996;135(6):867-75.
82. Chambon P. A decade of molecular biology of retinoic acid receptors. Faseb j. 1996;10(9):940-54.
83. Stiller MJ, Bartolone J, Stern R, Smith S, Kollias N, Gillies R, et al. Topical 8% glycolic acid and 8% L-lactic acid creams for the treatment of photodamaged skin: a double-blind vehicle-controlled clinical trial. Arch Dermatol. 1996;132(6): 631-6.
84. Whitmore SE. Effects of alpha-hydroxy acids on photoaged skin. J Am Acad Dermatol. 36. United States1997. p. 654-5.
85. Schürer N. Botulinum toxin, fillers, peels: the scientific view. Skin Aging. 2006:167-84.
86. Grimes PE, Green BA, Wildnauer RH, Edison BL. The use of polyhydroxy acids (PHAs) in photoaged skin. Cutis. 2004;73(2 Suppl):3-13.
87. Fraser JR, Laurent TC, Laurent UB. Hyaluronan: its nature, distribution, functions and turnover. J Intern Med. 1997;242(1):27-33.
88. Price RD, Berry MG, Navsaria HA. Hyaluronic acid: the scientific and clinical evidence. J Plast Reconstr Aesthet Surg. 2007;60(10):1110-9.
89. Poetschke J, Schwaiger H, Steckmeier S, Ruzicka T, Gauglitz GG. [Anti-wrinkle creams with hyaluronic acid: how effective are they?]. MMW Fortschr Med. 2016;158 Suppl 4:1-6.
90. Brandt F, Bassichis B, Bassichis M, O'Connell C, Lin X. Safety and effectiveness of small and large gel-particle hyaluronic acid in the correction of perioral wrinkles. J Drugs Dermatol. 2011;10(9): 982-7.
91. Rzany B, Cartier H, Kestemont P, Trevidic P, Sattler G, Kerrouche N, et al. Full-face rejuvenation using a range of hyaluronic acid fillers: efficacy, safety, and patient satisfaction over 6 months. Dermatol Surg. 2012;38(7 Pt 2):1153-61.
92. Molina B, David M, Jain R, Amselem M, Ruiz-Rodriguez R, Ma MY, et al. Patient satisfaction and efficacy of full-facial rejuvenation using a combination of botulinum toxin type a and hyaluronic acid filler. Dermatol Surg. 2015;41(Suppl 1):S325-32.

93. Aldag C, Teixeira DN, Leventhal PS. Skin rejuvenation using cosmetic products containing growth factors, cytokines, and matrikines: a review of the literature. Clin Cosmet Investig Dermatol. 2016; 9:411-9.
94. Lin FH, Lin JY, Gupta RD, Tournas JA, Burch JA, Selim MA, et al. Ferulic acid stabilizes a solution of vitamins C and E and doubles its photoprotection of skin. J Invest Dermatol. 2005;125(4): 826-32.
95. Lin JY, Selim MA, Shea CR, Grichnik JM, Omar MM, Monteiro-Riviere NA, et al. UV photoprotection by combination topical antioxidants vitamin C and vitamin E. J Am Acad Dermatol. 2003;48(6):866-74.
96. Godic A, Poljšak B, Adamic M, Dahmane R. The role of antioxidants in skin cancer prevention and treatment. Oxid Med Cell Longev. 2014;2014: 860479.
97. Knott A, Achterberg V, Smuda C, Mielke H, Sperling G, Dunckelmann K, et al. Topical treatment with coenzyme Q10-containing formulas improves skin's Q10 level and provides antioxidative effects. Biofactors. 2015;41(6):383-90.

Índice remissivo

D

M

N

O